EM DEFESA DA DIETA CETOGÊNICA

*Repensando o controle de peso e a ciência
da alimentação low-carb e
rica em gorduras*

Livros do autor publicados pela **L&PM** Editores:

Açúcar: culpado ou inocente?
Em defesa da dieta cetogênica
Por que engordamos – e o que fazer para evitar

GARY TAUBES

EM DEFESA DA DIETA CETOGÊNICA

*Repensando o controle de peso e a ciência
da alimentação low-carb e
rica em gorduras*

Tradução de Janaína Marcoantonio

L&PM

Texto de acordo com a nova ortografia.
Título original: *A Case for Keto: Rethinking Weight Control and the Science and Practice of Low-Carb/High-Fat Eating*

Primeira edição: agosto de 2021
Esta reimpressão: outubro de 2023

Tradução: Janaína Marcoantonio
Capa: Ivan Pinheiro Machado. *Ilustração*: iStock
Preparação: Marianne Scholze
Revisão: Jó Saldanha

CIP-Brasil. Catalogação na publicação
Sindicato Nacional dos Editores de Livros, RJ

T221e

Taubes, Gary, 1956-
  Em defesa da dieta cetogênica: repensando o controle de peso e a ciência da alimentação low-carb e rica em gorduras / Gary Taubes; tradução Janaína Marcoantonio. – 1. ed. – Porto Alegre [RS]: L&PM, 2021.
  316 p. ; 21 cm.

  Tradução de: *A Case for Keto: Rethinking Weight Control and the Science and Practice of Low-Carb/High-Fat Eating*
  ISBN 978-65-5666-192-6

  1. Dieta de emagrecimento. 2. Dietoterapia. 3. Dieta cetogênica. I. Marcoantonio, Janaína. II. Título.

21-72498   CDD: 613.2
                   CDU: 613.2

Leandra Felix da Cruz Candido - Bibliotecária - CRB-7/6135

Copyright © 2020 by Gary Taubes
This translation published by arrangement with Alfred A. Knopf, an imprint of The Knopf Doubleday Group, a division of Penguin Random House, LLC

Todos os direitos desta edição reservados a L&PM Editores
Rua Comendador Coruja, 314, loja 9 – Floresta – 90.220-180
Porto Alegre – RS – Brasil / Fone: 51.3225.5777

Pedidos & Depto. comercial: vendas@lpm.com.br
Fale conosco: info@lpm.com.br
www.lpm.com.br

Impresso no Brasil
Primavera de 2023

Para Kitty e Larry

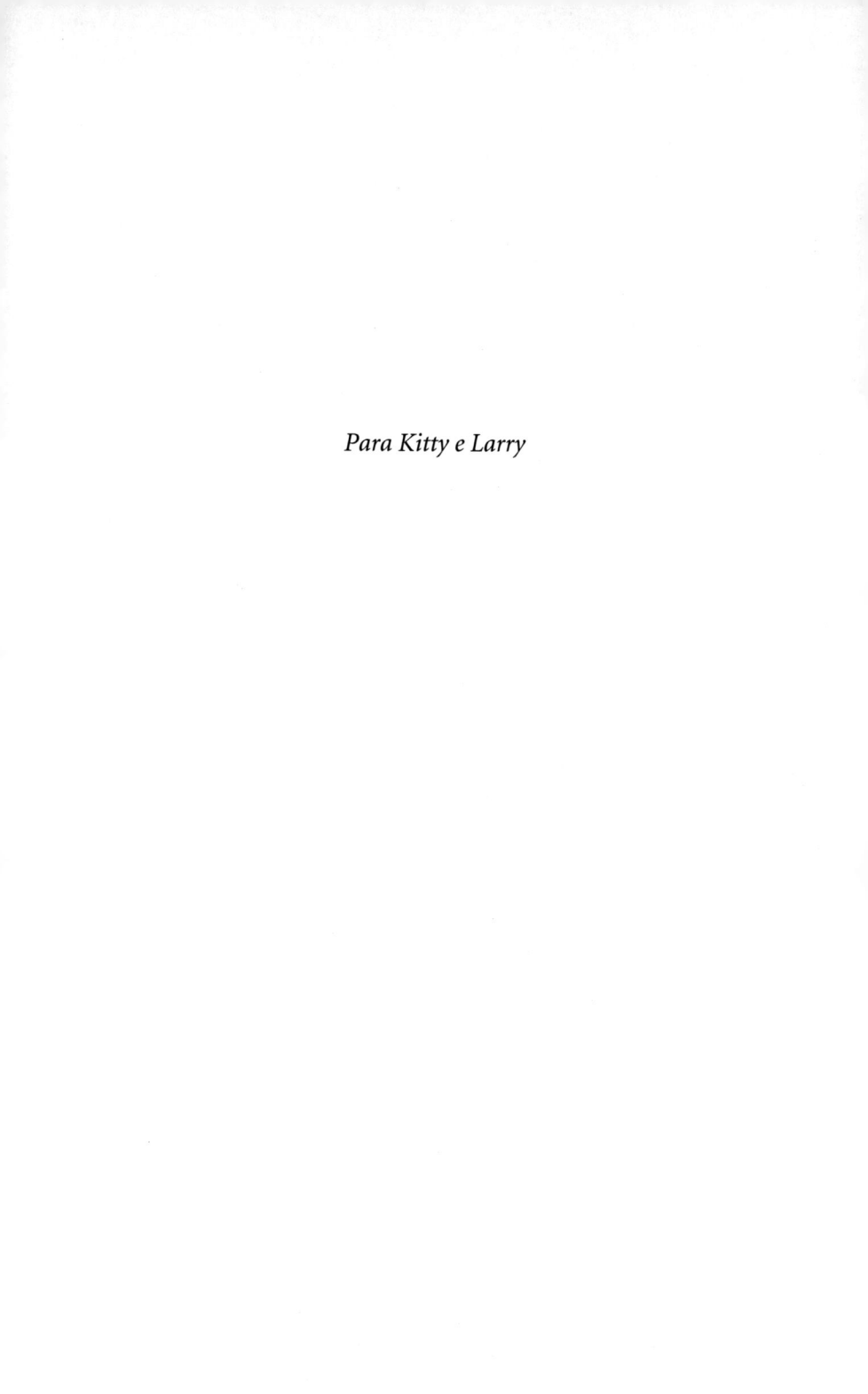

Nossa grande tarefa não é ver o que está obscuramente à distância, e sim fazer o que está claramente à mão.

Aforismo de Thomas Carlyle abraçado por William Osler como a base de sua filosofia prática da medicina

Eu pensei: "Caramba! Funcionou!".

Ashvy Bhardwaj, médica britânica, descrevendo como reagiu ao constatar que sua paciente havia revertido diabetes tipo 2 meramente mudando a alimentação

Sumário

Introdução 11

1. Os fundamentos 30
2. Pessoas gordas, pessoas magras 41
3. Pequenas coisas significam muito 58
4. Efeitos colaterais 67
5. O *se* crucial 73
6. Soluções almejadas 81
7. Uma revolução despercebida 94
8. O combustível do corpo 101
9. Gordura versus obesidade 108
10. A essência da dieta cetogênica 116
11. Fome e o interruptor 129
12. O caminho bem percorrido 148
13. Simplicidade e suas implicações 189
14. Definindo abstinência 201
15. Fazendo ajustes 206
16. Lições a devorar 219
17. O plano 236
18. Cuidados com as crianças 270

Agradecimentos 277

Referências bibliográficas 281

Índice remissivo 292

Sobre o autor 309

Notas 310

Introdução

O conflito

Não escrevo este livro para as pessoas magras e saudáveis do mundo, embora eu acredite que elas podem se beneficiar com a leitura. Escrevo para aquelas que engordam com demasiada facilidade, que estão caminhando inexoravelmente para o sobrepeso, a obesidade, a diabetes e a hipertensão, alguma combinação destas ou que já as têm e vivem com risco aumentado de doenças cardíacas, AVC e, de fato, todas as doenças crônicas. E escrevo também para os médicos que as atendem.

Este livro é uma obra de jornalismo disfarçada de livro de autoajuda. É sobre o conflito permanente entre o pensamento convencional sobre a natureza de uma dieta saudável e seu fracasso em nos manter saudáveis, sobre a diferença entre como fomos ensinados a comer para evitar doenças crônicas e como é possível que tenhamos de comer para voltar a ser saudáveis. Devemos comer para reduzir o risco de doenças futuras ou devemos comer para alcançar e manter um peso saudável? Os dois são a mesma coisa?

Desde os anos 1950, o mundo da nutrição e das doenças crônicas está dividido em duas facções principais no que concerne a essas questões. Uma delas é representada pelas vozes das autoridades, que garantem saber o que significa uma alimentação saudável e que, se seguirmos fielmente suas recomendações, viveremos por mais tempo e com mais saúde. Se comermos comida de verdade, talvez principalmente vegetais, e certamente com moderação, estaremos maximizando nossa saúde. Esta recomendação vem junto com o avassalador consenso de opiniões no *establishment* médico de que engordamos porque comemos demais e nos exercitamos de menos. Daí que a forma de prevenção, tratamento ou cura, seja ela proporcionada pela indústria farmacêutica ou por nossa própria força de vontade, é domar nosso apetite.

Enquanto escrevo este parágrafo, a Associação Americana do Coração e o Colégio Americano de Cardiologia acabam de lançar a última atualização de suas diretrizes sobre estilo de vida.[1] Essas organizações de saúde recomendam, como fazem há décadas, que aqueles que são gordos ou diabéticos restrinjam suas calorias, comam menos (em particular, menos gordura saturada) e, talvez, pratiquem atividade física regularmente se quiserem evitar a morte prematura por doenças cardíacas. Tudo parece bastante razoável – mas claramente não funciona, pelo menos não para a população como um todo. Provavelmente não funcionou para você, se está lendo este livro. Esse pensamento, no entanto, foi aceito como dogma durante cinquenta anos e é disseminado em toda parte, mesmo com a prevalência de obesidade nos Estados Unidos tendo aumentado mais de 250 por cento e a de diabetes, mais de setecentos por cento[2] (um número que, acredito, deveria francamente chocar a todos). Então, a pergunta é (como sempre foi): essas ideias e recomendações estão simplesmente erradas ou nós não as estamos seguindo?

A outra facção, a dos hereges, faz suas afirmações com frequência no contexto do que os especialistas descartam por considerar livros de dieta da moda. Esses livros oferecem uma proposição muito diferente do pensamento convencional sobre alimentação saudável. Enquanto as autoridades nos dizem que, se comermos o que eles propõem, evitaremos ou postergaremos o início de doenças crônicas e, com isso, viveremos mais e com mais saúde, esses médicos dos livros de dieta afirmam serem capazes de reverter doenças crônicas (incluindo obesidade) em vez de evitá-las. Segundo eles, devemos experimentar sua abordagem e ver se funciona: ela nos ajuda a alcançar e manter a saúde e um peso mais saudável? Se sim, podemos razoavelmente presumir que também levará a uma vida mais longa e mais saudável – e dane-se a heresia. Os autores desses livros afirmam estar certos de que sua abordagem funciona, mas que não temos de aceitar suas palavras na fé. (Algumas de suas recomendações são contraditórias; sendo assim, obviamente não é possível que tudo funcione.) Mas, se pudermos acatar suas recomendações e, com isso, ficar mais saudáveis e mais magros, cada um de nós poderá decidir se o consenso da opinião médica é correto *para nós*, e talvez se o é em absoluto.

Quase todos os autores desses livros começaram suas carreiras como médicos em exercício, e muitos ainda o são. Quase todos contam que lutaram com seu próprio excesso de peso, mas se libertaram do pensamento convencional a tempo suficiente para mergulhar na literatura médica e, aparentemente, solucionar o problema. Eles tiveram o que o jornalista e autor best-seller Malcolm Gladwell chamou, em um artigo de 1998 no *New Yorker*, precisamente nesse contexto, de uma experiência de "conversão".[3] Encontraram uma maneira de se alimentar que tornava mais fácil alcançar um peso saudável e então mantê-lo. Então, experimentaram-no com seus pacientes e funcionou (ou pelo menos é o que afirmam), escreveram livros sobre isso, e os livros muitas vezes se tornaram best-sellers.

Esses livros normalmente são baseados em um único pressuposto fundamental, às vezes implícito, às vezes explícito: nós engordamos não porque comemos demais, e sim porque comemos alimentos ricos em carboidratos e tomamos bebidas ricas em carboidratos. Os culpados, especificamente, são os açúcares, os cereais e os vegetais ricos em amido. Para aqueles que engordam com facilidade, esses carboidratos são a razão. Uma forte implicação desses livros de dieta é que a obesidade é causada *não* por comer demais, e sim por um desequilíbrio hormonal no corpo que a ingestão desses alimentos ricos em carboidratos desencadeia. É uma maneira muito diferente de pensar sobre por que acumulamos gordura em excesso. Requer uma abordagem muito diferente à prevenção e ao tratamento.

Muitas, se não a maioria, das dietas populares dos últimos quarenta anos – Atkins, cetogênica, paleolítica, South Beach, Dukan, Protein Power, Sugar Busters, Whole30, Barriga de Trigo e Cérebro de Farinha – são, ou pelo menos incluem, variações deste tema simples: alimentos específicos ricos em carboidratos criam um ambiente hormonal no corpo humano que atua para armazenar calorias como gordura em vez de usá-las como fonte de energia. No nível mais simples, se quisermos evitar engordar ou voltar a ser relativamente magros, temos de evitar esses alimentos. Eles são literalmente engordativos.

Hoje, os médicos normalmente se referem a esse tipo de alimentação como pobre em carboidratos e rica em gorduras (LCHF, na sigla em inglês). Em seu extremo, exclui praticamente todos os carboidratos além daqueles encontrados nas verduras e da proporção minúscula presente nas carnes, e é tecnicamente conhecida como cetogênica. Eu usarei o termo alimentação cetogênica/LCHF para captar ambos os conceitos. O termo tem a grande desvantagem de não ser nem um pouco fácil de memorizar nem de pronunciar. Mas tem a vantagem de ser preciso e inclusivo em seu significado.

Quando comecei minha investigação jornalística sobre a convergência de dieta, obesidade e doenças crônicas, há vinte anos, possivelmente algumas poucas dezenas de médicos no mundo estavam prescrevendo abertamente uma alimentação cetogênica/LCHF a seus pacientes. Hoje, tal filosofia e prescrição alimentar foram abraçadas por milhares de médicos, se não algumas dezenas de milhares, e mais a cada dia, por razões muito simples.* Eles estão trabalhando na linha de frente da epidemia de obesidade e diabetes; têm um interesse profissional em ver a obesidade e a diabetes serem abordadas corretamente e revertidas, caso seja possível, por dietas saudáveis. Eles não têm o luxo de tratar seus pacientes oferecendo-lhes hipóteses especulativas, por mais bem-aceitas que

---

* Somente no Canadá, um grupo para médicos sobre alimentação cetogênica/LCHF no Facebook tinha mais de 3,8 mil membros em setembro de 2019.

Introdução

sejam, sobre a natureza de uma dieta que poderia, de acordo com avaliações estatísticas, evitar ataques cardíacos. Seus pacientes estão doentes, e o objetivo desses médicos é torná-los saudáveis.

Ao longo de sua vida profissional, esses médicos – assim como médicos no mundo inteiro – viram salas de espera cheias de pacientes cada vez mais gordos, obesos e diabéticos. Nas entrevistas, os médicos me disseram que escolheram a medicina porque queriam tornar as pessoas saudáveis e, em vez disso, passavam seus dias "administrando doenças", tratando os sintomas de obesidade e diabetes e as doenças associadas a elas ("comorbidades", no jargão médico). Estavam ficando quase irremediavelmente desanimados. Então, tinham um forte incentivo para abandonar suas ideias preconcebidas sobre o que *deveria* funcionar, para renunciar ou pelo menos questionar o dogma alimentar de seus colegas e conselhos profissionais e procurar soluções alternativas eficazes de fato.

Quase invariavelmente, esses médicos tinham também um interesse pessoal. Este é um aspecto crucial, e o retomarei mais tarde: para aceitar a possibilidade de que o pensamento convencional sobre dieta e peso seja mal concebido e, portanto, não funcione para seus pacientes, ajuda ter constatado isso na própria pele. Alguns desses médicos foram vegetarianos durante décadas. Outros foram veganos. Muitos são atletas, inclusive atletas de ultrarresistência. Eles se orgulhavam de comer de maneira "saudável" e, ainda assim, viram que se tornaram mais gordos, diabéticos ou pré-diabéticos, apesar de fazerem tudo "certo". Diziam a seus pacientes para comer alimentos com baixo teor de gordura, principalmente vegetais, não em excesso (controlar o tamanho das porções) e praticar atividade física. Eles próprios estavam seguindo essas recomendações – e não estava funcionando.

Seu índice de sucesso em fazer com que seus pacientes obesos perdessem peso significativo com essa prescrição de dieta e atividade física – como Deborah Gordon, uma médica de família em Ashland, Oregon, descreveu para mim – era "quase zero." Então, esses médicos fizeram o que esperaríamos que qualquer pessoa sensata fizesse, e com certeza nossos médicos, em tais circunstâncias: mantiveram a mente aberta e continuaram procurando uma abordagem melhor. Quando leram sobre a alimentação cetogênica/LCHF – agora, fácil de encontrar na Internet e também em livros –, optaram por experimentar em si mesmos. Quando descobriram que essa maneira de se alimentar funcionava para eles, que cumpria sua promessa, tiveram sua experiência de conversão. Depois disso, propuseram-na com cautela a seus pacientes. Quando funcionou para estes – e eles aprenderam, por experiência própria, o que funcionava e o que não –, eles ficaram apaixonados. Esses médicos se tornaram os fundadores de uma revolução radical que está atuando para transformar a maneira como pensamos sobre a obesidade e a diabetes nos Estados Unidos e no mundo, e, portanto, como a prevenimos e a tratamos.

Considere Susan Wolver, por exemplo, uma cirurgiã da força aérea que exerceu medicina interna em Richmond, Virgínia, e era professora associada da Faculdade de Medicina da Universidade Commonwealth, na Virgínia. Richmond está entre as cidades com maior índice de sobrepeso dos Estados Unidos; uma pesquisa da Gallup de 2012 a classificou como a segunda em prevalência de obesidade, ficando atrás apenas de Memphis. Como Wolver descreveu para mim, tudo o que ela fazia, aparentemente todos os dias, era "cuidar de doenças crônicas associadas à obesidade: hipertensão, doenças cardíacas, diabetes". Diligentemente, Wolver aconselhava seus pacientes a ter uma alimentação saudável, comer menos e praticar atividade física, mas seus conselhos tinham poucos efeitos notáveis. Em 2013, em seus 23 anos de medicina, apenas dois de seus pacientes haviam perdido peso significativo seguindo suas recomendações – e um deles voltou a engordar num curto período.

Ao longo daqueles anos, Wolver presumiu, como os médicos tipicamente o fazem, que seus pacientes não estavam ouvindo ou não estavam dispostos a fazer o esforço necessário. "Então, algo aconteceu", ela falou. "Eu cheguei à meia-idade. Estava seguindo os conselhos que havia dado a todos os meus pacientes, mas, cada vez que subia em uma balança, estava claro que meus conselhos já não funcionavam pra mim mesma. Tive uma epifania: 'Talvez eu esteja errada ao pensar que meus pacientes não seguem minhas recomendações. Talvez minhas recomendações não sirvam'. Comecei uma jornada pessoal para ver o que funcionava."

Em 2012, Wolver começou a assistir a palestras sobre obesidade e perda de peso em conferências médicas, na esperança de aprender alguma coisa plausível que pudesse experimentar. Em um seminário de um dia promovido pela Obesity Society, ela ouviu Eric Westman, da Faculdade de Medicina da Universidade Duke, apresentar suas pesquisas e experiência clínica. Westman havia feito vários dos primeiros ensaios clínicos comparando as dietas para emagrecer com baixo teor de gordura e porções controladas, defendidas pela Associação Americana do Coração, com a Atkins, uma dieta cetogênica/LCHF que restringe apenas carboidratos – na forma de cereais, vegetais ricos em amido (como batatas) e açúcares – e é muito rica em gorduras.

Westman relatou que a dieta Atkins possibilitou que seus pacientes perdessem peso quase sem esforço e, com isso, ficassem mais saudáveis, exatamente como Atkins afirmara. Ele disse que isso se confirmava não só pela experiência de seus pacientes, mas também por seus próprios ensaios clínicos e uma lista cada vez mais longa de outros que demonstraram que esta era, de fato, uma maneira saudável de se alimentar.

"Os pacientes [de Westman] se pareciam muito com os meus", Wolver me contou, com a diferença de que os de Westman emagreciam e mantinham o novo peso, ao passo que os dela, não. Em maio de 2013, ela dirigiu duas horas e meia para o sul até Durham, na Carolina do Norte, e passou dois dias na clínica de Westman. Ela presenciou um dia de consultas de acompanhamento e sua reação foi de "incredulidade": "Eu nunca tinha visto algo parecido na minha vida: dezoito pessoas naquele dia. Dezessete tinham perdido peso considerável e se mantiveram assim. Isso era dezesseis a mais do que eu já vira".

É assim que práticas não convencionais ou não ortodoxas se espalham pela medicina. Novas terapias medicamentosas podem se tornar o que os médicos chamam de "tratamento padrão" quando as revistas médicas publicam os últimos resultados dos ensaios clínicos, mas as terapias mais mundanas (aquelas, infelizmente, que não trazem promessa de lucro para as indústrias farmacêutica ou de equipamentos médicos, nem para os cirurgiões) se espalham inicialmente por meio de relatos, observação e experiência clínica. Uma médica tem uma paciente com uma condição clínica aparentemente intratável e fica sabendo de outro médico que pode ter um tratamento que funciona. Se parecer razoavelmente seguro, ela discute os potenciais riscos e benefícios com sua paciente e o experimenta. Se funcionar, é bem provável que o experimente também com outros pacientes.

Dois dias depois de visitar Westman, Wolver estava de volta a sua clínica em Richmond ensinando seus pacientes com obesidade e diabetes a comer como Westman estava ensinando os seus. Desde então, ela receitou esta dieta para mais de três mil pacientes. Não só seus pacientes perdem peso significativo, como os de Westman, como seus pacientes diabéticos se livram da medicação, que muitas vezes inclui insulina e medicamentos para pressão arterial. Ela disse que, hoje, convencer os pacientes é mais fácil do que no começo, porque a resistência à abordagem cetogênica/LCHF foi diminuindo gradualmente. E sucesso gera sucesso. Cada paciente que perde peso e se livra dos medicamentos para controlar a diabetes e a pressão arterial é uma propaganda para amigos, vizinhos, colegas de trabalho e familiares de que eles podem conseguir o mesmo. Agora Wolver recebe pacientes encaminhados por médicos locais, incluindo cardiologistas que, até recentemente, teriam temido que a dieta recomendada por ela viesse a aumentar o risco de doenças cardíacas. Agora eles têm uma razão convincente para acreditar que faz o oposto. Wolver me contou que mais de um terço de seus pacientes são funcionários de hospitais, e eles espalham a novidade.

Ao receitar a seus pacientes o que as autoridades em nutrição considerariam uma dieta da moda, talvez a mais infame de todas as dietas da moda, uma que é rica em gorduras e gorduras saturadas e restrita em todos os carboidratos que essas autoridades

INTRODUÇÃO

insistiam que eram saudáveis para o coração, Wolver está tornando seus pacientes saudáveis novamente. Ao receitar esta dieta a seus pacientes – um ato que o nutricionista de Harvard Jean Mayer comparou no *New York Times* em 1965 a "assassinato em massa"[4] e que, oito anos depois, a Associação Médica Americana afirmou que se baseia em "conceitos bizarros de nutrição que não deveriam ser promovidos para o público como se fossem princípios científicos estabelecidos"[5] –, Wolver acredita, assim como Westman, que os benefícios que seus pacientes estão experimentando se traduzirão em uma vida mais longa e mais saudável. E assim se espalha, de médico em médico, e o não convencional pouco a pouco se torna o tratamento padrão – porque funciona.

No fim dos anos 2000, quando entrevistei mais de seiscentos clínicos, pesquisadores e autoridades em saúde pública para meu primeiro livro sobre ciência da nutrição, *Good Calories, Bad Calories*, alguns dos mais influentes entre eles admitiram prontamente que eles próprios usavam a dieta cetogênica/LCHF. "É uma ótima maneira de perder peso", o renomado endocrinologista da Universidade Stanford, Gerald Reaven, me disse a respeito da dieta Atkins. "Esta não é a questão." Mas esses médicos pesquisadores não a prescreveriam para seus pacientes, por pensar que o risco de causar danos à saúde era muito alto. *Esta* era a questão. Eles seguiam a dieta cetogênica Atkins, rica em gorduras, até perder seus quilos em excesso; então paravam e adotavam uma alimentação "saudável". Quando engordavam de novo, repetiam a dieta.*

---

* Como discutirei, algumas autoridades argumentaram que a dieta Atkins e similares jamais deveriam ser recomendadas porque são muito difíceis de se manter. Jean-Pierre Flatt, um bioquímico da Universidade de Massachusetts cuja hipótese termodinâmica de por que engordamos levou uma geração de pesquisadores a defender dietas com restrição de calorias e baixo teor de gordura para combater a obesidade, me disse várias vezes que "[a dieta] Atkins supera todas as outras para a perda de peso", mas não é adequada para a manutenção do peso porque "as pessoas tendem a relaxar e voltam a consumir carboidratos".

Uma diferença significativa entre os médicos pesquisadores que entrevistei no início dos anos 2000 e aqueles na prática clínica que entrevistei para este livro – mais de uma centena durante o verão e o outono de 2017 (mais cerca de uma dúzia de dietistas e enfermeiros, alguns quiropratas, *coaches* de saúde e um dentista) – é que estes últimos acreditam que essas dietas são inerentemente saudáveis, talvez o tipo de alimentação mais saudável para muitos de nós. Nesse sentido, eles passaram a pensar nessa maneira de se alimentar como nutrição terapêutica: alguns de nós simplesmente precisaremos nos abster de comer alimentos ricos em carboidratos – especificamente, açúcares, vegetais ricos em amido e cereais – se quisermos ser relativamente magros e saudáveis e permanecer assim. Entender este simples fato, segundo eles, pode fazer com que essa maneira de se alimentar seja sustentável. Eles acreditam nisso em parte por causa de sua experiência clínica, e em parte porque, de fato, um número considerável de pesquisas hoje demonstra que este tipo de alimentação é inerentemente saudável. Pouco a pouco, o pensamento convencional sobre as causas das doenças cardíacas e dos desencadeadores alimentares de doenças crônicas está mudando.

Muitos médicos como Wolver podem soar como fanáticos ou evangelizadores quando falam sobre essas dietas. Um termo que ouvi repetidas vezes em minhas entrevistas para este livro é que esses médicos não tinham como "deixar de enxergar" o que haviam testemunhado, tanto em si mesmos quanto em seus pacientes. Conforme me foi dito por mais de um deles, ao descobrir uma abordagem alimentar capaz de prevenir e tratar a obesidade e a diabetes – os distúrbios que dominam suas práticas –, e uma que era fácil de seguir, eles voltaram a sentir entusiasmo pelo exercício da profissão.

Talvez evangelização seja uma resposta apropriada. Um médico entusiasmado não é necessariamente um médico enganado. Considere uma história que Wolver me contou em julho de 2017. Em fevereiro daquele ano, ela recebeu um telefonema de uma colega que havia acabado de diagnosticar diabetes em uma jovem solteira

Introdução

de 24 anos. A hemoglobina A1c daquela jovem – uma medida de sua capacidade de controlar o açúcar no sangue e, portanto, a severidade de sua diabetes – era 10.1. Os médicos consideram diabéticos os pacientes com níveis acima de 6,5. Acima de 10, de acordo com as diretrizes da Associação Americana de Diabetes, o paciente deve ser submetido imediatamente a terapia com insulina.

"Você acha que algum dia ela se livraria da insulina?", Wolver perguntou de maneira retórica. "Nunca. Então a minha colega me disse: 'Eu sei que você tem uma longa lista de espera, mas pode ver esta paciente? Ela está no meu consultório, apavorada, chorando'. Eu a vi na manhã seguinte. Expliquei àquela jovem o que ela tinha que fazer, como tinha que comer, e ela começou naquele mesmo dia. Só voltei a vê-la três meses depois, para fazer o acompanhamento. Sua hemoglobina A1c caíra para 6.1, já não estava na faixa de diabetes. Ela tinha perdido onze quilos. Quando eu disse que já não era diabética, ela chorou. Telefonei para a minha colega, e *ela* começou a chorar. *Eu* estava chorando. Literalmente senti como se tivesse curado um câncer. Essa menina tinha a vida toda pela frente, e não vai gastá-la com insulina, administrando uma doença crônica."

Este não foi um caso isolado, como os críticos céticos se referem a essas experiências quando querem desacreditá-las. Em outubro de 2017, mais de uma centena de médicos canadenses assinaram uma carta ao *HuffPost* reconhecendo publicamente que seguiam regimes cetogênicos/LCHF e que este é o padrão alimentar que agora receitam a seus pacientes. "O que vemos em nossos consultórios", esses médicos escreveram, "[é que] o nível de açúcar no sangue diminui, a pressão arterial cai, a dor crônica diminui ou desaparece, o perfil lipídico melhora, os marcadores inflamatórios melhoram, a energia aumenta, o peso diminui, o sono melhora, os sintomas de SII [síndrome do intestino irritável] são reduzidos etc. A medicação é ajustada para baixo, ou mesmo eliminada, o que reduz os efeitos colaterais para os pacientes e os custos para a sociedade. Os resultados que alcançamos com nossos pacientes são impressionantes e duráveis."[6]

Com as diretrizes alimentares convencionais, prosseguiram, nada disso acontece: "Os pacientes continuam diabéticos e ainda necessitam de medicação, usualmente em doses cada vez maiores com o passar do tempo. Não dizemos que a diabetes tipo 2 é uma doença crônica e progressiva? Não tem que ser dessa maneira. Pode ser realmente revertida ou colocada em remissão. Dos pacientes que tratamos com uma dieta pobre em carboidratos, a maioria consegue se livrar de quase todos ou mesmo de todos os medicamentos".

Essas declarações, é claro, vêm com ressalvas cruciais – assim como a história de Wolver e as de todos os médicos e suas experiências de conversão. Primeiro, são relatos, evidências apenas de que essas respostas podem ocorrer quando as pessoas se abstêm de alimentos ricos em carboidratos, e não de que sempre ou quase sempre acontecem.

Em segundo lugar, elas são incompatíveis com o pensamento convencional sobre dieta e saúde – e, por esse motivo, acusadas de charlatanismo. Não só as autoridades médicas, com a melhor das intenções, ficam devidamente nervosas quando meros médicos (que dirá jornalistas, como eu) começam a falar sobre reverter doenças crônicas ou colocar essas doenças em remissão com abordagens alimentares nada ortodoxas, como o tipo de alimentação que esses médicos prescrevem – que possibilitou que a jovem paciente de Wolver perdesse onze quilos em três meses e colocasse sua diabetes em remissão; que este livro também recomendará – bate de frente com nossas crenças amplamente aceitas sobre alimentação saudável.

O pressuposto simples por trás da dieta cetogênica/LCHF é que são os alimentos ricos em carboidratos que comemos que nos tornam gordos e doentes. Estes são acréscimos relativamente novos às dietas humanas, e não deveria ser uma surpresa que eliminá-los pode melhorar nossa saúde. Os cereais, sejam integrais ou não, e até mesmo as leguminosas – os itens essenciais de uma dieta convencionalmente "saudável" do século XXI –, se possível devem ser evitados. Embora as pessoas naturalmente magras possam comer esses alimentos e permanecer magras e saudáveis, o restante de nós, não. Das frutas, apenas frutas vermelhas, abacate e azeitonas são aceitáveis. E não importa o quão gordos sejamos, esta maneira de se alimentar não nos aconselha a comer conscientemente menos ou controlar as porções ou contar calorias ou prestar atenção a quanto é muito (ou praticar corrida ou frequentar aulas de spinning). Recomenda comer quando temos fome e então até a saciedade, com a expectativa de que comer até a saciedade, agora, será algo relativamente fácil de fazer.

Um aspecto ainda mais radical é que esta maneira de se alimentar é, em particular, excessivamente rica em gordura e tende a consistir principalmente de produtos de origem animal (embora, como discutiremos, não tenha de ser assim). Permite, até mesmo encoraja, carne vermelha, manteiga e carnes processadas como bacon – e, portanto, gorduras animais e gordura saturada. Pode incluir verduras à vontade, mas não "principalmente vegetais" e não é, sob qualquer aspecto convencional, "equilibrada". Comete o pecado alimentar original de excluir um grupo inteiro de alimentos.

Esta abordagem alimentar – a dieta cetogênica/LCHF – é efetivamente idêntica ao que Robert Atkins começou a prescrever nos anos 1960. É "Atkins revisitado", nas palavras de Dean Ornish – o proponente da dieta com baixo teor de gordura, e há tempos coadjuvante de Atkins. A receita de Atkins, de fato, era pouco diferente da dieta receitada pelo médico do Brooklyn Herman Taller,[7] cujo livro de 1961, *Calorias não engordam*, vendeu dois milhões de cópias* e foi descrito por um nutricionista formado em Harvard no *Journal of the American Medical Association* como "um grave insulto ao público inteligente".[8] Taller conheceu a dieta por intermédio de Alfred Pennington, que nunca escreveu um livro sobre o assunto, mas a usou para emagrecer executivos obesos na DuPont Corpo-

---

* O ghost-writer foi o famoso escritor esportivo Roger Kahn, cujo livro de 1972, *The Boys of Summer*, é considerado um dos melhores livros já escritos sobre esporte.

ration, em Delaware, a partir do fim dos anos 1940. Pennington publicou seus resultados em periódicos médicos, incluindo o *New England Journal of Medicine*, e deu palestras sobre seu trabalho para uma audiência majoritariamente receptiva em Harvard.[9] Pennington conhecera essa dieta por meio de Blake Donaldson, um cardiologista na cidade de Nova York que, nos anos 1920, trabalhara com um dos fundadores da Associação Americana do Coração, e a receitaria a seus pacientes, quase 20 mil deles, ao longo de quarenta anos.[10] Como cardiologista, Donaldson talvez não tenha percebido que estava redescobrindo uma abordagem nutricional à obesidade que fora abraçada por autoridades médicas europeias nos últimos anos do século XIX, impulsionada pela publicação do primeiro livro de dieta (tecnicamente, um panfleto) a obter sucesso internacional, "Letter on Corpulence, Addressed to the Public" [Carta sobre a corpulência, endereçada ao público],[11] escrita por um agente funerário de Londres chamado William Banting, que relatou ter perdido 22 quilos ao abrir mão de amidos, cereais e açúcares. Banting, aparentemente sem saber, estava apenas repetindo o que o gastrônomo francês Jean Anthelme Brillat-Savarin escrevera em 1825 em *A fisiologia do gosto*, que se tornaria talvez o livro mais famoso já escrito sobre comida e alimentação. Depois que Brillat-Savarin concluiu que cereais e amidos são engordativos e que os açúcares o são ainda mais, sua dieta recomendada para obesidade era "abstinência mais ou menos rígida"[12] desses alimentos. Esta é exatamente a recomendação que continua controversa ainda hoje, a base da moda cetogênica, e a ideia simples que este livro irá explorar.

O nome continua mudando e a abordagem varia sutilmente de um ano a outro e de um livro de dieta a outro, em grande parte porque, conforme os médicos a abraçam e concluem que funciona – ou se deparam, eles próprios, com essa realidade particular, não cientes de sua história, ou encontram novas maneiras de refinar a ideia básica –, escrevem novos livros de dieta, com suas pequenas variações sobre o tema, seja para difundir a ideia o mais que puderem ou para ganhar dinheiro (dependendo do nível de cinismo).

INTRODUÇÃO

Apesar da linhagem longa e rica desse tipo de alimentação, as autoridades acadêmicas e os ortodoxos ainda consideram que essas variações cetogênicas/LCHF, absolutamente todas elas, beiram o charlatanismo. Em janeiro de 2018, apenas dois meses após a publicação da carta ao *HuffPost* que já mencionei, a análise anual de dietas publicada pelo *U.S. News & World Report* – que, supostamente, tinha a última palavra sobre o assunto – classificou as dietas cetogênicas/LCHF como as menos saudáveis de todas, conferindo-lhes do 35º ao 40º lugar, de um total de quarenta dietas analisadas. [13] (A publicação atuou de maneira similar no passado.) Apenas a Eco-Atkins (uma versão à base de peixe, vegetais e óleos vegetais) e a South Beach (similar) conseguiram ficar entre as 25 primeiras, e a dieta paleolítica ficou em 32º lugar (junto com a dieta crudívora e pouco acima da dieta ácida-alcalina). As classificações de 2019 são mais do mesmo.

Para os médicos que hoje prescrevem dietas cetogênicas/LCHF a seus pacientes, o que seus pacientes experimentam e o que eles próprios testemunham, o que não têm como *deixar de enxergar*, é muito mais convincente do que o fato de que as organizações médicas e as autoridades ortodoxas recrutadas pela *U.S. News* para avaliar dietas ainda consideram que a alimentação cetogênica/LCHF tem muito mais probabilidade de causar danos no longo prazo do que proporcionar algum benefício significativo.

Para esses médicos e seus pacientes, os benefícios são não apenas claros como também fáceis de quantificar. Os pacientes, inegavelmente, ficam mais saudáveis. O número de ensaios clínicos corroborando os benefícios dessas dietas aumentou para quase uma centena, se não mais, o que as coloca entre os padrões alimentares mais rigorosamente testados na história. "Esta já não é uma dieta marginal. Está se tornando mainstream", é como Robert Oh, que exerce medicina esportiva e medicina familiar e também é coronel do exército dos Estados Unidos, a descreveu para mim. Oh trabalhou no Gabinete de Saúde Pública do Exército, em uma iniciativa para melhorar a saúde e a prontidão dos soldados, e hoje é chefe do Departamento de Medicina Familiar no Centro Médico do Exército em Madigan, nos arredores de Tacoma, em Washington. "A melhor coisa para mim, como médico em exercício", disse, "é que também posso partilhar as histórias dos meus pacientes uns com os outros. Posso dizer para um paciente com diabetes tipo 2: 'Veja, eu tive outros pacientes exatamente como você, e os exames laboratoriais deles melhoraram, e alguns já não tomam medicação alguma'. E, quando outros médicos veem meus pacientes, se admiram de como eles ficaram tão saudáveis e perguntam o que fizeram. E também vão considerar essa dieta para seus pacientes. Está aí, se espalhando. Nem mesmo os dietistas e as autoridades que se opõem cegamente a ela podem freá-la, porque funciona."

Cada vez que a Organização Mundial da Saúde[14] ou o Departamento de Agricultura dos Estados Unidos[15] ou o Serviço Nacional de Saúde do Reino Unido[16] ou a Associação Americana do Coração[17] proclamam em suas diretrizes alimentares que uma dieta saudável *deve* incluir frutas, grãos e cereais (integrais ou não), que as carnes devem ser magras, que a gordura deve ser evitada, e que as gorduras saturadas devem ser substituídas por óleos vegetais poli-insaturados, entram em conflito direto com esses ensaios clínicos e, o que é mais importante, com o que esses médicos estão vendo diariamente em seus consultórios e em sua vida. Torna mais difícil o trabalho desses médicos, mas não os detém. Torna mais difícil para todos nós, que não somos naturalmente magros e saudáveis, chegar lá*, mas também não deveria nos deter. Da perspectiva desses médicos, evitar carboidratos e substituir as calorias

---

* Eu me incluo nesta categoria, como a frase sugere, porque, quando criança, eu era o que à época se chamava de "gordinho", e meu peso máximo na idade adulta foi 109 quilos. Como tenho 1,87 de altura, isso significa que eu tinha um índice de massa corporal (IMC) de 31, então tecnicamente teria sido considerado obeso, como todo indivíduo com um IMC acima de 30. Eu também fiz dieta, efetivamente, todos os dias da minha vida adulta. Enquanto escrevo isso, peso aproximadamente 95 quilos, o que, para mim, é um peso saudável.

por gorduras naturais é, de fato, a nutrição terapêutica que seus pacientes, e muitos de nós, devem adotar para o resto da vida. Nas palavras de Paul Grewal, um especialista em medicina interna da cidade de Nova York que afirma manter há oito anos uma perda de peso de 45 quilos com uma alimentação cetogênica/LCHF: "Conseguir reverter uma doença e ouvir que você não deve fazer isso, ou recomendar isso a um paciente, é o cúmulo do absurdo".

Aqueles de nós que estamos engajados neste conflito, e particularmente os médicos e dietistas que estão nas linhas de frente, acreditamos que as recomendações que recebemos das autoridades na área médica, nutricional e de saúde pública são simplesmente erradas, e por isso não funcionam, e por isso tantas pessoas continuam gordas e diabéticas, muitas vezes miseráveis e oneradas por despesas médicas. Chegamos a essa conclusão com base em evidências que consideramos convincentes. Acreditamos que se tem perpetrado uma injustiça que deve ser corrigida. Enquanto essas ideias não forem compreendidas e aceitas – e testadas tanto quanto a ciência permitir –, muitas pessoas não receberão as recomendações e os conselhos necessários para fazer uma diferença significativa e sustentável em sua própria saúde e para frear a epidemia de obesidade e diabetes.

Minha esperança é a de que este livro sirva como um manifesto para tal revolução nutricional (para usar um termo batido, mas ainda apropriado*) e também como um guia de instruções. O manifesto é necessário porque mudanças significativas precisam ocorrer tanto no nível social quanto no pessoal. É por isso que este livro discutirá os erros cometidos pelas autoridades em medicina e nutrição e os pressupostos lamentáveis que todos passamos a abraçar em

---

* Para aqueles que conhecem sua história nutricional, Atkins disse praticamente a mesma coisa há cinquenta anos, motivo pelo qual ele colocou a palavra *revolução* no título de seu livro, *A nova dieta revolucionária do Dr. Atkins*. Acredito que foi uma resposta apropriada, embora imprudente para um único médico como Atkins e talvez, no fim das contas, contraproducente.

decorrência destes. Finalmente, precisamos compreender a cadeia simples de ciência tragicamente ruim que nos levou a esta situação. Ao fazer isso, podemos começar a corrigir o que nos adoece.

Apresento o guia de instruções de várias perspectivas. Primeiro, sintetizo tudo que aprendi em vinte anos como jornalista investigativo expondo e questionando o saber convencional sobre dieta e doenças crônicas. (Em meio a uma epidemia sem precedentes de obesidade e diabetes e diante do completo fracasso de nossas autoridades em nutrição e organizações e instituições de saúde pública em contê-la, esse saber não deveria ser questionado?) Tive sorte, quando comecei esta investigação, de conseguir acompanhar pesquisadores clínicos como o médico David Ludwig, da Faculdade de Medicina da Universidade Harvard, que tratou crianças com obesidade no Hospital Infantil de Boston com o que ele chama de dieta de carboidrato modificada, e Eric Westman, que prescreveu uma alimentação cetogênica/LCHF a pacientes adultos com obesidade em sua clínica em Durham, a mesma que Sue Wolver visitaria uma década depois. Esses médicos pesquisadores e essas experiências me fizeram lembrar que, em medicina, o que "a maioria dos especialistas acredita" nem sempre é verdade, particularmente no que concerne ao tratamento da obesidade e à prevenção de doenças crônicas. Também tive a sorte de um economista do Instituto de Tecnologia de Massachusetts ter me sugerido que, se eu fosse escrever sobre gordura e peso, meu processo de pesquisa deveria incluir experimentar a dieta Atkins, com a qual ele perdera dezoito quilos; o pai de um de seus colegas, segundo ele me contou, perdera noventa. Eu segui seu conselho, e a experiência embasou (ou influenciou, dependendo do ponto de vista) tudo que fiz desde então.

As recomendações e opiniões também são embasadas nos médicos e dietistas que entrevistei especificamente para este livro; estão listados nas referências bibliográficas e creditados onde apropriado no texto, nas notas de rodapé ou nas notas de fim. Tudo que apresento aqui está baseado nas experiências e observações deles.

Introdução

Evelyne Bourdua-Roy, uma líder deste movimento no Canadá com prática médica nos subúrbios de Montreal, resumiu seu pensamento para mim com uma única frase que ela diz repetir para seus pacientes acima do peso, obesos, diabéticos e hipertensos. "Eu posso lhe dar remédios", ela diz, "ou posso lhe ensinar a comer."

Eu também não poderia deixar de ser influenciado pelas milhares de pessoas que me procuraram ao longo dos anos, desde que escrevi sobre este assunto pela primeira vez, em 2002, para a *New York Times Magazine*, para relatar suas experiências com esta maneira de se alimentar e de pensar. Essas pessoas lutaram a vida toda com a obesidade – e ou a venceram ou ainda estão empenhadas na luta.

Finalmente, este livro, apesar de seu propósito como guia de instruções, não inclui receitas nem planejamento de cardápios. Acredito que aprender a pensar sobre como comer, aprender a compreender o que nos faz engordar e nos torna diabéticos, significa, implicitamente, aprender o que cozinhar, o que pedir em um restaurante e o que comprar em um supermercado. Uma vez que minha expertise não inclui culinária, por favor, procure receitas e a orientação culinária necessária, que hoje estão disponíveis gratuitamente na internet e, em particular, em fontes valiosíssimas como Dietdoctor.com, Diabetes.co.uk e Ditchthecarbs.com. Essas fontes o levarão a outras e a um mundo de livros de receitas que farão um trabalho muito melhor de comunicar o que cozinhar do que eu seria capaz de fazer. Meu objetivo é ajudar cada um de nós a abandonar um século de pressupostos trágicos sobre a natureza de uma dieta saudável para aprender a ignorar as recomendações ruins que recebemos e substituí-las por uma maneira eficaz de pensar sobre dietas, nosso peso e nossa saúde. Depois disso, comer e cozinhar deve ser fácil.

1
Os fundamentos

Uma breve lição da história da pesquisa sobre obesidade

Em 22 de junho de 1962, um professor da Faculdade de Medicina da Universidade Tufts chamado Edwin Astwood tentou, e não conseguiu, corrigir a maneira como pensamos sobre a causa da obesidade. Temos convivido com esse fracasso desde então.

Astwood estava apresentando um argumento contrário àquele que, desde o fim da Segunda Guerra Mundial, fora o pensamento dominante entre os pesquisadores e as autoridades da área médica sobre por que engordamos. Astwood chamou esse pensamento de "a convicção da primazia da glutonia", referindo-se à crença inabalável de que praticamente todos os casos de obesidade, infantil ou adulta, moderada ou severa, são, em última instância, causados pelo consumo excessivo de calorias; isto é, de que as pessoas engordam porque comem demais.

Astwood considerava esse sistema de crença – pois é isto que é – quase teimosamente ingênuo e, talvez, a principal razão pela qual tão pouco se progrediu na compreensão da obesidade, e muito menos como evitá-la e tratá-la. Também é a razão pela qual aqueles que têm o infortúnio de sofrer de obesidade são considerados responsáveis por sua condição. "A obesidade é um distúrbio", ele afirmou ao iniciar sua apresentação, "em que, como as doenças venéreas, o paciente é culpado"; a doença é consequência direta de seu fracasso.

Astwood era endocrinologista; sua especialidade médica e o objeto de sua pesquisa eram os hormônios e os distúrbios hormonais.

A ocasião desta fala foi o 44º encontro anual da Sociedade de Endocrinologia. Astwood era o presidente naquele ano, e sua palestra, intitulada "A herança da corpulência"[18], foi seu discurso presidencial. Astwood também era membro da prestigiosa Academia Nacional de Ciências dos Estados Unidos. De acordo com seu ensaio biográfico na instituição, os colegas o consideravam "um cientista brilhante"[19] que contribuiu mais do que qualquer outra pessoa para nossa compreensão sobre os hormônios da tireoide e sobre como estes funcionam. (Ele ganhou o prêmio Lasker, considerado quase um Nobel, por seu trabalho sobre a tireoide.) Dos jovens que aprenderam a fazer pesquisa médica no laboratório de Astwood na área de Boston, 35 prosseguiriam para se tornar professores titulares quando Astwood faleceu, em 1976. Ele era "motivado não só por uma curiosidade insaciável", segundo consta em sua biografia na Academia Nacional de Ciências, "como por uma curiosidade que procurava respostas com determinação obstinada."

Embora Astwood fosse conhecido entre os amigos e colegas por ter pouco interesse por comida ou alimentação – ele considerava as refeições apenas "uma intervenção necessária nas atividades diárias unicamente com a finalidade de nutrição corporal" –, grande parte de seu trabalho em laboratório nos anos posteriores de sua carreira como pesquisador foi dedicada a compreender a obesidade, especificamente a influência dos hormônios sobre o acúmulo de gordura e o uso de gordura como energia para nosso metabolismo.

No mundo pequeno da pesquisa sobre obesidade dos anos 1960, Astwood era meio que um retorno à era anterior à Segunda Guerra Mundial. Embora compreendesse profundamente a literatura sobre obesidade e fosse um cientista sério, se não brilhante, ele também havia sido um médico que tratou pacientes em sua clínica. Nesse aspecto, ele era como os médicos pesquisadores na Alemanha e na Áustria antes da guerra que dominaram o pensamento sobre obesidade e também chegaram a suas próprias conclusões sobre a natureza da condição obesa observando-a de perto em seus pacientes humanos, considerando suas histórias e compreendendo o que estavam passando e com que estavam convivendo. Os médicos fariam isso com qualquer outro distúrbio – por que não com um distúrbio aparentemente intratável como a obesidade? Muitas das autoridades europeias mais influentes daquele período pré-guerra haviam se convencido de que a obesidade devia ser resultado de uma disfunção metabólica ou hormonal, e não *causada* por comida em excesso, um conceito que eles reconheciam como lógica circular. ("Atribuir a obesidade a 'comer demais'", comentara com propriedade o nutricionista de Harvard Jean Mayer, oito anos antes da apresentação de Astwood, "é tão significativo como explicar que a causa do alcoolismo é 'beber demais'."[20] É dizer a mesma coisa de duas maneiras diferentes, quando muito descrevendo o processo, mas sem explicar por que acontece.) Em vez disso, está de algum modo programado na própria biologia da pessoa gorda um distúrbio no acúmulo e no metabolismo da gordura, segundo concluíram esses pesquisadores clínicos alemães e austríacos. Eles acreditavam, como Astwood passou a acreditar, que a obesidade não é uma questão comportamental nem um transtorno alimentar, nem tampouco o resultado de o quanto escolhemos comer, conscientemente ou não.

Essa comunidade de pesquisa austríaca e alemã evaporou, começando em 1933 com a ascensão do Partido Nazista. Quando a guerra acabou, o pensamento europeu sobre obesidade, baseado em décadas de experiência e observação clínica, evaporara com ela. A própria língua franca da medicina mudou do alemão pré-guerra para o inglês pós-guerra. A literatura médica em língua alemã foi considerada de pouco interesse, até mesmo ilegível, pela nova geração de jovens médicos e nutricionistas norte-americanos, que repovoaram a área e fundaram o pensamento convencional e simplista sobre obesidade, simples demais para acreditar. Com algumas poucas exceções, esses especialistas recém-surgidos não tinham a dura responsabilidade de ajudar pacientes obesos a alcançar um peso relativamente saudável e mantê-lo. Em vez disso,

Os fundamentos

guiavam-se por uma teoria – tecnicamente, uma hipótese – na qual acreditavam incondicionalmente. Eles acreditavam que a verdade era óbvia, o que sempre é um impedimento para progredir em qualquer esforço científico.

A verdade deles era o assunto da apresentação de Astwood: uma "convicção da primazia da glutonia", a noção de que a obesidade é quase invariavelmente causada por comer em excesso, consumindo mais calorias do que gastamos, sendo, portanto, em última instância, um transtorno alimentar ou comportamental. Essa convicção implicava que a única diferença significativa entre as pessoas magras e as pessoas que lutam com a obesidade seria que as magras são capazes de controlar a ingestão de alimentos e, portanto, o apetite – consumir apenas a quantidade de calorias que gastam –, ao passo que as pessoas com obesidade não são, ou pelo menos não quando começam a engordar. A ideia de que o tecido adiposo daqueles que se tornam obesos poderia ter algum impulso fisiológico para acumular gordura que os tecidos das pessoas magras não têm, alguma perturbação hormonal sutil, foi descartada pelas autoridades, que a consideraram meras "desculpas esfarrapadas"[21] (citando o principal especialista em obesidade da Clínica Mayo nos anos 1960) para as pessoas gordas não fazerem o que, para as magras, vinha naturalmente: comer com moderação.

Quando muito, as autoridades do pós-guerra, supostamente instruídas, passaram a considerar a obesidade resultado de um defeito psicológico, e não fisiológico. Elas não tiveram pudor em afirmar que as pessoas engordavam principalmente por causa de "conflitos emocionais não resolvidos" ou porque "recorreram aos alimentos para aliviar algumas das tensões nervosas da vida".[22] Essas autoridades recomendavam que as pessoas obesas passassem a vida afastando-se das refeições ainda insatisfeitas, passando fome, idealmente depois de consultar um psiquiatra.

Este é o pensamento que Astwood esperava derrubar com seu discurso presidencial. Ele enumerou com elegância e pitadas de humor as razões pelas quais a obesidade seguramente era um distúrbio genético, o que implicava que, quase certamente, tinha de ser hormonal ou endocrinológico. Sim, admitiu: esta era a implicação cada vez que alguém afligido por obesidade fazia um comentário na linha de "tudo que eu como vira gordura". Era qualquer coisa menos uma desculpa esfarrapada, de acordo com Astwood; era uma realidade. Era verdade, disse ele, não só pelo tipo de obesidade severa que vira ocasionalmente nos pacientes em sua prática, mas pelo "que encontramos em toda parte [...], o tipo que vemos todos os dias".

Uma coisa que parecia desconcertar Astwood era que não havia nada de sutil nas evidências que defendiam uma influência genética e, portanto, hormonal sobre a obesidade e o acúmulo de gordura. A obesidade se manifestava em famílias, Astwood afirmou, algo com que todas as autoridades concordavam, mas não porque os pais gordos alimentavam os filhos em excesso, e sim por causa de um forte componente genético. Gêmeos idênticos não só têm o mesmo rosto; também têm o mesmo tipo físico. Se um deles é obeso, é quase certo que o outro também o será. Até mesmo a distribuição da obesidade em famílias sugeria que a genética estava envolvida. Astwood falou à plateia sobre um de seus pacientes que tinha 24 anos, 1,62m de altura e pesava 207 quilos. Esse jovem tinha sete irmãos, três dos quais também sofriam de obesidade severa: "Seus irmãos, com 10, 15 e 21 anos, pesavam respectivamente 124, 172 e 154 quilos". Os outros quatro irmãos "eram de proporções normais".

Isso "parecia mais obra dos genes", afirmou Astwood, e não "consequência de uma mesa abarrotada de comida". Sabemos que os genes determinam a estatura e a cor de cabelo, Astwood prosseguiu, e que determinam o tamanho de nossos pés e uma "lista cada vez mais longa de desarranjos metabólicos, então por que a hereditariedade não poderia determinar o tipo físico?". Se houvesse dúvida de que é assim, bastaria observar os animais. "Considerem o porco", disse ele. "Sua corpulência e glutonia resultaram da seleção artificial do homem; a procriação seletiva nos proporcionou esse animal rechonchudo com seus modos imundos, e ninguém me convencerá de que seu empanturramento é provocado por excesso de cuidado parental."

Astwood explicou que desde os anos 1930 se esboçara um cenário razoável de como esses genes poderiam estar se expressando. Diversos pesquisadores de laboratório geraram um grande volume de informações sobre como nosso corpo regula a gordura que armazenamos e a gordura que usamos como fonte de energia. "Transformar o que se come em gordura, mobilizá-la e queimá-la requer dezenas de enzimas, e os processos estão fortemente influenciados por uma variedade de hormônios", explicou. Os hormônios sexuais claramente exercem um papel sobre o local em que a gordura é armazenada. Homens e mulheres, afinal, tendem a engordar de maneira diferente: os homens acima da cintura, as mulheres abaixo. Os hormônios da tireoide, a adrenalina e os hormônios do crescimento, todos exercem um papel em liberar a gordura de seus depósitos, bem como um hormônio conhecido como glicalina, secretado pelo pâncreas.

"O processo inverso", disse Astwood, "a reincorporação de gordura nos depósitos e a conversão de outros alimentos em gordura, tende a ser reduzido por esses hormônios, mas também a ser fortemente promovido pela insulina." Tudo isso demonstrava "o papel complexo que o sistema endócrino exerce na regulação da gordura". Ele acrescentou que uma pista importante sobre o que poderia estar acontecendo é o fato de que várias doenças crônicas associadas à obesidade − "particularmente aquelas envolvendo as artérias" − lembram muitíssimo as que estão relacionadas com a diabetes, o que sugere "um defeito comum às duas condições".

Agora imaginem, Astwood propôs à plateia, o que aconteceria se apenas um desses mecanismos falhasse, impedindo a liberação de gordura das células adiposas ou promovendo seu armazenamento. Era muito fácil imaginar uma lenta e gradativa acumulação de gordura que poderia levar à obesidade severa se prosseguisse por anos e décadas. Como a gordura se acumularia inexoravelmente, um resultado provável seria o que Astwood descreveu como "fome interna", já que o corpo armazenava nas células adiposas as calorias de que necessitaria como energia, ao mesmo tempo em que aumentava o peso que precisava ser carregado diariamente, o que requeria um gasto de cada vez mais energia para mover e abastecer esse volume. Em outras palavras, a mesma perturbação hormonal sutil que poderia causar o acúmulo excessivo de gordura também deixaria faminta a pessoa gorda enquanto isso acontecia. Isso seria exacerbado pela recomendação que a pessoa gorda recebe de todos os lados: coma menos, pratique mais atividade física. Passe fome, se necessário. Se o tratamento proposto para um problema de acúmulo de gordura que, em si mesmo, causava fome interna era passar ainda mais fome, podemos facilmente imaginar por que falharia, se não no curto prazo, certamente em algum momento no futuro.

"Esta teoria", Astwood falou, "explicaria por que fazer dieta raramente é eficaz e por que a maioria das pessoas gordas ficam péssimas ao jejuar. Também cuidaria de nossos amigos, os psiquiatras, que encontram todo tipo de preocupação com comida a permear os sonhos dos pacientes que são obesos. Quem de nós não ficaria preocupado com comida se estivesse sofrendo de fome interna? Somem-se ao desconforto físico os estresses emocionais de ser gordo, os insultos e as provocações dos magros, as críticas constantes, as acusações de glutonia e de falta de 'força de vontade', e os sentimentos de culpa constantes, e temos razões suficientes para as perturbações emocionais que preocupam os psiquiatras."

Talvez o momento não tenha sido oportuno, ou o público não fosse o adequado – uma consequência dos círculos fechados em que a pesquisa médica e a prática médica tendem a existir. Astwood fez sua apresentação bem no auge de uma revolução na ciência da endocrinologia. Seu comentário sobre a íntima relação entre obesidade e diabetes tipo 2 – o tipo que temos cada vez mais chance de desenvolver à medida que envelhecemos e engordamos – foi notavelmente presciente. Significava que o tratamento e a prevenção de um seriam muito similares, se não idênticos, aos do outro.

Mas ele estava falando para um público de endocrinologistas, que não tratavam a forma comum de obesidade – "do tipo que vemos todos os dias", como Astwood dissera. Não era responsabilidade deles – e, talvez, também não fosse do interesse deles – e, no início dos anos 1960, a obesidade ainda era relativamente incomum se comparada com a epidemia que estamos enfrentando hoje.

Na época, como Astwood insinuou, o tratamento para a obesidade havia se tornado responsabilidade primordialmente de psiquiatras e psicólogos. Estes eram os profissionais médicos encarregados de ensinar as pessoas gordas a ficarem magras e, supostamente, elucidar ou compreender o distúrbio. De sua perspectiva e contexto singulares, eles concebiam que os gordos e obesos claramente padeciam de transtornos mentais, emocionais e comportamentais. Para eles, era fácil ignorar uma revolução na endocrinologia, porque não era sua área de estudo. (Os nutricionistas, como veremos, fizeram o mesmo.) Eles liam publicações diferentes, participavam de conferências diferentes e se encontravam em departamentos diferentes nas faculdades e universidades de medicina. Mesmo que os endocrinologistas resolvessem o problema, os psiquiatras e os psicólogos talvez jamais soubessem disso ou simplesmente discordassem, já que estavam empenhados em descobrir como fazer as pessoas gordas encararem suas tensões nervosas não resolvidas e comer menos.

O fato é que, na época em que Astwood fez sua apresentação, a convicção da primazia da glutonia já havia vencido. O mundo da pesquisa sobre obesidade, na época, era tão pequeno que alguns poucos indivíduos influentes e bem posicionados podiam determinar no que o resto deles (e, portanto, de nós) acreditaria. "A obesidade é uma questão de equilíbrio – uma falha no equilíbrio entre consumo alimentar e gasto energético", eles disseram repetidas vezes e com certeza absoluta. Parecia tão óbvio que praticamente todos nós passamos a acreditar nisso incondicionalmente. Até mesmo alguns dos melhores e mais empáticos médicos da nossa era, como Bernard Lown, ganhador do Prêmio Nobel da

Paz, compraram a ideia. Lown escreveu em seu livro clássico *A arte perdida de curar*, com o subtítulo *Praticando a compaixão em medicina*, que a obesidade é resultado de "um comportamento desajustado inato", similar ao "alcoolismo, ao cigarro ou ao vício em drogas [...] ausência de autoestima, hábitos de trabalho obsessivos, ou simplesmente uma falta de alegria em viver".[23] Até mesmo aqueles que sofrem de obesidade passaram a ver sua condição como culpa sua.

Nos anos 1970, a ideia de que a obesidade é um distúrbio hormonal efetivamente desapareceu do discurso erudito sobre o assunto. As autoridades, com raríssimas exceções, já nem mesmo consideravam a possibilidade de que engordamos porque os hormônios e as enzimas que regulam nossos depósitos de gordura e a quebra e uso de nossa gordura como fonte de energia sejam desregulados em alguns de nós e não em outros, de modo que alguns de nós engordamos facilmente, acumulando gordura em excesso em nosso tecido adiposo ou ao redor de nossos órgãos, e outros, não. É por essa razão hormonal e fisiológica que alguns de nós passamos a vida lutando e perdendo a batalha para permanecer magros, ao passo que outros a vencem sem esforço.

A proposição de Astwood e sua teoria, e o pensamento das autoridades alemãs e austríacas anterior à Segunda Guerra Mundial, efetivamente desapareceram. Em 1973, depois que quarenta anos de pesquisa explicaram detalhadamente a ciência do metabolismo e do armazenamento de gordura, Hilde Bruch, a principal autoridade norte-americana sobre obesidade infantil, observou acerca de tal ausência: "[É] incrível quão pouco dessa consciência cada vez maior", escreveu, "se reflete na literatura clínica sobre obesidade".[24]

Hoje, aproximadamente meio século depois, ainda é assim. Enquanto os manuais de bioquímica e endocrinologia discutem diligentemente os detalhes relevantes de como os hormônios e as enzimas regulam o acúmulo e o metabolismo da gordura e, portanto, sugerem que uma perturbação sutil nesses sistemas (em particular, do hormônio insulina) poderia facilmente causar obesidade humana, assim como Astwood havia proposto, esses mesmos manuais tendem a omitir por completo essa ciência das discussões acerca da própria obesidade, bem como os manuais totalmente dedicados à obesidade. Essas discussões ainda são dominadas pela convicção da primazia da glutonia: é o cérebro que nos faz engordar, e o faz manipulando o quanto queremos comer e nos exercitar. A ausência de uma teoria concorrente é notável, sobretudo considerando os riscos e as implicações profundas.

Imagine discussões eruditas sobre câncer – livros inteiros, até mesmo manuais, escritos sobre a causa, a cura e a prevenção – que negligenciem mencionar, que dirá discutir em detalhes, os mecanismos fisiológicos que conduzem *diretamente* um tumor a crescer e uma célula cancerígena a se dividir e multiplicar e a disseminar sua progênie pelo corpo. Isso nunca aconteceria. Mas o equivalente direto aconteceu na pesquisa sobre obesidade, e prejudicou nosso pensamento sobre como devemos lidar com o distúrbio. Espera-se que os médicos incumbidos da tarefa de tratar uma população cada vez mais numerosa de pacientes com obesidade e diabetes deem, a quem os consulta, variações do mesmo conselho que teriam dado na época de Astwood. E continua não funcionando.

Também ausentes dessas discussões estão as implicações diretas e praticamente inevitáveis dessa visão do processo de engordar centrada nos hormônios: a ideia, ou pelo menos a possibilidade, de que os carboidratos são exclusivamente engordativos. Os dietistas e nutricionistas aceitaram isso como um dado ao longo dos anos 1960, mas os pesquisadores que pensavam estar estudando as causas da obesidade não consideraram essa informação relevante. Em 1963, sir Stanley Davidson e dr. Reginald Passmore escreveram no manual *Human Nutrition and Dietetics*, a fonte de conhecimento nutricional definitiva para uma geração de médicos britânicos, que "a ingestão de alimentos ricos em carboidratos deveria ser drasticamente reduzida, já que comer tais alimentos em excesso é a causa mais comum de obesidade".[25] Eles não entendiam ainda por que isso acontecia em termos fisiológicos – estava começando a ser investigado em laboratório –, mas o fato parecia inegável. Naquele mesmo ano, Passmore foi coautor de um artigo no *British Journal of Nutrition* que começava com a declaração: "Toda mulher sabe que o carboidrato faz engordar: isso é senso comum, que poucos nutricionistas contestariam".[26]

Esta observação ressoava quase perfeitamente o que os pesquisadores de laboratório estavam descobrindo na época sobre a orquestração hormonal entre o armazenamento e o metabolismo de gordura. Ao excluir esse pensamento e suas implicações da prática médica predominante – apesar de ser a medicina dos manuais –, as autoridades deixaram nas mãos dos médicos fazer o que pudessem, e eles fizeram. Descobriram uma maneira de se alimentar que tornava fácil alcançar e manter um peso saudável. O que nos leva de volta a esses livros de dieta "da moda".

Esses livros, escritos por médicos, venderam tão bem não só porque nós, que engordamos com facilidade, estávamos desesperados por respostas, mas também porque essas dietas com restrição de carboidratos – ricas em gordura – promovem uma perda de peso relativamente rápida e fazem isso tipicamente sem causar fome. As soluções apresentadas nesses livros simplesmente estavam certas com muito mais frequência do que aquilo que ouvimos das autoridades em nutrição. A recomendação funciona, por razões metabólicas e fisiológicas que parecem óbvias. Mas as autoridades, por razões que discutirei, trabalharam diligentemente para nos convencer ou de que essas dietas não funcionam, ou de que jamais as seguiremos, ou ainda de que, se o fizermos, elas nos levarão a uma morte prematura. É como se até mesmo experimentar esse tipo de alimentação para ver se funciona fosse uma afronta à expertise deles – o que de fato é.

2

Pessoas gordas, pessoas magras

Pessoas gordas não são pessoas magras que comem demais.

No outono de 2016, fui entrevistado sobre dietas da moda para um documentário da BBC. O apresentador e entrevistador não era médico, mas um pesquisador muitíssimo respeitado da Universidade de Cambridge que estuda a genética da obesidade. (Os artigos acadêmicos de sua autoria têm títulos herméticos como "Uma deleção no gene canino POMC está associada com peso e apetite em cães labradores retrievers propensos à obesidade".)

Presumi que os produtores da BBC quisessem minhas opiniões porque, na época, eu era (e talvez ainda seja) o único jornalista, historiador ou cientista a escrever uma história crítica e detalhada da pesquisa sobre obesidade: especificamente, sua convergência com nutrição, defesa da saúde pública e diretrizes alimentares. Alguns livros muito bons foram escritos sobre a história da pesquisa em nutrição e dieta, mas nenhum deles com esse contexto mais amplo. (Por favor, perdoe minha falta de humildade.) Meu livro de 2007, *Good Calories, Bad Calories* (publicado como *The Diet Delusion* no Reino Unido), foi o primeiro a examinar essa convergência, a evolução do pensamento de clínicos e cientistas sobre a causa da obesidade e as doenças crônicas associadas a ela – especificamente, diabetes, doenças cardíacas, doença cerebrovascular (AVC), câncer e mal de Alzheimer – e as implicações para tratá-las e preveni-las por meio de dieta.

Ao escrever aquele livro, eu, como jornalista, tive uma vantagem que os acadêmicos normalmente não têm: pude entrevistar os atores que acabaram transformando a maneira como nos alimentamos e definindo nossas crenças sobre a natureza de uma dieta saudável (para melhor ou pior). Além de ler a literatura relevante disponível, de artigos acadêmicos obscuros aos anais de conferências publicados, entrevistei centenas de clínicos, pesquisadores e administradores de saúde pública, alguns dos quais octogenários ou ainda mais velhos que haviam realizado seu trabalho ou exercido seu papel pertinente meio século antes.

Fiz essa pesquisa obsessiva porque queria saber o que era conhecimento confiável sobre a natureza de uma dieta saudável. Parafraseando o filósofo da ciência Robert Merton, queria saber se realmente sabíamos o que achávamos que sabíamos. Apliquei uma perspectiva histórica a essa controvérsia porque acredito que entender esse contexto é essencial para avaliar e compreender os argumentos e as crenças concorrentes. Afinal, o conceito de "saber do que você está falando" requer, literalmente, que você conheça a história daquilo em que acredita, dos seus pressupostos e dos sistemas de crenças concorrentes e, portanto, das evidências em que se baseiam.* Por causa desse trabalho, os pesquisadores e médicos (como observamos, uma comunidade pequena, mas crescente) que acreditaram que minha interpretação da ciência provavelmente era correta pelo menos em sua maior parte passaram a me considerar uma autoridade, ao passo que os que não acreditaram me consideraram um provocador ou um implicante – ocasionalmente, até mesmo um charlatão. Da perspectiva desses últimos, não passo de um jornalista metido em assuntos médicos e científicos.

---

* Foi assim que o químico laureado com o Nobel Hans Krebs expressou este pensamento em uma biografia que escreveu sobre seu mentor, também um ganhador do Nobel, Otto Warburg: "É verdade, os alunos às vezes comentam que por causa da enorme quantidade de conhecimento atual que têm de absorver, eles não têm tempo para ler sobre a história de sua área. Mas um conhecimento do desenvolvimento histórico de um assunto muitas vezes é essencial para uma plena compreensão de sua situação atual". (Krebs e Schmid 1981.)

As perguntas que esse geneticista da Universidade de Cambridge queria que eu respondesse para a BBC eram, quase todas, variações sobre o tema de por que as pessoas são atraídas por dietas da moda. Por que os médicos e livros de dietas que promovem maneiras alternativas de se alimentar são tão populares? Por que somos tão ávidos por lê-los? Em todos os meus anos de pesquisa, eu, na verdade, nunca havia pensado em fazer essa pergunta, que dirá respondê-la. Agora a resposta parecia subitamente óbvia: por que não?

Estou falando especificamente daqueles de nós que somos mais gordos do que gostaríamos de ser: acima do peso ou obesos – lamentavelmente, uma maioria da população em nossos dias. Tradicionalmente, a maioria dos consumidores de livros de dietas os lê na esperança de aprender a controlar o peso, e hoje isso pode significar aprender a controlar diabetes e hipertensão, que com tanta frequência acompanham esse peso em excesso.

Os livros que certamente vendem bem são aqueles que prometem a perda e o controle de peso, idealmente com pouco esforço – "como num passe de mágica"[27], como Malcolm Gladwell descreveu em seu artigo de 1998 no *New Yorker* sobre obesidade e dietas da moda. Esse conceito, "como num passe de mágica", é crucial, porque é o que aqueles que engordam facilmente estão procurando. Em vez de encorajar uma vida de fome e privação, os livros de dieta que vendem bem o fazem porque prometem a perda ou a manutenção de um peso saudável em associação com a experiência completa da boa saúde: energia, clareza mental, melhora no sono, liberdade dos males gerais que vêm com o envelhecimento e o estresse da vida do século XXI. Os leitores tendem a ser aqueles indivíduos – como a principal autoridade europeia sobre obesidade, o endocrinologista Julius Bauer, da Universidade de Viena, os descreveu em uma linguagem um pouco mais técnica em 1941 (um ano ruim para as autoridades europeias) – que têm "tendência compulsória ao sobrepeso acentuado devido a um acúmulo anormal de gordura".[28] Isso parece simples o bastante.

Se continuamos gordos, com tendência a engordar ainda mais, por que não buscaríamos soluções alternativas? Não seríamos tolos de não fazer isso? Se já estamos nos alimentando de maneira relativamente saudável, se já trabalhamos para limitar o tamanho de nossas porções, se vamos à academia e talvez até mesmo contamos nossos passos diários em dispositivos vestíveis, e continuamos gordos ou mais gordos do que consideramos ideal (isso sem mencionar, talvez, cansados, letárgicos, doloridos, dormindo mal e perpetuamente submersos em uma névoa mental), somos atraídos por livros de dieta populares porque a abordagem convencional não está funcionando para nós. Por que não experimentar alternativas? Em tais circunstâncias, um indivíduo razoável e sensato não procuraria abordagens diferentes para ver se funcionam melhor?

Vi poucos indícios de que as pessoas magras e saudáveis conseguem entender esse pensamento. As exceções notáveis talvez sejam pais e mães magros que têm um filho com obesidade e precisam se esforçar para entender a experiência da criança. Perspectiva pode não ser tudo, mas certamente exerce um papel dominante em como passamos a entender o universo a nossa volta. "O que você vê é tudo o que existe"[29], como Daniel Kahneman, o psicólogo comportamental laureado com o Nobel, afirmou de forma memorável. E a perspectiva das pessoas magras – o que elas veem – tem sido o fator determinante de como as autoridades em nutrição vieram a pensar sobre como *todos nós* devemos comer. Aqueles que são magros consideram fácil ou pelo menos relativamente fácil controlar o peso. Por essa razão, presumem que o resto de nós também é capaz de fazê-lo.

Ou então presumem que o seríamos se fôssemos suficientemente motivados ou tivéssemos as prioridades corretas. Essa linha de pensamento leva rápida e diretamente à não tão sutil humilhação dos que estão acima do peso, o que tem sido uma forte tendência ao longo do último século de pensamento médico e acadêmico sobre obesidade. (Ler as discussões eruditas sobre obesidade e seu tratamento dos anos 1930 aos anos 1960 é, com nossa perspectiva do século XXI, nos constrangermos diante da chocante linguagem enviesada, sexista e degradante usada por esses especialistas magros para explicar por que seus pacientes não magros se recusavam teimosamente a emagrecer, tendo recebido as recomendações supostamente adequadas.) O mesmo problema de perspectiva existe para os médicos. Aqueles que são magros, e em particular aqueles cujos pacientes em geral também são magros, não têm motivo para questionar o pensamento convencional das autoridades. O que quer que estejam fazendo, parece estar funcionando para eles e para seus pacientes não gordos. Eles veem poucos motivos para não supor que funciona em toda parte e para todos. É um pressuposto natural, mas não correto.

É por isso que quase invariavelmente são as pessoas magras, ou pelo menos as não gordas, as que aconselham que tudo que temos de fazer para alcançar ou manter um peso saudável é evitar "comer demais", ou (como Michael Pollan, o jornalista magro que se tornou ativista, famosamente aconselha) "não em excesso", ou comer "com moderação"[30], ou (dos magros que concebem a si mesmos como particularmente inteligentes) fazer "tudo com moderação, exceto a moderação". Eles estão insinuando, e parecem acreditar, que isso é suficiente para transformar aqueles de nós que engordamos com facilidade em pessoas magras como eles que não engordam. (O mesmo é válido para atividade física: mostre-me um maratonista magro, e eu lhe mostrarei alguém que muito provavelmente acredita que todos seriam magros se corressem maratonas.)

Também é por isso que, quase sempre, são pessoas magras e saudáveis as defensoras de que devemos comer como nos disseram para comer durante os últimos cinquenta anos: porque parece funcionar para elas. Sua lógica é de que com certeza aqueles de nós que somos gordos seríamos ou nos tornaríamos magros e saudáveis se fizéssemos o mesmo. No mínimo, não engordaríamos mais. Então, se engordamos comendo como eles recomendam ou se temos o infortúnio de permanecer gordos, deve ser porque não estamos seguindo suas sábias recomendações, ou porque apenas não nos importamos. Daí que o problema é nossa motivação e nossas prioridades – e deveríamos nos envergonhar.

É aqui que o problema de "tudo o que você vê é tudo o que existe" é agravado por uma falta de curiosidade e de empatia. Aqueles que disseminam esse pensamento convencional sobre o controle do peso parecem nunca questionar a sério se o que eles estão presumindo é de fato verdadeiro, se, talvez, o mundo está (cada vez mais) cheio de indivíduos que estão acima do peso e obesos que *comem* de maneira saudável e com moderação, que *fazem* atividade física regularmente, que *tentam* diligentemente comer "não em excesso". (Assim como pode estar cheio de pessoas magras que não fazem nada disso e ainda assim continuam magras.) A falta de curiosidade e a falta de empatia sempre foram características definidoras das autoridades oficiais sobre obesidade e controle de peso e da maioria das autoridades (magras) autointituladas.

De fato, como aqueles de nós que engordamos com facilidade precisamos nos esforçar muito para controlar o peso, ainda que fracassemos, nossas horas de vigília (e com frequência também nossos sonhos, como Astwood observou) muitas vezes parecem estar dominadas por pensamentos sobre o que comemos ou não nos permitimos comer e sobre como moderar nossa alimentação. É isso o que fazemos. Muitos podem acabar desistindo da luta, passando à culpa, ou ao fatalismo, ou a ambos. Talvez a apatia se instale, porque parece irremediável: a obesidade e a diabetes parecem ser nosso destino, não importando o quão convencionalmente saudáveis sejam os alimentos que consumimos, não importando o quão meticulosamente comemos com moderação, não importando o quão fielmente seguimos as recomendações convencionais.

Dois pontos aqui são de vital importância. O primeiro é que as autoridades acadêmicas e nutricionais falharam conosco, e eles e nós precisamos saber disso. Se não tivessem falhado conosco, nós, quase por definição, jamais teríamos chegado a este ponto de obesidade epidêmica. Este é o contexto desta discussão e de tudo o que segue. Acredito que deveria ser o contexto de toda discussão pública sobre obesidade e controle de peso. *Se o pensamento e as recomendações convencionais funcionassem, se comer menos e fazer mais atividade física fosse uma solução significativa para o problema da obesidade e do excesso de peso, nós não estaríamos aqui. Se a verdadeira explicação para por que engordamos fosse a de que consumimos mais calorias do que gastamos e o excesso é armazenado como gordura, nós não estaríamos aqui.* Muitos mais de nós seríamos magros e saudáveis, e livros como este não seriam necessários. O fracasso desse pensamento convencional está na raiz de toda a confusão sobre dieta e saúde, das décadas de controvérsia que a mídia gosta de chamar de "guerras das dietas" e das epidemias de obesidade e diabetes no mundo todo ("um desastre em câmera lenta",[31] como o ex-diretor-geral da Organização Mundial da Saúde recentemente as chamou).

O segundo ponto é fundamental para o primeiro. É a implicação direta dessa ideia de que engordamos porque comemos demais, de que as pessoas obesas não são capazes de equilibrar as calorias que consomem com as calorias que gastam, mas as pessoas magras, sim. É tão somente a própria raiz do problema. É relativamente simples e deveria ser óbvio. Deveria ser fácil de consertar. De fato, apesar de meus quase vinte anos pesquisando a história dessa controvérsia e vivendo em suas trincheiras, ainda não consigo compreender o fato de que este problema ficou tanto tempo sem ser corrigido. Mas ficou e, portanto, precisamos entendê-lo.

Apesar das décadas de pesquisa sobre obesidade e dos bilhões de dólares gastos em laboratório e nos ensaios clínicos, o conceito fundamental por trás de toda recomendação alimentar e nutricional é que pessoas magras e gordas são, com efeito, fisiologicamente idênticas, e que nosso corpo responde ao que comemos da mesma maneira, exceto que as pessoas gordas em algum momento da vida comeram demais e gastaram energia de menos e, por isso, engordaram, ao passo que as magras, não. (A jornalista Roxane Gay em *Fome*, seu livro de memórias sobre viver com obesidade severa, observa que a própria palavra "obeso" vem do latim *obesus*, que significa "ter comido até engordar".[32])

As autoridades tendem a usar terminologia médica sofisticada para falar sobre por que acreditam que a obesidade é um "distúrbio multifatorial complexo". Fazem isso, em parte, para que possamos desculpar seu fracasso em realizar qualquer progresso significativo no tratamento e na prevenção da obesidade ao longo das décadas. Mas a razão pela qual falharam é devido ao que seu pensamento implica, e é indefensável. Toda vez que uma organização de saúde ou uma figura de autoridade afirma que a obesidade é causada por, ou resulta de, ingerir mais calorias do que gastamos, por comer demais, elas estão se baseando neste pressuposto: a *única diferença significativa* entre as pessoas que permanecem magras e as pessoas que engordam é que as magras equilibram a ingestão e o gasto de calorias e as gordas não o fazem, ou pelo menos não o fizeram enquanto estavam engordando.

Aqui está o geneticista da Universidade de Cambridge apresentando este argumento na BBC (talvez sem nem perceber), nas primeiras linhas de um artigo de 2016: "Em um nível, a obesidade é claramente um problema de física simples, um resultado de comer em excesso e não gastar energia suficiente. A questão mais complexa, no entanto, é: por que algumas pessoas comem mais do que outras?".[33] A última questão pode ser mais complexa, mas ele não está perguntando por que algumas pessoas acumulam mais gordura no corpo do que outras. E também não está perguntando por que algumas pessoas engordam facilmente e outras não, assim como poderíamos perguntar por que algumas raças de animais – porcos, gado, ovelhas (ou mesmo labradores retrievers propensos à obesidade) – engordam facilmente e outras não. Ele está perguntando por que comemos mais e, portanto, comemos demais, presumindo de forma implícita que precisamos e que por isso somos gordos.

No fim do verão de 2018, *Nutrition Action*, um boletim de notícias do Center for Science in the Public Interest, publicou uma lista de perguntas e respostas com um importante pesquisador de obesidade dos National Institutes of Health (NIH) em que este especialista declara que sua teoria sobre a causa da obesidade e da epidemia de obesidade – o pensamento convencional – é a de que nossa sociedade enfia calorias em excesso no sistema alimentar e então, sem suspeitar, as pessoas gordas as ingerem. "As pessoas que têm obesidade", disse, "devem estar consumindo muitas calorias adicionais."[34]

Vale notar que essa autoridade dos NIH estava falando sobre o resultado final (até o momento) de um século de pesquisa médica e nutricional sobre uma das doenças crônicas mais intratáveis conhecidas pelo homem, uma que aumenta de forma significativa nosso risco de sermos vítimas de todas as principais doenças crônicas. A explicação para a existência deste distúrbio, segundo ainda nos dizem, é que alguns de nós apenas comemos demais: não somos vigilantes o suficiente para evitar essas calorias que nos estão sendo enfiadas.

"Pensamos que a regulação da fome e da saciedade é fundamental"[35] é como isso foi cunhado recentemente em um comentário muito franco ao *New York Times* por Cecilia Lindgren, uma professora da Universidade de Oxford que estuda a genética da endocrinologia e do metabolismo. "Há comida em toda parte", ela disse. "Se você tem um pouco de fome e alguém coloca um prato gigante de donuts na mesa, quem vai comer os donuts?" Ela estava insinuando que os de constituição magra são capazes de se controlar, mas os predispostos a ser obesos simplesmente não conseguem evitar. Chame-a de teoria "comer os donuts" da obesidade. Lindgren estava propondo que os genes poderiam determinar por que algumas pessoas neste ambiente alimentar moderno, rico em donuts, não conseguiam deixar de comer demais, e que por isso elas não mereciam ser culpadas. Mas comer os donuts ainda é um ato consciente, um comportamento. Implica que a força de vontade deveria ser capaz de controlá-lo.

A proposição não dita é: se os pesquisadores conseguissem descobrir como induzir aqueles de nós que comemos demais a frear nosso apetite fora de controle, comer porções menores e deixar de comer os donuts, perderíamos peso ou nem sequer engordaríamos. Isso, mais uma vez, evoca julgamentos implícitos sobre por que fracassaríamos se tivéssemos o infortúnio de continuar gordos. Não é uma falha no corpo, não é algum fenômeno hormonal ou fisiológico, que nos levou a acumular gordura (mas não a nossos amigos ou irmãos magros). Em vez disso, é alguma peculiaridade comportamental, seja torpeza moral, falta de força de vontade, falta de vigilância, ou o pecado da glutonia e/ou preguiça. É por isso que ainda somos gordos. Não é o pensamento ou o conselho dos especialistas que está errado. Somos nós.

Esse pensamento ("a culpa é da pessoa gorda", "veja quem está comendo os donuts"), os julgamentos morais e a humilhação dos que estão acima do peso sempre estiveram embutidos nessa ideia de que a obesidade é causada, em última instância, por comer em excesso. Esta é uma das muitas áreas nesta controvérsia em que conhecer a história ajuda. Essa culpabilização foi institucionalizada nos anos 1930 pelo médico da Universidade de Michigan Louis Newburgh, que foi, em grande medida, responsável por convencer décadas de médicos e pesquisadores da obesidade de que esta é, de fato, causada por comer em excesso – "um apetite pervertido" ou um "gasto de energia diminuído",[36] como ele colocou –, e *não* por algum defeito hormonal ou fisiológico. A obesidade, conforme ele e sua colega Margaret Woodwell Johnston escreveram em 1930, é "sempre causada por um influxo superabundante de energia". A causa nunca é uma "perturbação endocrinológica" – isto é, hormônios – que se manifestaria como uma tendência a armazenar calorias como gordura em vez de queimá-las para obter energia. Segundo o ditame de Newburg, a causa é sempre alguma forma de alimentação excessiva.

Isso, no entanto, deixava em aberto a pergunta óbvia: o que causa tal superabundância? Ou, então, por que as pessoas gordas não freiam de forma voluntária seu apetite, sua ingestão superabundante, e não engordam? É só uma questão de força de vontade? Isso também requer uma explicação (assim como a autoridade dos NIH em *Nutrition Action* ainda precisa explicar por que alguns de nós comemos demais neste ambiente rico em alimentos e outros, não). Deste modo, Newburgh, e todos os que vieram depois dele, transformaram um distúrbio fisiológico em uma falha de caráter. A ingestão superabundante, afirmou Newburgh, é resultado de "várias fraquezas humanas, como ignorância e indulgência excessiva".[37] Minha suspeita, e espero não estar prestando-lhe um desserviço quando ele já não está presente para se defender, é que o pensamento de Newburgh foi bastante influenciado pelo fato de que ele parece ter sido magérrimo.

Até mesmo nos casos que pareciam obviamente hormonais – os quilos de gordura que as mulheres em geral acumulam, por exemplo, ao passarem pela menopausa ou após uma histerectomia, a remoção cirúrgica do útero –, Newburgh se recusou a oferecer outra explicação que não a fraqueza e a indulgência excessiva. Os endocrinologistas que estudavam esse fenômeno "bem conhecido"[38] em animais haviam concluído, no fim dos anos 1920, que os hormônios sexuais femininos – em particular, o estrogênio – exerciam um papel crucial no processo de acumulação de gordura. Ao secretar menos estrogênio, como ocorre com as mulheres durante essa fase da vida ou após uma histerectomia, a gordura é acumulada. Acontece com fêmeas no mundo animal. Talvez não devesse surpreender que aconteça também com fêmeas humanas. Então isso, pelo menos, deve ser hormonal. Mas Newburgh insistia que não. *Tudo* se deve a comer demais: "Talvez ela [a mulher que engorda ao passar pela menopausa] não saiba ou esteja pouco ciente de que os doces que ela come nas reuniões de *bridge* de que tanto gosta, agora enquanto ela descansa, estão acrescentando sua cota à corpulência dela".[39] Muito científico, isso.

A revista *Time* capturou de maneira memorável esse pensamento em 1961, quando deu início ao erro chocante daquele que ficou conhecido como movimento das dietas com baixo teor de gordura com uma influente reportagem de capa sobre o nutricionista Ancel Keys, da Universidade de Minnesota. Assim como Newburgh foi central para disseminar a noção de que a única diferença significativa entre os gordos e os magros está em sua capacidade de controlar o apetite, Keys conseguiu convencer as autoridades em medicina do mundo todo de que temos doenças cardíacas porque comemos gordura em excesso ou, pelo menos, gordura saturada em excesso. A reportagem da *Time* sobre Keys e os males da gordura – tanto a alimentar quanto a corporal – citava o manual *Medicina interna de Harrison*, que se referia à "forma mais comum de desnutrição" como "excesso calórico ou obesidade"[40], como se os dois fossem a mesma coisa. O artigo da *Time*, então, observava que a obesidade na Nova Inglaterra puritana era vista como pecaminosa, insinuando que, talvez, ainda devesse ser, e citava Keys dizendo: "Talvez se a ideia de que a obesidade é imoral fosse difundida novamente os homens gordos começassem a pensar".

A implicação ridícula, é claro, era a de que, se nós pensássemos sobre isso (ou se a dona de casa autoindulgente passando pela menopausa pensasse, em vez de comer bombons enquanto jogava *bridge* com as amigas), pararíamos de comer demais ou, pelo menos, pararíamos de comer de forma imoderada; controlaríamos nossos desejos e o tamanho de nossas porções e seríamos magros. Nosso problema estaria resolvido. Quer saibam ou não, cada médico, cada dietista e treinador físico e irmão e vizinho amistoso, cada figura de autoridade que já nos aconselhou a comer menos e praticar mais atividade física para perder peso, a contar calorias e, assim, tentar consumir menos do que gastamos, está casado com essa ideia de que os magros e os obesos são fisiologicamente idênticos; apenas seu comportamento os diferencia.

Este sistema de crença domina nosso pensamento sobre a obesidade desde os anos 1950 – e precisamos superá-lo. Há tantas coisas erradas com essa ideia, coisas que já se sabia que estavam erradas em 1961 e até mesmo em 1931, que é difícil enumerar todas elas.

Um dos problemas mais óbvios com esse pensamento é que a lógica é circular. Alguns pesquisadores clínicos muito bons observaram isso repetidas vezes em meados do século XX, mas esses médicos e nutricionistas moralistas pareciam não se importar. Se ficamos mais gordos, mais corpulentos, estamos claramente consumindo mais energia do que gastamos e, sim, o excesso é armazenado como gordura (embora, tecnicamente, como gordura e o tecido magro ou muscular necessário para sustentá-la e transportá-la). Então, devemos estar comendo demais durante esse processo de engorda. Mas isso não nos diz nada sobre a causa. Esta é a lógica circular:

Por que engordamos? Porque estamos comendo demais.

Como sabemos que estamos comendo demais? Porque estamos engordando.

E por que estamos engordando? Porque estamos comendo demais.

Os lógicos conhecem esse tipo de lógica circular como tautologia. Está dizendo a mesma coisa de duas maneiras diferentes, mas não oferece explicação para nenhuma delas. Se estamos engordando, isso significa que nossa massa corporal está aumentando, nossos depósitos de energia estão aumentando e, portanto, estamos de fato consumindo mais energia – calorias – do que gastando. Certo, estamos comendo demais. Mas, pelo mesmo raciocínio, se estamos ficando mais altos, estamos consumindo mais calorias do que gastando. Mas ninguém diria que ficamos mais altos porque comemos demais. Se estamos ficando mais ricos, estamos ganhando mais dinheiro do que gastando. Mas ninguém diria que ficamos ricos porque ganhamos demais. Isso é claramente absurdo, mesmo que ganhar demais seja o que acontece quando ficamos ricos, que é do que se trata – por definição. Então, por que esse tipo de explicação circular é considerado aceitável para a obesidade? Só aparenta ser uma explicação. Não nos diz nada sobre as causas.

A finalidade de uma hipótese em ciência é propor uma explicação para o que observamos, seja na natureza ou no laboratório (idealmente, uma hipótese que possa ser testada): por que aconteceu isso e não aquilo? Quanto mais observações uma hipótese for capaz de explicar ou quanto mais fenômenos for capaz de prever, melhor a explicação, melhor a hipótese. Essa insistência de que engordamos porque comemos demais não é *nem sequer errada*, como o famoso físico Wolfgang Pauli, um homem com um dom para críticas memoravelmente incisivas, teria dito. Não explica nada.

O argumento contrário, que estou defendendo, é a crença de Astwood de que aqueles que engordam com facilidade são fundamental, fisiológica *e metabolicamente* diferentes daqueles que não engordam. Isso significa que aqueles de nós que engordamos com facilidade podemos engordar precisamente com o mesmo alimento e inclusive a mesma quantidade de alimento com que as pessoas magras permanecem magras. Não podem nos dizer para comer como as pessoas magras e saudáveis comem e esperar que essa recomendação funcione, porque nós engordamos comendo como pessoas magras e saudáveis. De fato, ficamos gordos *e* famintos comendo como as pessoas magras e saudáveis comem. Precisamos comer de uma maneira diferente. A questão é: como.

Essa observação sobre a natureza fisiológica da obesidade foi feita há décadas, talvez há séculos. Os exemplos mais notáveis são os animais (como Astwood observou com seu argumento sobre os porcos) e os modelos animais de obesidade que nutricionistas e pesquisadores de obesidade estudam desde o fim dos anos 1930. De fato, os pesquisadores ocasionalmente admitiriam que isso é verdadeiro com relação aos animais e aos modelos animais de obesidade – que alguns animais engordam independentemente do quanto comem e até mesmo quando não comem mais do que os animais magros – mas então, de algum modo, rejeitam sua relevância para os humanos com a justificativa de que todo mundo sabe que os humanos engordam porque comem demais. Sua devoção à ideia de equilíbrio energético e suas implicações era tão grande que eles não conseguiam escapar a ela.

Considere, por exemplo, Jean Mayer, o nutricionista norte-americano mais influente dos anos 1960 e 1970. Mayer começou sua carreira como pesquisador em Harvard no fim dos anos 1940 e então prosseguiu para se tornar reitor da Universidade Tufts. A faculdade de nutrição em Tufts posteriormente foi nomeada em sua homenagem. Como nutricionista, Mayer entendeu algumas coisas bem e muitas coisas mal, como é comum entre os cientistas, até mesmo os melhores deles. Ele passou os últimos anos de sua vida argumentando que as pessoas com obesidade ficam dessa maneira porque não se exercitam o suficiente. Nossa obsessão atual por atividade física tem origem, em grande parte, no proselitismo de Mayer nos anos 1970. Mas no início de sua carreira, nos anos 1950, ele estudou uma linhagem de ratos obesos. "Esses ratos", escreveu, "transformam seu alimento em gordura nas circunstâncias mais improváveis, até mesmo quando estão passando fome."[41]

Esta é a natureza do sobrepeso e da obesidade. Isso é o que significa ter "uma tendência compulsória ao sobrepeso acentuado devido ao acúmulo anormal de gordura". Os ratos de Mayer não engordavam comendo em excesso. Eles engordavam comendo. Passar fome não os tornava magros. Só os tornava famintos e um pouco menos gordos. Então, redefinamos o que queremos dizer com obesidade. As pessoas com obesidade não são pessoas magras que não foram capazes de controlar o apetite (por qualquer razão, seja psicológica ou neurobiológica) e, portanto, comeram demais. São pessoas cujo corpo está tentando acumular gordura em excesso mesmo quando passa fome. O impulso por acumular gordura é o problema, e é a diferença entre os gordos e os magros. A fome e os desejos incontroláveis, e então os fracassos e os pecados, como Astwood propôs, são as consequências.

Esta observação deveria ser óbvia para qualquer um que já teve problema de peso, que engorda com facilidade. As pessoas que engordam com facilidade são muito diferentes das que não engordam, e talvez o sejam desde o útero. Sua fisiologia é diferente; suas respostas hormonais e metabólicas aos alimentos são diferentes. Seu corpo quer armazenar calorias como gordura; o corpo de seus amigos magros, não. Na peça de George Bernard Shaw,

Misalliance, escrita em 1909-1910, seu personagem John Tarleton coloca desta maneira: "É da sua constituição. Quando se é assim, por menos que coma, você engorda".⁴² Shaw, via Tarleton, talvez estivesse exagerando um pouco, mas esta também é uma boa maneira de captar a simplicidade da ideia. Se essas pessoas quiserem ser relativamente magras e saudáveis, se é que isso é possível, precisam comer de maneira diferente. Talvez haja alimentos que elas não podem comer. Os alimentos que as fazem engordar talvez não façam seus amigos magros engordarem.

Em 1977, em um dos episódios mais perversos na história de nosso discurso contínuo sobre obesidade, um subcomitê do Congresso dos Estados Unidos realizou uma audiência em que os parlamentares reunidos ouviram os principais especialistas acadêmicos da época expor sobre a causa e o tratamento da obesidade e sua relação supostamente vital com as calorias consumidas e gastas. O testemunho fez Henry Bellmon, um senador de Oklahoma, coçar a cabeça, talvez porque Bellmon parecia saber como é engordar com facilidade e lutar com seu peso. Talvez ele estivesse falando sobre si mesmo. Se não, decerto foi um ente querido que abriu sua mente.

"Eu quero ter certeza de que não estamos simplificando demais", Bellmon disse. "Falando assim, parece que não há problema para aqueles de nós que estão acima do peso, exceto sair da mesa antes. Mas observei o senador [Robert] Dole na sala de jantar do Senado, duas bolas de sorvete, um pedaço de torta de mirtilo, carne e batatas, mas ele continua magro como um coiote do Kansas. Alguns de nós que vivemos à base de alface, queijo cottage e torradas de centeio não chegamos nem perto disso. Existe uma diferença nos indivíduos quanto à forma como utilizam a energia?"⁴³

Os especialistas presentes admitiram que "seguido ouvem histórias desse tipo", mas não foram capazes de oferecer outra explicação. Sua convicção na primazia da glutonia não lhes permitia. De fato, as evidências sempre foram claras, mas não podem ser conciliadas com a noção de que a obesidade é causada por comer demais e se exercitar de menos.

Como o senador Bellmon, aqueles de nós que queremos alcançar e manter um peso saudável não podemos pensar sobre a obesidade como um problema de equilíbrio energético. Não nos leva a lugar algum que já não tenhamos estado durante a vida toda. Precisamos pensar sobre isso como um problema hormonal, metabólico e fisiológico, talvez similar à diabetes, como Astwood propôs. Alguns de nós que não parecemos ter esse problema agora, o teremos ao envelhecer. Outros, não. Alguns de nós podemos nos empanturrar de sorvete, torta, carne e batata e continuar magros como um coiote do Kansas; outros, não.

Mas os alimentos que comemos influenciam muito os hormônios responsáveis, como discutirei. Isso é medicina clássica. Como tal, a recomendação onipresente e aparentemente óbvia de ter uma alimentação "saudável", como as autoridades costumam defini-la, não é relevante para todos nós. O adjetivo *saudável* nessa recomendação é sinônimo de comer como as pessoas magras e saudáveis tendem a fazer, mas nós não somos essas pessoas. Nós engordamos com facilidade; elas, não. Fazer como elas fazem poderia ser melhor para nós do que consumir o cardápio ocidental de alimentos processados – "substâncias comestíveis com aparência de comida"[44], como Michael Pollan memoravelmente as chamou – e ingerir bebidas açucaradas (refrigerantes, sucos de frutas, energéticos, cappuccinos com chocolate) de manhã à noite, mas isso não é o suficiente. Também pode causar danos ou no mínimo não evitar os danos futuros. Precisamos comer de maneira diferente porque somos diferentes.

3

PEQUENAS COISAS SIGNIFICAM MUITO

Pessoas que engordam armazenam quantidades minúsculas de gordura em suas células adiposas todos os dias; pessoas que se mantêm magras, não.

Investiguemos um pouco mais o que significa engordar com facilidade. As autoridades em obesidade e doenças crônicas, como falei, tipicamente carecem de curiosidade e de empatia. Esta é outra área em que essa carência se manifesta de forma clara.

Consideremos a implicação da visão de Ancel Keys sobre o assunto: se o homem gordo engordou por comer demais, uma pergunta razoável a se fazer, por curiosidade, seria: o quanto é demais? Os acadêmicos que se colocam como especialistas na ciência da obesidade muitas vezes fazem afirmações dogmáticas para corroborar o pensamento convencional sem se aprofundar nas implicações. Consideremos esta afirmação de Jerome Groopman, professor de medicina de Harvard, escrevendo no *New Yorker*: "A importância das calorias – se a energia consumida excede a energia gasta, o excesso se torna gordura – continua sendo um dos poucos fatos incontestáveis no campo da ciência alimentar".[45] Mesmo que isso fosse uma verdade – incontestável –, não seria importante perguntar quanta energia é problemática? Quantas calorias consumidas e não gastas? Sobre o que, exatamente, estamos falando aqui?

Esse número é fácil de calcular. O primeiro exemplo que pude encontrar desse cálculo foi no início do século XX pelo alemão

Carl von Noorden, especialista em diabetes, de quem Louis Newburgh herdou a crença de que a obesidade é causada por comer em excesso. Na época, os nutricionistas estavam apaixonados por sua capacidade recém-conquistada de medir não só quantas calorias as pessoas consomem, mas também quantas elas gastam. No fim dos anos 1860, os nutricionistas alemães haviam inventado um novo equipamento, um *calorímetro*, que lhes permitia fazer isso. Medir a ingestão e o gasto de calorias se tornou a moda entre esses pesquisadores e, portanto, central a seu pensamento. Na época, isso era tudo o que eles tinham. Von Noorden estimou que tínhamos de comer apenas duzentas calorias a mais por dia (ou gastar duzentas calorias a menos por dia) para ganhar oito quilos de gordura em um único ano.[46] Tínhamos de aumentar nossa massa corporal em apenas duzentas calorias extras por dia, armazenando-as em nosso tecido adiposo, para realizar esse feito. Isso é o equivalente às calorias de 500ml de cerveja.

Então, dito de forma simples, se todos os dias tomamos uma lata de cerveja ou um copo grande de suco a mais, ou comemos um punhado de amendoins a mais (talvez trinta amendoins), e se essas calorias são armazenadas em nosso tecido adiposo, em seis anos passaremos de magros a obesos em excesso. O próprio Von Noorden pareceu relutante em acusar as pessoas com obesidade de ignorância e excesso de indulgência. Em vez disso, ele usou esse cálculo para propor que um número tão pequeno de calorias em excesso poderia entrar em nossa dieta sem se fazer notar, mesmo para os mais vigilantes. Esta é a teoria da obesidade severa causada por comer demais acidentalmente, e é difícil abraçá-la.

Ganhar oito quilos de gordura em um ano é muito. Poucos de nós experimentaremos esse tipo de ganho de peso extremo, exceto, é claro, as grávidas. Mas e quanto a quantidades mais sutis, o tipo de ganho de peso que muitos de nós temos ao chegar à vida adulta: um quilo por ano? Isso totaliza dez quilos em uma década ou vinte quilos em duas décadas, o que nos leva da relativa magreza aos vinte anos à obesidade bem a tempo da crise da meia-idade. A matemática é muito similar à de von Noorden. Em vez de duzentas calorias e oito quilos em um ano, nosso tecido adiposo tem de acumular menos de vinte calorias por dia para chegar a um quilo a mais de gordura por ano. (Como um quilo de gordura é considerado equivalente a cerca de 7 mil calorias, esta é a equação: 7 mil calorias/quilo multiplicado por um quilo dividido por 365 dias igual a cerca de 19,2 calorias armazenadas como gordura todos os dias.)

Menos de vinte calorias extras por dia. Isso equivale a três amendoins. É o equivalente calórico a *meia colher de chá* de azeite de oliva. Então, o homem que ingere 2,5 mil calorias por dia e queima ou excreta apenas 2,48 mil delas, com as últimas vinte calorias nunca saindo de seu tecido adiposo, está fadado a passar de magro a obeso em vinte anos.

Esta é outra maneira de pensar sobre isso, como os pesquisadores que estudam o metabolismo da gordura (que não devem ser confundidos com aqueles que pensavam que estavam estudando a obesidade) passaram a fazer na época de Astwood. Ao longo de um dia, suas células adiposas consomem centenas, senão mil ou mais, calorias de gordura. Elas fazem isso após uma refeição e armazenam essas calorias de forma temporária, e então as liberam de volta na circulação sanguínea para abastecer as outras células do corpo. Essa mobilização de gordura armazenada acontece dia e noite. Quando você está dormindo, está queimando a gordura que armazenou durante o dia. Então, agora, imagine que quase todas essas calorias armazenadas posteriormente são liberadas, metabolizadas ou excretadas, mas *vinte ficam para trás* nas células adiposas ou, talvez, são mobilizadas, mas nunca usadas. Então, o fígado as guarda e as manda de volta para as células adiposas todos os dias. Nesse caso, você está destinado a se tornar obeso. Estamos falando, aqui, de vinte calorias sendo espalhadas em meio às *dezenas de bilhões de células de gordura* no corpo humano típico – literalmente, quantidades infinitesimais *por* célula adiposa.*

Se imaginarmos esta ideia como um cenário de acúmulo de gordura, podemos começar a entender por que alguns de nós engordamos apesar de todos os nossos esforços. Por razões desconhecidas, alguns de nós temos tecido adiposo que guarda gordura equivalente a vinte calorias em excesso todos os dias. Muitas centenas, senão mil ou mais calorias de gordura vão para o tecido adiposo para um armazenamento temporário todos os dias – praticamente toda a gordura que consumimos, para ser preciso, sem falar da gordura que nossas células hepáticas poderiam produzir do zero a partir dos carboidratos que consumimos –, mas vinte não são liberadas. Sabe-se lá o motivo pelo qual isso poderia acontecer (eu voltarei a este ponto), mas este é o excesso. Este é o demais. Esta é a diferença entre alguém que continua magro e alguém que não, entre os predispostos a ser magros e os predispostos a ser gordos. *É isto.* É isto que significa engordar com facilidade.

Esta é a próxima pergunta um tanto óbvia: se é isso que está acontecendo, como saberíamos quando chegamos àquelas últimas mordidas, àqueles últimos goles, ao último quinto de um quilômetro não caminhado, aos últimos duzentos passos dos milhares que demos naquele dia, que ultrapassamos o limite para o armazenamento de gordura, que agora estamos comendo demais ou

---

* De acordo com a última edição do *Tratado de Endocrinologia de Williams*, uma pessoa moderadamente obesa poderia ter 70 bilhões de células adiposas, cada uma delas contendo, talvez, 0,6 milionésimo de um grama de gordura ou um pouco mais do que cinco milionésimos de uma caloria de gordura. Divida as vinte calorias de gordura em excesso por todas essas células, e isso vai significar que cada célula tem de absorver cerca de um terço de um bilionésimo de uma caloria de gordura a mais por dia ou talvez aumentar seu armazenamento de gordura em aproximadamente 0,006 por cento todos os dias.

gastando de menos? Como nosso corpo saberia? Se estamos lidando com esse tipo de cenário de armazenamento de gordura, como podemos equilibrar isso?

Não há garantia de que comer menos faça isso – certamente, não 2,48 mil calorias por dia em vez de 2,5 mil, porque não conseguimos nem mesmo perceber a diferença entre essas duas quantidades, mas e quanto a 2,3 mil ou 2 mil calorias? Se pularmos o lanchinho no meio do dia, isso será suficiente? Como sabemos que nossas células adiposas não continuarão a guardar e reter essas vinte calorias extras por dia? Essas vinte calorias são muito menos de um por cento de todas as calorias que provavelmente comemos naquele dia, menos de dois por cento da gordura alimentar que provavelmente consumimos. Talvez nossas células adiposas retenham essa quantidade minúscula de gordura todos os dias, mesmo quando passamos fome. Isso é o que a pesquisa com animais sempre mostrou.

Embora Von Noorden visse essa álgebra simples como uma explicação lógica para como as pessoas poderiam comer demais inconscientemente, outros especialistas nas primeiras décadas do século XX a viram como uma razão para questionar toda a maneira de pensar. Eugene DuBois, por exemplo, a principal autoridade em metabolismo humano nos Estados Unidos nos anos 1920 e 1930, propôs, em seu livro seminal, que esta matemática simples tornava absurdo todo o conceito de equilíbrio energético (glutonia e preguiça) da regulação do peso corporal. Considerando o quão incrivelmente preciso o equilíbrio deve ser para evitar a obesidade, quão poucas calorias devem ser armazenadas em excesso como gordura todos os dias para que a pessoa se torne obesa, para levar a uma dezena de quilos de gordura em excesso a cada década, ele afirmou: "Não há fenômeno mais estranho do que a manutenção de um peso corporal constante sob acentuada variação na atividade corporal e no consumo de alimentos".[47] (Outra expressão usada pelos físicos para descrever esse tipo de problema é "redondamente absurdo", querendo dizer que não faz sentido, não importa de que maneira o observemos.)

Considerando esses números ínfimos, tentemos mudar nossa perspectiva e reformular a pergunta. Em vez de perguntar por que alguns de nós engordamos demais, com toda a abundância de alimentos e bebidas que temos à disposição, talvez a pergunta devesse ser: por que não todos nós? Uma coisa é comer de menos e ficar com um pouco de fome o tempo todo, mas a maioria de nós não fica. Nós comemos até a saciedade. Então, por que nem todos engordamos? Certamente, os animais não se afastam de seus pratos com fome. Por que nem todos engordam? Russell Wilder, que no período anterior à Segunda Guerra Mundial era a principal autoridade em obesidade e diabetes na Clínica Mayo, fez exatamente esta pergunta em 1930: "Por que, então, nem todos engordamos?". Afinal, ele escreveu, "a maioria de nós continuamos a estar protegidos contra a obesidade, mesmo usando vários truques para abrir o apetite, como aperitivos e vinho com as refeições. Toda a arte da culinária, de fato, é desenvolvida com o grande objetivo de nos induzir a comer mais do que deveríamos".[48] (Isso foi há quase noventa anos, quando Wilder falou que "a maioria de nós" estava protegida contra a obesidade. Hoje, ele poderia ter dito "alguns de nós", mas seu argumento continua sendo bom.)

Toda discussão sobre obesidade e sobrepeso, sobre a epidemia, em termos de tratamento e prevenção, deveria começar com uma compreensão do absurdo desses números minúsculos e suas implicações. As discussões e diretrizes dos especialistas, de Newburgh e Keys até hoje, raramente fazem isso. Elas os ignoram. Em 1953, o endocrinologista britânico Raymond Greene, a principal autoridade da época (e irmão do romancista Graham Greene), descreveu essa abstenção como um já "velho truque na profissão [médica]" – isto é, "a supressão de evidências inconvenientes".[49] Então, acrescentou o óbvio: "Ignorar as dificuldades é uma péssima maneira de resolvê-las". Esta é uma lição para todos nós: se não quantificarmos o que precisamente estamos tentando explicar, não precisamos nos afligir se nossa explicação preferida é incapaz de fazê-lo.

Os números, hoje, tornam essa questão um desafio ainda maior à ideia de comer demais como causa da obesidade. A epidemia de que tanto ouvimos falar, e com a qual eu e outros estamos tão preocupados, representa um ganho de peso para o norte-americano médio de nove a onze quilos ao longo de trinta a quarenta anos, acumulação de gordura de, em média, meia dúzia a uma dúzia de calorias por dia. Agora, estamos falando das calorias de uma única amêndoa ou uma única bala de goma ou menos de um oitavo de uma colher de chá de azeite de oliva armazenada por dia. Se você ganhou treze quilos de gordura entre o ensino médio e seu aniversário de cinquenta anos, esta é a quantidade de calorias que você armazenou em seu tecido adiposo todos os dias, que você não queimou ou excretou. Esta é a diferença diária entre você e um de seus amigos invejavelmente ainda magros. Se alguém acredita que é capaz de equilibrar o consumo e o gasto calórico para impedir seu tecido adiposo de acumular *isto* – de meia dúzia a uma dúzia de calorias por dia –, sua imaginação é muito melhor do que a minha, ou do que a dos especialistas em nutrição/obesidade que resolvem esse dilema fingindo que ele não existe.

Uma das muitas pessoas extraordinárias que conheci no decurso do meu trabalho e pesquisa é um jovem que cresceu bastante obeso no sul da Califórnia. Quando criança, ele era zombado por causa de seu peso. Aos dezoito anos, ele pesava mais de 170 quilos, o que, segundo me contou, era o máximo que sua balança marcava. Claramente os genes estão envolvidos, visto que seu pai era obeso e ele tem um tio que chegou a quase 360 quilos antes de passar por cirurgia para emagrecer, tecnicamente conhecida como cirurgia bariátrica. Meu amigo é um jovem alto, tem um metro e noventa, o que significa que seu índice de massa corporal (IMC) era de pelo menos 47 quando ele tinha dezoito anos, bem dentro da faixa hoje definida como obesidade *mórbida*. Se ele pesasse apenas 80 quilos, seu IMC teria sido 22,2 e ele estaria no meio da faixa que os especialistas consideram saudável. Ele teria sido magro, um jovem alto e forte.

Então, a diferença para meu amigo entre sua obesidade mórbida e uma vida magra e saudável foram os noventa quilos que ele ganhou em dezoito anos. Para simplificar o cálculo, vamos presumir que esse excesso foi todo gordura. (Não teria sido; cerca de um terço disso teria sido músculo, tecnicamente tecido magro, mas o argumento é o mesmo.) Acumular essa quantidade de gordura em excesso nesse período de tempo significa que, em média, seu tecido adiposo obteve de sua dieta, e então reteve, cem calorias de gordura a mais por dia. Isso é o equivalente à gordura em uma colher de sopa de manteiga ou um pouco mais de uma colher de sopa de azeite de oliva. São as calorias em menos de um quinto de um Quarterão com Queijo do McDonald's.

Agora, temos de acreditar que este jovem se tornou morbidamente obeso porque comeu um quinto de um cheeseburger a mais do que deveria ter comido por dia, ou talvez meio cheeseburger, se levássemos em consideração as calorias usadas na digestão e absorção do alimento e o fato de que ele é muito mais pesado do que seus amigos e, portanto, seu corpo gasta mais energia apenas em virtude disso. Espera-se que acreditemos que, se ele tivesse prestado atenção ao tamanho das porções e parado de comer antes de terminar aquele Quarterão com Queijo, teria sido magro. Seguindo esse raciocínio, se ele tivesse feito isso, não só não seria morbidamente obeso como teria evitado toda a humilhação e chacota que enfrentou durante a maior parte de sua infância e adolescência.

Qualquer um capaz de acreditar de verdade que este simples exercício de controle discreto da porção era tudo que esse jovem precisava fazer para continuar magro é, do meu ponto de vista, delirante. Em vez de ser morbidamente obeso e ridicularizado por isso, tudo o que ele tinha de fazer era terminar suas refeições sem ter comido "demais", permanecendo com um pouquinho de fome. Deixe-me acrescentar que meu amigo me disse que não se lembra de alguma vez ter estado satisfeito em sua infância ou adolescência – em outras palavras, ele *sempre* saía das refeições desejando ter comido mais. O que esse jovem fazia que seus amigos magros não faziam era acumular gordura com demasiada facilidade.

Quando presumimos que as pessoas que engordam são apenas pessoas magras que comeram demais, cometemos uma grande injustiça. Considerando o fardo que a obesidade é para aqueles que dela padecem, por que eles não fariam as pequenas coisas necessárias para resolver o problema se as pequenas coisas fossem mesmo a causa, como o modelo das calorias sugere? Tenho uma conhecida no Texas que chegou a pesar 127 quilos. Ela tinha quase cinquenta anos quando a conheci. "Sou uma profissional com boa formação e bem-sucedida; tenho um casamento feliz", foi como ela descreveu a si mesma. "Não se espera que eu seja um fracasso. Mas a vergonha da gordura é um peso que carreguei quase a vida inteira. Durante a maior parte da minha vida, se me pediam para descrever a mim mesma, a primeira palavra que me vinha à cabeça era *gorda*. Não qualquer uma das outras maneiras pelas quais uma pessoa tipicamente se descreveria: *mulher, filha, irmã, norte-americana, esposa, profissional, alta, loira, 48 anos*, [preencha com afiliação política] etc. Não. Minha descrição número um, que influenciava tudo e definia minha vida: *gorda*."

Isso é o que acontece quando presumimos que um distúrbio ou doença como a obesidade é causado por algo tão insignificante como um desequilíbrio calórico. Atribui a culpa à pessoa que dela padece, que não foi capaz de evitar a obesidade, de acumular uma quantidade minúscula de gordura todos os dias, em vez de responsabilizar as autoridades que foram nitidamente incapazes de compreendê-la.

4

EFEITOS COLATERAIS

Perseguir um déficit calórico é um jogo de azar.*

Se engordar significa, como é o caso, que meramente acumulamos todos os dias em nossas células adiposas um percentual minúsculo de todas as calorias de gordura que consumimos (mais o carboidrato que vier a ser convertido em gordura), o que *se espera* que façamos a respeito? Esta não é a pergunta óbvia, elementar, crucial?

O pensamento ortodoxo é que devemos comer menos, controlar o tamanho das porções, talvez sair da mesa com fome. Por uma variação da mesma matemática que Von Noorden usou há mais de um século, os dietistas explicam pacientemente àqueles que estão acima do peso ou obesos que, se eles ingerirem quinhentas calorias diárias a menos do que gostariam, ou do que estão consumindo, perderão meio quilo por semana. Mil calorias a menos significa dois quilos. Eles recomendam que as mulheres consumam de 1,2 mil a 1,5 mil calorias ao todo por dia, e que os homens almejem entre 1,5 mil e 1,8 mil, como atualmente também recomenda o Instituto Nacional do Coração, Pulmão e Sangue dos Estados Unidos.[50]

A ideia é que, se reduzirmos o suficiente o quanto comemos, conseguiremos perder essa gordura em excesso, não importa o quão trivial tenha sido o excesso de comida que produziu essa gordura.

---

* Esta descrição particularmente vívida do problema não é minha, e sim de Ken Berry, um médico de família na área rural do Tennessee e autor do livro *Lies My Doctor Told Me*.

Nos anos 1960 e 1970, essas dietas com restrição de calorias ficaram conhecidas, até mesmo na literatura acadêmica, como dietas de fome. Usarei essa terminologia porque é totalmente apropriada. Este pressuposto de que as pessoas perderão peso se passarem fome o bastante certamente é verdadeiro. Esta é uma das razões pelas quais médicos e pesquisadores clínicos de Newburgh em diante estavam tão convencidos de que engordamos porque comemos demais. Restrinja as calorias que uma pessoa gorda está autorizada a ingerir e o resultado será uma pessoa menos gorda. Mas, como o psicólogo de Harvard William Sheldon observou nos anos 1940, fazer um homem gordo (um endomorfo, em sua terminologia) passar fome na verdade não o transforma em um homem magro (um ectomorfo) ou em um homem atlético e musculoso (um mesomorfo), assim como fazer um mastim passar fome não o transforma em um collie ou em um galgo.[51] No caso dos cachorros, você obtém um mastim emagrecido. No caso dos humanos, um homem gordo emagrecido.

Portanto, este pensamento também tem sérios problemas que precisam ser ignorados para que se possa abraçá-lo. Se você colocar uma pessoa magra em uma dieta de fome, também obtém uma pessoa menos gorda – de fato, uma pessoa magra emagrecida. Fazer uma criança em fase de crescimento passar fome resultará em uma criança magérrima cujo crescimento é prejudicado, mas nenhuma autoridade jamais iria presumir, que dirá declarar a público, que as crianças crescem porque consomem mais energia do que gastam. Pelo menos, espero que não. Mas esta sempre foi considerada a interpretação razoável da observação de fazer um homem gordo passar fome. A pergunta importante, no entanto, é por que alguns de nós precisamos estar cronicamente famintos, a vida inteira controlando o tamanho das porções, para ser magros, ou pelo menos mais magros, e outros não. Esta é outra pergunta que quase nunca é feita.

No fim, a pergunta que pode ser respondida com facilidade e que sem dúvida deve ser feita a qualquer um que sugira que podemos voltar a ter um peso saudável comendo menos (ou que esta maneira está determinada pelas leis da física) é: a que custo? Quais são os efeitos colaterais? Quais são as *sequelas*, como os médicos com predileção por terminologia latina os chamariam?

Nós nos preocupamos com os efeitos colaterais de toda terapia medicamentosa para uma doença. Causa dor de cabeça, sonolência ou vertigem? Causa dores abdominais ou câimbras, náusea e vômito? Diarreia? Disfunção erétil? Se tomamos um remédio para baixar o colesterol que provoca dores musculares insuportáveis, vamos buscar outra forma ou pelo menos outro medicamento para alcançar esse fim. E quanto à terapia alimentar – especificamente, comer menos?

Imagine que por conta própria decidimos aceitar, como Keys propôs e Newburgh insinuou, que comer menos é, de fato, um requisito absoluto para a perda de peso e sua manutenção a longo prazo. Almejamos reduzir o suficiente para ficar relativamente magros e permanecer assim para o resto da vida. O que isso poderia acarretar? Quais são os efeitos colaterais comuns? O que teremos de suportar?

As autoridades conhecem a resposta a esta pergunta, e talvez seja por isso que raramente, se é que alguma vez, coloquem a questão. O estudo seminal em questão, que se manteve durante décadas como evidência incontestável (se é que isso existe em pesquisa sobre nutrição), foi realizado no início dos anos 1940 por Ancel Keys. Ele e seus colegas escreveram um tomo em dois volumes, num total de aproximadamente 1,4 mil páginas, sobre tudo o que haviam descoberto. O título, *The Biology of Human Starvation*, de cara nos revela um pouco sobre o que ele fez e sobre como deve ter sido a experiência para as pessoas que participaram do experimento, que forneceram a resposta para a pergunta sobre o que acontece quando tentamos viver com o tipo de privação calórica que as autoridades em geral defendem como necessária para uma perda de peso significativa. Dito de forma simples, nós ficamos famintos – muito famintos. "A melhor definição de deficiência alimentar", como Keys e seus colegas escreveram em *The Biology of Human Starvation*, "deve ser encontrada em suas consequências."[52]

Nos primeiros anos da Segunda Guerra Mundial, Keys e seus colaboradores na Universidade de Minnesota recrutaram três dúzias de objetores de consciência para o experimento. A maioria desses jovens eram magros; alguns eram pesados, pelo menos para os padrões daquela época consideravelmente mais magra. Keys e seus colaboradores os alimentaram com aproximadamente 1,6 mil calorias por dia do que hoje seria considerada uma dieta muito saudável, embora entediante: "pão integral, batata, cereais e quantidades consideráveis de nabo e repolho" com "quantidades simbólicas" de carne e laticínios. Era uma dieta com baixo teor de gordura, como os nutricionistas a chamariam, certamente pobre em gorduras saturadas, e, portanto, estava bem alinhada com as diretrizes alimentares da maioria das organizações de saúde do século XXI. O nível calórico a situaria na faixa recomendada para perda de peso hoje em dia.

Durante as primeiras doze semanas, os homens perderam, em média, 454 gramas de gordura corporal por semana, mas isso desacelerou para 113,5 gramas nas doze semanas seguintes, apesar da privação continuada. Ao todo, isso é uma média de 6,8 quilos de gordura perdida ao longo de quase meio ano. Nada mal, embora sem dúvida não excelente (tenha em mente que esses homens não tinham tanto peso em excesso para perder). Esta, no entanto, não foi sua única resposta. Os homens sentiam frio o tempo todo. O metabolismo deles desacelerou. O cabelo deles caiu. Eles perderam a libido. Tinham ataques de nervos e pensavam obsessivamente em comida, dia e noite. "Neurose de fome", foi como os pesquisadores de Minnesota chamaram. Quatro desenvolveram "neurose de caráter", que era ainda mais severa. Dois deles tiveram colapsos nervosos, um deles com "choro, ideação suicida e ameaça de violência". Ele foi internado em uma ala psiquiátrica. A "deterioração da personalidade" do outro "culminou em duas tentativas de automutilação". Da primeira vez, ele quase cortou a ponta de um dedo com um machado. Quando isso não o libertou do estudo, ele "por acidente" decepou três dedos.

Este é um preço muito alto a se pagar por seguir uma dieta saudável, à base de vegetais e cereais integrais, de 1,6 mil calorias por dia. Quando, no fim do estudo, esses homens tiveram permissão para comer até a saciedade, consumiram quantidades prodigiosas de comida – até 10 mil calorias por dia. Ganharam peso e gordura incrivelmente depressa. Depois de vinte semanas de recuperação, estavam, em média, cinquenta por cento mais gordos do que quando começaram – tinham "obesidade pós-fome", como Keys e seus colegas a chamaram. Muitos de nós passamos por isso. Podemos entender.

Portanto, sabemos que as pessoas magras e saudáveis não conseguem viver com esse tipo de restrição de calorias – não se tiverem escolha. Por que esperar que uma pessoa gorda consiga? De fato, pergunte a qualquer um de seus amigos magros, com toda a seriedade, o que eles fariam se seu objetivo na vida ou mesmo por um único dia fosse de fato passar fome, ou "ganhar apetite" e mantê-lo. Diga a eles para imaginar que estão convidados para um banquete esta noite, com a melhor comida que já comeram. Diga a eles que o objetivo é chegar com fome e com muito apetite. Pergunte o que eles fariam para garantir que isso aconteça. Estou disposto a apostar que eles vão propor começar comendo menos durante o dia, pulando os lanchinhos, e reduzindo o tamanho das porções ao comer, e provavelmente vão concluir que praticar atividade física – ou mais atividade física – pode ajudar, e farão caminhadas mais longas, ou queimarão mais calorias na esteira da academia. Em síntese: comer menos, exercitar-se mais.

Isso, mais uma vez, deveria nos dizer que precisamos repensar nossa abordagem para prevenir e curar a obesidade, que precisamos de um paradigma diferente para entender como engordamos e como perder essa gordura. As coisas que qualquer pessoa magra razoavelmente sã faria para aumentar o apetite – isto é, ficar com fome e permanecer com fome – são as mesmíssimas coisas que recomendamos que os que estão acima do peso façam para perder peso. E estas são as implicações diretas da ideia de que as pessoas com obesidade começam a vida da mesma maneira das pessoas magras, e então comem demais; de que a obesidade é um problema de equilíbrio energético, e não hormonal.

É claro, se aqueles de nós que somos gordos tentássemos subsistir com, digamos, 1,6 mil calorias por dia, mas não conseguíssemos sustentar isso – porque estaríamos, bem, contínua e cronicamente famintos, assim como as pessoas magras estariam –, se não conseguíssemos manter o necessário monitoramento do tamanho de nossas porções e a prática diária de atividade física, e agora nossa obesidade pré-fome se manifestasse como obesidade pós-fome, seríamos acusados de não ter força de vontade. Seríamos acusados de cometer os pecados de glutonia e preguiça, ignorância e autoindulgência. Ouviríamos que não estávamos refletindo o bastante para perceber que não deveríamos estar comendo demais, ou pelo menos não deveríamos estar comendo demais o tempo todo. Muitas respostas me vêm à cabeça, mas infelizmente são impublicáveis.

5

O SE CRUCIAL

O problema está em nosso corpo, e não em nosso cérebro.

Por mais difícil que seja imaginar, eu gostaria de propor que as autoridades, sendo todas demasiado humanas, apenas entenderam errado – praticamente todas elas, de Von Noorden nos anos 1900 a Newburg nas décadas de 1930 e 1940 e todos aqueles que se seguiram. (Embora, como Malcolm Gladwell escreveu em seu artigo de 1998 no *New Yorker* sobre obesidade e a epidemia dela, considerando a frequência com que a ortodoxia médica está equivocada, isso não deveria ser assim tão difícil de imaginar.) Glutonia, preguiça, comer demais, comportamento sedentário, inatividade física e até mesmo excesso de indulgência e ignorância (ou tensões nervosas não resolvidas) são respostas fáceis para por que tantos de nós engordamos, mas são respostas erradas.* Parecem razoáveis,

---

* Alguns dos melhores pesquisadores de obesidade sabiam que, efetivamente, não haviam feito progresso algum na compreensão da doença. Jules Hirsch, da Universidade Rockefeller, por exemplo, que o *Washington Post* certa vez descreveu como tendo "ajudado a reenquadrar a compreensão moderna da obesidade", me disse em 2002, logo antes de se aposentar, que considerava sua carreira um fracasso abjeto. Depois de quase quarenta anos de pesquisa, ele não foi capaz de explicar por que as pessoas engordam, nem foi capaz de explicar de que maneira elas podem perder peso e mantê-lo sob controle. Ambos continuaram sendo mistérios para ele. "Venho trabalhando nisso há muitíssimo tempo", falou. "Seria de se esperar que eu chegaria um pouquinho mais longe." Quatro anos depois, Hirsch ganhou um prêmio da Obesity Society em reconhecimento (cont.)

e nós também acreditamos nelas, mas são erradas. Os autores dos livros de dietas da moda vêm tentando nos dizer isso há décadas. Alguns entenderam errado, como falei, mas muitos entenderam certo em sua maior parte, porque a solução em geral funcionava. Por que as autoridades cometeriam um erro tão extraordinário é mais óbvio quando o consideramos em retrospectiva do que deve ter sido na época. Em essência, elas pensavam sobre o problema (e ainda pensam) de uma perspectiva que parece óbvia (se você é uma pessoa magra) e calha de ser um tanto enganosa. Não só elas consideravam significativo que pudessem fazer as pessoas passarem fome e emagrecê-las, como também podiam, com demasiada facilidade, imaginar homens gordos como o Falstaff de Shakespeare, com seus apetites glutônicos por comida e bebida – "Ele comeu toda a minha casa, o meu lar, toda a minha substância está hoje naquela barriga enorme dele"*, diz a Taverneira sobre Falstaff em *Henrique IV (Parte 2)* – e então presumiram que, se Falstaff engordou por viver imoderadamente, isso deve ser o que acontece com todos nós.**

Mas o *se* escondido nessa linha de raciocínio é absolutamente crucial. Mesmo no caso de Falstaff, não sabemos *se* sua glutonia causou sua obesidade ou vice-versa. Crianças em fase de crescimento também tendem a comer nossa casa e nosso lar. (Eu estre-

---

(cont.) por suas contribuições. Fico surpreso que ele não o tenha recusado educadamente. (Langer 2015.)

* Cf. Shakespeare, William. *Henrique IV*: Peça II. Trad. Barbara Heliodora. Rio de Janeiro: Lacerda, 2000. p. 50.

** Este pensamento é tão amplamente aceito que até mesmo o filósofo de Princeton e ativista pelos direitos dos animais Peter Singer (em coautoria com Jim Mason) o usa para argumentar que a obesidade é antiética. Além de desperdiçar comida (e, portanto, a vida dos animais) meramente para acumular gordura corporal, ele diz, "se escolho comer demais e desenvolver problemas de saúde associados com a obesidade que requerem assistência médica, outras pessoas provavelmente terão de arcar com parte do custo". (Singer e Mason 2006.)

meço ao pensar em quanto custará alimentar meu filho voraz de onze anos durante sua puberdade e adolescência.) Eles fazem isso porque estão crescendo. Então, talvez, alguns adultos com barrigas em crescimento o façam por razões similares.

Quando meus dois filhos eram mais novos, éramos fãs de uma engraçada série de livros infantis franceses sobre o pequeno Nicolau (Nicolas, nas versões francesas originais) e seus colegas de escola. Nicolau tem um amigo chamado Alex (Alceste) que é "gordo e come o tempo todo".[53] Quando Alex não está comendo, está com fome. Ele está o tempo todo tirando o resto de um croissant ou uma torta dos bolsos para comer entre as refeições ou mesmo entre os lanchinhos. Está sempre pronto para abandonar suas travessuras a fim de chegar em casa a tempo para o jantar. Mas nunca nos livros o autor, René Goscinny, opina sobre a possibilidade de que Alex seja gordo *porque* tem fome e come o tempo todo. Talvez ele coma o tempo todo porque seu corpo, ao contrário do de Nicolau e de seus muitos amigos magros, dedica-se a acumular gordura. Talvez sua fome seja resultado, e não causa, de "uma tendência compulsória ao sobrepeso e ao acúmulo de gordura acentuados". Era isso que Astwood estava argumentando. A fome é uma resposta, e não uma causa.

Esta é uma maneira fundamentalmente diferente de olhar para o problema da obesidade e de por que acumulamos gordura – e, se queremos acabar com a epidemia de obesidade e conseguir lidar com nossos próprios problemas de peso, precisamos levá-la a sério. Também temos de aprender uma maneira diferente de comer (como os médicos que defendem dietas cetogênicas e pobres em carboidratos vêm afirmando há algum tempo). Em meados do século XX, muitos dos nomes mais importantes na pesquisa sobre obesidade – como Julius Bauer, da Universidade de Viena, e Russell Wilder, da Clínica Mayo, que estudaram e trataram pacientes com obesidade e pensaram de maneira crítica sobre o problema da gordura humana, sem ideias preconcebidas – passaram a aceitar, ou pelo menos a considerar a sério, a possibilidade de que a explicação aparentemente óbvia, o saber convencional, para a relação entre fome, comida e gordura em excesso, isto é, que as duas primeiras causam a última, inverte causa e efeito.

Em vez disso, é o ímpeto por acumular gordura, em vez de usá-la como fonte de energia, que leva à fome e a toda alimentação aparentemente excessiva que ocorre. Eles consideraram esta explicação convincente. Mas tiveram de se esforçar para entendê-la, porque também haviam sido doutrinados com o pensamento sobre calorias – a convicção da glutonia.

Essas autoridades eram legitimamente curiosas sobre o assunto que estavam estudando. Faziam perguntas sobre o processo de engordar que poderiam lançar luz sobre o problema. Foi assim que Astwood pensou. Por que, por exemplo, os homens e as mulheres engordam de maneira diferente, e em lugares muito diferentes? Por que os meninos ganham músculo e perdem gordura quando passam pela puberdade, ao passo que as meninas ganham gordura, e em lugares específicos (quadris, nádegas, seios)? Por que as mulheres ganham gordura ao passarem pela menopausa, a experiência que Newburgh e seus seguidores atribuíram a bombons, reuniões de *bridge* e autoindulgência? Por que as pessoas engordam em alguns lugares (queixo duplo, pneus) e não em outros? E quanto a tumores gordurosos, conhecidos como lipomas? Por que esses depósitos benignos de gordura a retêm mesmo quando a pessoa passa fome?

Eles concluíram que esse tipo de pergunta só poderia ser respondido de forma razoável se postulassem explicações para o acúmulo de gordura e a obesidade relacionadas aos hormônios e às enzimas. Certamente, o quanto a pessoa comia e se exercitava não dizia nada sobre esse tipo de pergunta. Se tenho barriga e minhas pernas são magras como varetas (como é o caso com uma proporção significativa de homens acima de uma certa idade nos Estados Unidos), parece claro que a quantidade de calorias que como e gasto não me diz nada sobre isso. Ao que parece, os hormônios exercem um papel fundamental no acúmulo de gordura, como fazem com a maioria dos outros processos no corpo humano, e uma mudança sutil desses mecanismos hormonais (que inclui as enzimas e as moléculas receptoras, que podem ser concebidas como as antenas celulares que captam e respondem a esses sinais hormonais), seja global ou localmente, poderia explicar a obesidade humana e essas questões de acúmulo de gordura localizada. Isso, por sua vez, implica, como Astwood propusera, que talvez *todas* as perguntas relevantes sobre acúmulo de gordura e obesidade demandem ou requeiram esse tipo de explicação hormonal ou relacionada a enzimas.

No fim das contas, esses médicos pesquisadores do período anterior à Segunda Guerra Mundial estavam pensando no problema de gordura em excesso da perspectiva dos primeiros princípios. Em vez de perguntar por que as pessoas gordas comem tanto ou se exercitam tão pouco (sem nem mesmo saber quanto de cada coisa elas fazem, como costuma ser o caso), eles perguntaram por que essas pessoas acumulam tanta gordura, e por que a acumulam quando e onde o fazem. O que regula o processo de acúmulo de gordura? Por que a gordura é armazenada em nosso tecido adiposo – ou ao redor dos nossos órgãos ou em nosso fígado, como é tão comum nos dias de hoje, e também tão perigoso – e não usada como fonte de energia? As pessoas magras queimam gordura para obter energia. Por que aqueles de nós que somos gordos mantemos tanta gordura armazenada? Por que alguns de nós engordamos facilmente, ao passo que outros não?*

No início dos anos 1960, quando Keys pretendia levar os homens gordos a refletirem sobre seus comportamentos imorais, décadas de cientistas muito bons já haviam percorrido um longo caminho rumo a responder a essas perguntas. Isso foi o que Astwood, o endocrinologista, considerou relevante e Keys e seus

---

* Um aspecto essencial para explicar o universo – isto é, fazer boa ciência – é saber que as respostas que obtemos dependem totalmente das perguntas que fazemos; portanto, é melhor estar fazendo as perguntas certas antes de concluir que obtivemos as respostas certas.

vários colegas, não. Os pesquisadores – em especial os fisiologistas, e não tanto os médicos e os nutricionistas, e com certeza não os psiquiatras ou os psicólogos – haviam descoberto que o armazenamento de gordura nas células adiposas e a liberação dessa gordura de seus depósitos e seu uso para obter energia (oxidação, no jargão médico) não era, sob aspecto algum, o processo simplista que à época se insinuou que fosse, e que as autoridades em nutrição insinuam ainda hoje.

Hilde Bruch, da Universidade Columbia, que foi *a* principal autoridade em obesidade infantil de meados do século XX, entendeu isso e escreveu indignada a respeito em seu livro de 1957 chamado *A importância do excesso de peso*, cuja leitura ainda deveria ser obrigatória para todas as pessoas interessadas em compreender a obesidade. Bruch afirmou que quando começou a estudar a obesidade em crianças no fim dos anos 1930, seus colegas médicos muitas vezes lhe perguntavam como ela "poderia querer trabalhar com tais casos monótonos e pouco interessantes".[54] Seus pacientes reclamavam para ela que os médicos anteriores não estavam interessados em sua situação, ou pior. "Com frequência, os pacientes reconheceram mais do que mera falta de interesse", Bruch escreveu, "eles se sentiram ofendidos por uma atitude condescendente ou, às vezes, francamente punitiva e condenatória."

A própria Bruch ficou perplexa com a falta de interesse dos pesquisadores (aqueles que haviam aceitado a obrigação de compreender a obesidade) no processo de acúmulo de gordura. "Observando a obesidade sem ideias preconcebidas", escreveu, "presumiríamos que a principal tendência das pesquisas deveria estar direcionada a um exame das anormalidades do metabolismo da gordura, visto que, por definição, o acúmulo de gordura excessiva é a anormalidade subjacente. Acontece que esta é a área em que menos trabalho foi feito." E acrescentou: "Enquanto não se sabia como o corpo constrói e destrói seu depósito de gordura, a ignorância foi maquiada por meio da mera afirmação de que o alimento consumido que excedia as necessidades corporais era armazenado e depositado nas células adiposas, da maneira como batatas são colocadas em um saco. Obviamente, não é assim".

Bruch entendeu isso por muitas razões, mas acredito que ela o fez, em grande medida, porque era uma pediatra em exercício; não só estudava a obesidade em crianças – em Columbia, onde abrira a primeira clínica de obesidade infantil dos Estados Unidos – como também tratava crianças obesas, embora com pouco sucesso. Essas crianças não eram estatísticas para Bruch, números em uma pesquisa ou respostas em um questionário sobre o que estariam comendo e o quanto estariam se exercitando. Eram pacientes. Ela conversava com elas e as entrevistava; passava tempo com seus pacientes e *os* entrevistava. Ao fazer isso, aprendeu sobre a compulsão por engordar *e* a compulsão por comer que poderia acompanhá-la.

Bruch também acompanhou seus pacientes até a vida adulta. Segundo contou, no início ela ficou impressionada com a facilidade com que essas crianças perderam peso quando cooperaram com ela. Mas, em 1957, ela estava mais impressionada com a velocidade com que as crianças ganharam esse peso de volta, "a tenacidade com que mantêm seu peso em um nível elevado característico". Então, concluiu que "comer demais, embora seja algo observado com grande regularidade, não é a causa da obesidade; é um sintoma de uma perturbação subjacente. A comida, é claro, é essencial para a obesidade – mas também o é para a manutenção da vida em geral. A *necessidade* de comer demais e as *mudanças* na regulação do peso e no armazenamento de gordura são as perturbações essenciais".

Em 1957, como Bruch escreveu em seu livro, os pesquisadores estavam passando a entender muitas das maneiras pelas quais os hormônios e seus alvos celulares, as enzimas, trabalham para orquestrar o uso de gordura em nosso corpo – como, onde e por que fica armazenada e então é liberada de volta na corrente sanguínea para ser usada como fonte de energia. Para aqueles como Bruch e Astwood, que prestaram atenção a esta literatura, era fácil demais imaginar como esse sistema biológico complexo poderia, de algum modo, estar fora de equilíbrio na obesidade, perturbado por algum elemento do nosso mundo moderno, de modo que acumulamos quantidades excessivas de gordura em nosso tecido adiposo (e talvez também no interior e ao redor dos nossos órgãos) de uma maneira pouco influenciada pelo quanto comemos.

Os pesquisadores que estudam o acúmulo de gordura em animais notariam como as células adiposas e os próprios animais podem acumular gordura ou mobilizá-la e queimá-la para obter energia "sem considerar o estado nutricional do animal"[55], como se a quantidade ou a frequência com que o animal se alimenta fosse irrelevante para o fato de estar usando todos os seus depósitos de gordura ou abastecendo-os. Como Jean Mayer, na época um nutricionista de Harvard, diria sobre seus ratos de laboratório, eles transformavam alimento em gordura mesmo quando passavam fome. Por que não os humanos também?

E, se os humanos fazem isso, esta é a pergunta óbvia e crucial: esse problema de armazenamento de gordura pode ser corrigido? Podemos mudar a maneira como nos alimentamos para que isso deixe de acontecer e o corpo das pessoas com obesidade funcione como o das pessoas magras?

6

Soluções almejadas

A dieta ideal funciona "como num passe de mágica" porque corrige a dieta.

É em vão falar em curas, ou pensar em remédios, até que tenhamos considerado as causas [...] e a experiência comum de outros confirma que as curas são imperfeitas, insatisfatórias e sem utilidade quando as causas não foram buscadas primeiro.[56]

Robert Burton, citando Galeno em
A anatomia da melancolia, 1638

As autoridades e os médicos de dieta concordam que o tipo de dieta que estamos discutindo precisa ser sustentado – e sustentável – durante a vida toda ou então não funcionará para sempre. É por isso que a palavra *dieta* é inapropriada para se referir àquilo que precisa ser uma mudança permanente na maneira como nos alimentamos. Um termo mais adequado é *estilo de vida*, ou *padrão alimentar*. É por isso que me refiro a *alimentação* cetogênica/LCHF, em vez de *dietas* cetogênicas/LCHF. Isso também parece simples o bastante, e se baseia em uma lógica muito simples. As dietas funcionam quando mudamos o que ou quanto comemos, e isso corrige o que nos adoece. Se saímos da dieta, significa que voltamos ao que quer que estávamos comendo que causou ou exacerbou nossos problemas. Seríamos tolos de pensar que o resultado será diferente do que sempre foi.

Este é um exemplo simples dessa lógica: tenho alergia a milho. Tenho vários tipos de desconforto gastrointestinal quando como milho. Se não quiser ter problemas gastrointestinais, não como, e faço tudo o que puder para evitar alimentos preparados ou industrializados que incluam produtos à base de milho nos ingredientes. Aprendi a fazer isso na infância, e continuo a fazê-lo. Poderíamos dizer que estou em uma dieta sem milho, e sei que, se o incluir de volta, terei os mesmos problemas que sempre tive. Daí que sustentar um estilo de vida sem milho é fácil para mim, e a sustentabilidade não é um problema. Eu simplesmente o faço. Minha abstinência do milho é para a vida toda, porque precisa ser.

Um pouco menos óbvio, mas ainda assim verdadeiro, é que toda abordagem alimentar razoável assume uma hipótese, implícita ou explicitamente, sobre a causa do problema que se espera que a dieta corrija. Se os que defendem a alimentação vegana e vegetariana estão certos com relação aos benefícios à saúde (os quais não devem ser confundidos com questões éticas, morais e ambientais suscitadas pelo consumo de animais), então a carne e os produtos de origem animal são uma das causas de nossos principais problemas associados com comida, e evitar carne e produtos de origem animal nos tornará saudáveis ou, pelo menos, muito mais saudáveis. Quando as autoridades em nutrição nos dizem que uma alimentação à base de vegetais é a maneira mais saudável de comer, estão assumindo a hipótese de que os alimentos à base de vegetais são melhores para nós do que os produtos de origem animal, e que estes últimos são prejudiciais, pelo menos em comparação. Mas se adotamos uma alimentação à base de vegetais e ainda assim continuamos gordos e/ou diabéticos, ou se sempre tivemos uma alimentação vegetariana ou vegana, ou à base de vegetais, e ficamos gordos e/ou diabéticos, então é provável que a carne e os produtos de origem animal não sejam nosso problema, ou pelo menos não o problema principal, e nos convém identificar corretamente qual é.

A hipótese por trás do saber convencional sobre comida e peso, como discutimos, é que engordamos porque comemos demais e, portanto, o caminho para emagrecer é comer menos. As dietas que funcionam, como as autoridades costumam dizer, são aquelas que reduzem as calorias e nos fazem comer menos. "Todas as dietas que resultam em perda de peso o fazem com base em uma única coisa: elas reduzem a ingestão total de calorias"[57] é como isso é afirmado incondicionalmente na edição mais recente (enquanto escrevo este livro), de 2012, do *Manual de Obesidade*. Se passamos a vida tentando comer menos e não comer demais, e acabamos gordos e diabéticos mesmo assim – como acontece com muitos de nós –, esta é uma boa razão para acreditar que comer demais não era o problema e, mais uma vez, é melhor procurarmos uma solução em outro lugar. Este é o começo da experiência de conversão.

É assim que Hafsa Khan, uma médica da Virgínia Ocidental, descreveu esta situação problemática para mim quando a entrevistei no outono de 2017. Segundo me contou, a vida toda ela esteve acima do peso, com frequência obesa. Ela se esforçava para perder peso, conseguia por um breve período, e inevitavelmente engordava mais. Conseguiu manter o peso sob controle durante a faculdade de medicina, mas ganhou entre onze e treze quilos durante a residência médica. Então, começou a ter filhos e engordou mais. Depois que seu segundo filho nasceu, ela, mais uma vez, tentou perder o peso em excesso – aumentando o tempo que passava na academia e reduzindo as calorias que ingeria. "Estou comendo o que acredito que é saudável", ela me falou. "Considere que sou médica, espera-se que eu saiba o que é isso." Quando enfim buscou orientação com uma médica amiga especializada em obesidade, ela pesava 106 quilos: "No último ano, sofri para perder de três a quatro quilos", ela disse à amiga, "quando tinha que perder trinta".

O jornalista Michael Hobbes contou histórias similares em um artigo comovente de 2018 no *HuffPost* sobre a natureza aparentemente intratável da obesidade. Os indivíduos que Hobbes entrevistou estavam sofrendo para perder quantidades mínimas de peso, mas continuavam obesos – em muitos casos, as pessoas continuam dolorosamente obesas.

"Ela acorda, toma banho e fuma um cigarro para se manter sem apetite", Hobbes escreveu sobre uma das mulheres que entrevistou. "Ela dirige até o trabalho em uma loja de móveis, fica de pé o dia todo usando salto alto, come um iogurte sozinha no carro na hora do almoço. Depois do trabalho, zonza, com os pés latejando, ela conta três biscoitos salgados, come-os na bancada da cozinha e anota as calorias no diário alimentar. Ou não. Alguns dias ela chega em casa e vai direto para a cama, exausta e tonta de fome, tremendo no calor do Kansas. Ela se levanta perto da hora do jantar e toma um suco de laranja ou come meia barra de granola."[58]

Esta foi uma das muitas vezes em que esta jovem tentou passar fome para emagrecer. Da vez anterior, alguns anos antes, continuou assim por seis meses, até que a mãe a levou ao hospital – ainda obesa, "ainda vestindo roupas plus size" – temendo que a filha tivesse um transtorno alimentar.

A ortodoxia médica aceita esta situação como essencialmente boa, digna de um esforço permanente, ao promover a ideia de que perder até mesmo um pouquinho do peso em excesso pode trazer "grandes benefícios"[59], que é como o Centro de Controle e Prevenção de Doenças descreve em seu website. Até mesmo uma perda de peso de cinco por cento – o que seria seis quilos no caso de Hafsa Khan – é tudo o que se afirma ser necessário, segundo esta maneira de pensar. Supostamente, os grandes benefícios são para a nossa saúde, já que eles claramente não estão em nossa circunferência. Manter essa perda de peso mínima, segundo esse pensamento, certamente é melhor do que uma vida inteira de efeito sanfona.

Corroboram esta noção os resultados de um grande e influente ensaio clínico chamado Programa de Prevenção de Diabetes (DPP, na sigla em inglês).[60] Em 2002, os pesquisadores do DPP relataram que, se seguirmos as recomendações dos especialistas, restringir a ingestão de calorias e controlar o tamanho das porções (terminando as refeições ainda com fome) e praticar pelo menos 150 minutos de atividade física por semana (por exemplo, uma caminhada ou corrida leve durante meia hora por dia, cinco dias por semana), podemos esperar perder seis quilos em um ano e, talvez, manter uma perda de peso de quatro quilos depois de quatro anos. Fazendo isso, de acordo com os resultados do DPP, podemos esperar postergar o início da diabetes em dois ou três anos. Temos de manter este regime durante a vida toda, ou pelo menos até a diabetes aparecer e precisarmos de medicamentos e, enfim, de insulina para controlar o nível de açúcar no sangue.*

No entanto, este é um grande sacrifício permanente para um benefício que mal notamos e que provavelmente não apreciaremos quando aparecer. Se eu tiver diabetes aos 65 anos, por exemplo, em vez de aos 62, não perceberei esse benefício. Não é como se durante esse bônus de três anos de saúde eu estivesse consciente de que ganhei meu status de "livre de diabetes até o momento". É muito trabalho e muito sacrifício para pouco ganho *perceptível*. Poucos dos que estão significativamente acima do peso ou obesos considerarão que esse tipo de benefício vale o esforço de uma vida inteira (de contar três biscoitos salgados toda noite). Promover os "grandes benefícios" de uma perda de peso de cinco por cento é o ato de autoridades em medicina e saúde pública que perderam a esperança. Perderam a esperança porque estão trabalhando com pressupostos ingênuos e mal concebidos sobre a causa dos distúrbios – por que engordamos, e por que somos diabéticos ou estamos ficando diabéticos.**

---

* Os pesquisadores do DPP relataram esta observação como uma redução da incidência de diabetes em 58 por cento ao longo de três anos, mas os mesmos dados podem ser interpretados como uma postergação do início da doença em vários anos.

** Mais um indício de que esta é uma velha história, contada repetidas vezes, é que Astwood apresentou o mesmo argumento nos parágrafos finais de seu discurso presidencial de 1962, evocando Brillat-Savarin e *A fisiologia do gosto*: "O trabalho do obeso ao tentar emagrecer por meio de dieta não poderia ser melhor expressado do que pela afirmação de um paciente a seu médico, feita em 1825", Astwood afirmou: " 'Senhor, segui suas prescrições como se minha vida dependesse delas, e constatei que em um mês meu peso diminuiu um quilo e meio, ou até um pouco mais. Mas, para chegar a esse resultado, fui obrigado a fazer tal violência a meus gostos, a meus hábitos, em suma, sofri tanto, que, mesmo agradecendo por seus bons conselhos, renuncio ao bem que pode provir deles, e me entrego no futuro ao que a Providência ordenar'." (Astwood 1962.)

Entre as principais críticas às dietas da moda – de fato, entre os critérios diagnósticos de dietas da moda – é que elas em geral restringem categorias inteiras de alimentos: todos os produtos de origem animal, por exemplo, ou todos os cereais, amidos e açúcares. Isso as torna desequilibradas, segundo o pensamento convencional, provavelmente insustentáveis, e talvez até mesmo letais. (Eu discutirei isso mais tarde.) Mas não podemos escapar à lógica de que uma dieta bem-sucedida, uma dieta que *funciona*, *deve* remover ou pelo menos minimizar o consumo do que quer que esteja causando os problemas ou tornando-os piores – ou seja, fazendo-nos engordar ou ficar mais diabéticos do que o ideal, e mantendo-nos dessa maneira. O que nos adoece pode não ter relação alguma com o que comemos, e, nesse caso, é provável que nenhuma mudança em nossos hábitos alimentares tenha importância. Mas, se tiver, precisamos identificar o que estamos comendo que está causando ou exacerbando o problema e eliminá-lo, ou pelo menos limitar seu consumo. Se acontecer de ser um grupo de alimentos e eliminá-los tornar a dieta desequilibrada, que seja. Estamos claramente melhores comendo desta maneira, contanto que o que permanece em nossa dieta tenha todas as vitaminas, sais minerais e outros micronutrientes necessários para a saúde.

Desde meados do século XX, os dietistas abraçaram um sistema de crença em que rotular alimentos de "maus" acaba sendo mais prejudicial do que benéfico. Como descreveu um artigo recente da BBC sobre açúcar, rotular um alimento de tabu "pode simplesmente torná-lo mais tentador".[61] Mas e se alimentos "maus" realmente existirem? Poucos argumentariam que rotular cigarros de tabu os tornaria mais tentadores; ninguém argumentaria (ou pelo menos é o que espero) que a dificuldade extrema de abdicar dos cigarros ou de sustentar o status de não fumante durante a vida toda não diga nada significativo sobre os benefícios relativos de parar. Não consigo imaginar um indivíduo racional argumentando que declarar produtos à base de milho "tabu" para mim – rotulá-los de alimentos "maus" – me fizesse querer consumi-los mais. Mesmo quando criança, o que eu queria era uma vida sem desconforto gastrointestinal. Se isso significava nada de milho – mesmo milho na espiga ou pipoca no cinema, ambos os quais eu teria comido em excesso com gosto –, eu estava disposto a aceitar aquela realidade e pagar o preço. Antes de decidirmos se rotular um alimento como tabu é mais prejudicial do que benéfico, precisamos determinar se tais alimentos são de fato prejudiciais e, caso sejam, como esse prejuízo se manifesta e por quê. Só depois que essas perguntas forem respondidas corretamente podemos lidar com as questões psicológicas suscitadas por um rótulo de tabu.

Se as dietas que excluem grupos inteiros de alimentos são sustentáveis é uma questão um pouco mais complexa. O que parece sustentável é passível de mudar com o tempo, e será determinado, em parte, pelos benefícios da abstinência. Se sofrer para baixar de peso (contar biscoitos salgados) leva a pouquíssimo ou nenhum benefício visível – três ou quatro quilos perdidos dos setenta desejados, ainda usando roupas plus size depois de meio ano de fome virtual –, por que sofrer? Comer de uma maneira que proporcione perda de peso significativa sem passar fome, no entanto, provavelmente é muito mais fácil de manter. No mínimo, os benefícios maiores têm mais probabilidade de fazer valer os custos menores. O que estamos trabalhando para manter é nossa boa saúde, e se isso requer manter uma dieta específica, é o que nos dedicaremos a fazer. As autoridades muitas vezes criticam as dietas da moda por prometerem "perda de peso rápida" de uma maneira que consideram insustentável, mas tais autoridades não entendem o que significa quando um tipo de alimentação "funciona" para aqueles de nós que engordamos com facilidade.

Não me entendam mal, perda de peso rápida tem seu valor. "Nada serve tão bem como o sucesso", foi como Michael Snyder, um cirurgião bariátrico em Denver, descreveu essa ideia para mim. Mas, no fim das contas, aqueles que engordam com facilidade, que estão predispostos ao sobrepeso e à obesidade, querem que seu corpo funcione como o corpo das pessoas magras por natureza. Eles gostariam de poder comer até a saciedade sem engordar. Se isso é pedir demais é outra questão crucial. Talvez não seja possível. Mas, se for, eles gostariam de permanecer relativamente magros a vida toda, sem ter de, dia após dia, viver com fome, contar calorias, controlar as porções, ir dormir com fome, acordar com fome, e lidar com a fadiga e a irritabilidade que são consequências naturais da privação de comida. Sacrifícios serão feitos, mas viver com fome não pode ser um deles. Não podemos esperar tolerar isso.

Comer de uma maneira que funcione não significa apenas perder peso por cerca de seis meses a um ano e então ganhar de novo. É corrigir o problema do excesso de peso, permitindo-nos comer até a saciedade sem ganhar gordura ou carregar quantidades significativas de gordura em excesso. Se puder fazer isso, será sustentável, quase por definição.

Quando Malcolm Gladwell descreveu a "narrativa de conversão" dos médicos dos livros de dieta em seu artigo de 1998 no *New Yorker* sobre obesidade, ele incluiu perder peso "como num passe de mágica". Isso é o que o autor do livro de dieta afirma experimentar em sua narrativa, e isso é o que seus pacientes supostamente também experimentam. O artigo de Gladwell dava a impressão de que tal narrativa era um engodo, uma experiência inventada apenas para vender o livro – em suma, parte do papo de vendedor. Mas perder peso como que num passe de mágica significa pouco mais do que perder gordura ou ficar magro *sem passar fome*, relativamente sem esforço. Que aconteça depressa é um bônus. Que aconteça sem as inevitáveis consequências fisiológicas da privação de comida ou da fome – isto é, "fadiga excessiva, irritabilidade, depressão mental e fome extrema"[62], como Margaret Ohlson, uma pioneira na pesquisa de dietas de emagrecimento e presidente do Food and Nutrition Department da Universidade Estadual de Michigan, e seus colegas descreveram em 1952 – é a chave.

Tais experiências são, é claro, possíveis. Em *A importância do excesso de peso*, Hilde Bruch detalhou precisamente isso sobre uma de suas pacientes, uma jovem baixa e de constituição física pequena que estava "literalmente desaparecendo em montanhas de gordura".[63] Isso apesar do fato de que "tudo na vida [dela] era classificado em termos de 'engorda' ou 'ajuda a perder peso'. Ir à praia, andar de bicicleta, jogar golfe ou dançar eram atividades forçadas sobre ela a fim de torná-la mais magra". Essa jovem descreveu sua vida como uma que mal valia a pena ser vivida. "Eu realmente me odiava", ela disse a Bruch. "Eu simplesmente não suportava. Não queria me olhar no espelho. Odiava espelhos. Eles me mostravam o quanto eu era gorda."

Sob orientação de Bruch, ela perdeu cerca de 22 quilos no decurso de um verão, comendo "três porções grandes de carne" por dia e "apenas algumas frutas e vegetais". Bruch baseou a dieta no trabalho do médico Alfred Pennington na DuPont Corporation, que publicara sua experiência clínica com dietas cetogênicas/LCHF nas revistas médicas do fim dos anos 1940 e início dos anos 1950[64] e cujo trabalho finalmente levou a *Calorias não engordam*, de Herman Taller, e a *Nova dieta revolucionária do Dr. Atkins*, de Robert Atkins, e a todos os regimes de alimentação cetogênica/LCHF que surgiram desde então.

"Os resultados foram impressionantes", Bruch escreveu, "não só porque sua aparência mudou, mas porque, com isso, ela passou a perceber certa independência da supervisão a cada mordida que sofrera até então. Também começou a compreender seu próprio papel em todas essas dificuldades. Até agora, frases como 'eu não gosto' ou 'eu nunca fiz' eram suas frases finais a respeito de se podia ou não fazer alguma coisa, e isso se relacionava não só com a comida, mas com todas as outras atividades. A dieta envolvia ter refeições completamente atípicas, e ela aprendeu, com verdadeiro espanto, que seu gosto podia mudar."

Se Bruch ou sua jovem paciente tivessem escolhido escrever um livro de dieta defendendo o consumo de carne ("três porções grandes" por dia!) e a abstenção de açúcares, cereais e vegetais ricos em amido como o segredo para a remissão da obesidade, teriam tido duas escolhas: (1) usar a narrativa de conversão para descrever os benefícios e, talvez, passar a impressão de que não estavam sendo sinceras; ou (2) pisar em ovos com relação ao que realmente haviam observado ou experimentado, apesar do fato de que seus leitores estariam lendo o livro na esperança de aprender como ter uma experiência de conversão (esperando que o que aconteceu com a jovem paciente de Bruch também acontecesse com eles). Embora o livro de Bruch fosse uma discussão particularmente cuidadosa de muitas das questões associadas com a obesidade, poderia ter sido um livro de dieta. Bruch claramente acreditava que tal dieta rica em carne e pobre em carboidratos era uma solução possível para a obesidade, e que açúcar, cereais e vegetais ricos em amido podiam causá-la. "O grande processo no controle alimentar da obesidade" desde meados do século XIX, escreveu, "foi o reconhecimento de que a carne, 'a comida forte', não produzia gordura; eram os alimentos inocentes, como o pão e os doces, que levavam à obesidade."

Na época em que Bruch escreveu essas palavras, a literatura médica já estava repleta de relatórios sobre o sucesso notável – o que os médicos chamariam de "eficácia clínica" – de dietas que restringiam esses "alimentos inocentes" e incluíam produtos de origem animal em abundância. Os médicos que trabalhavam em hospitais e clínicas no mundo todo estavam publicando relatórios similares aos de Pennington[65]: essas dietas desequilibradas, restritas em açúcares, cereais e amidos, e ricas em gordura induziam a perda de peso significativa *sem fome*. Este era o caso em relatório após relatório, independente de com quantas calorias os pacientes nessas várias instituições eram alimentados, fosse menos de quinhentas calorias por dia (como na Clínica Mayo) ou se os pacientes eram encorajados a comer quantas calorias pudessem, como em geral era a prescrição. "A ausência de queixas de fome é notável"[66], escreveu Russell Wilder, da Clínica Mayo, em 1933.

No início dos anos 1950, os médicos nas principais faculdades de medicina estavam publicando e discutindo, em importantes revistas médicas, suas variações dessas dietas de emagrecimento à base de carne, pobres em açúcar, cereais e amido. Muitas vezes, eles também restringiam gorduras agregadas, como manteiga e óleos, porque acreditavam que isso ajudaria as pessoas a comer menos, mas quase sempre restringiam o que Bruch chamara de alimentos inocentes. Esta é a versão do endocrinologista britânico Raymond Greene em sua obra seminal de 1951, o manual *The Practice of Endocrinology*:[67]

Alimentos a ser evitados:

1. Pães e demais produtos feitos de farinha
2. Cereais, incluindo cereais matinais e mingaus
3. Batatas e todos os outros tubérculos de fécula branca
4. Alimentos que contêm muito açúcar
5. Todos os doces

Você pode comer quanto quiser dos seguintes alimentos:

1. Carne, peixe, aves
2. Todas as verduras
3. Ovos, desidratados ou frescos
4. Queijo
5. Frutas, se forem sem açúcar ou adoçadas com sacarina, exceto bananas e uvas

E foi assim que Robert Melchionna, da Faculdade de Medicina da Universidade Cornell, descreveu a dieta de emagrecimento que eles usavam no Hospital de Nova York em Manhattan no começo dos anos 1950: "Carboidratos concentrados, como açúcares e pães, e gorduras devem ser restringidos. As dietas, portanto, devem excluir ou minimizar o uso de arroz, pão, batata, macarrão, tortas, bolos, sobremesas, açúcares agregados, doces, cremes etc. Devem consistir em quantidades moderadas de carne, peixe, ave, ovos, queijo, grãos integrais e leite desnatado".[68] E quanto às "regras gerais"⁶⁹ de uma dieta de emagrecimento bem-sucedida, conforme publicadas por um médico do Hospital Infantil de Chicago em 1950?

1. Não consuma açúcar, mel, xarope, compotas, geleias ou doces.
2. Não consuma frutas em calda enlatadas.
3. Não consuma bolos, biscoitos, tortas, pudins, sorvetes à base de creme ou de água.
4. Não consuma alimentos que contenham amido de milho ou farinha adicionada, como molho gravy ou bechamel.
5. Não consuma batata, batata-doce, nenhum tipo de macarrão, leguminosas secas nem frescas.
6. Não consuma alimentos fritos preparados com manteiga, banha de porco, óleo ou substitutos da manteiga.
7. Não consuma refrigerantes à base de cola, gengibre, ervas ou de qualquer outro tipo.
8. Não consuma qualquer alimento proibido e apenas as quantidades permitidas na dieta.

Nos anos 1960, quando os médicos começaram a dar conferências para discutir os últimos avanços das pesquisas em obesidade, as conferências sempre incluíam uma única palestra sobre terapia alimentar. Essa palestra, invariavelmente, era sobre os benefícios clínicos notáveis da alimentação cetogênica/LCHF. Os médicos, psiquiatras e dietistas nessas conferências sabiam que a restrição de calorias (comer menos) não funcionava; portanto, pareciam considerar que não mereciam seu tempo ou atenção. Não era o caso dessas dietas que restringem carboidratos e permitem o consumo significativo ou mesmo ilimitado de alimentos ricos em gordura e proteínas.

A mais influente dessas conferências aconteceu em outubro de 1973 nos Institutos Nacionais de Saúde (NIH, na sigla em inglês) em Bethesda, Maryland. Foi a primeira conferência que o

NIH realizou sobre obesidade. Charlotte Young, uma professora da Universidade Cornell, deu a única palestra sobre terapia alimentar, analisando os cem anos de história das dietas com restrição de açúcar, carboidratos ricos em amido e cereais, e os resultados dos vários ensaios clínicos já realizados, incluindo os próprios ensaios de Young na Cornell. Todas essas dietas LCHF, segundo Young afirmou, "deram excelentes resultados clínicos no que concerne à ausência de sensação de fome, alívio de fadiga excessiva, perda de peso satisfatória, adequação para redução de peso e subsequente controle de peso no longo prazo".[70]

Em suma, elas funcionavam, como Gladwell poderia ter dito, "como num passe de mágica". Resultavam não só em perda de peso sem causar fome, como também em perda de peso sem as outras consequências de um corpo que está passando fome para obter energia – fadiga ou exaustão. Os sujeitos podiam comer até a saciedade, obter energia com essa experiência, e perder peso mesmo assim. Isso não é precisamente o que queremos?

7

UMA REVOLUÇÃO DESPERCEBIDA

Dietas que reduzem a gordura em excesso sem causar fome requerem que a insulina seja minimizada.

Por que a mágica? O que essa experiência de perda de peso sem fome obsessiva nos diz sobre a composição das dietas que podem fazer isso acontecer e, talvez mais importante, sobre a relação entre o que comemos e por que engordamos, para começar? Em outras palavras, o problema é o quanto comemos ou o que comemos?

Entre meados dos anos 1950 e os anos 1970, as respostas a essas perguntas foram buscadas principalmente por pesquisadores de laboratório que estudavam o metabolismo da gordura. Eles fizeram avanços cruciais depois de 1960, após a invenção de uma técnica (um ensaio) laboratorial que permitiu a esses pesquisadores, pela primeira vez na história, medirem com precisão os níveis de hormônios circulando na corrente sanguínea. Os inventores foram a física Rosalyn Yalow e o médico pesquisador Solomon Berson. Yalow ganhou o Prêmio Nobel pelo trabalho, em 1977. (Berson morreu em 1972 e, portanto, não pôde partilhá-lo.) O comitê do Nobel descreveu o trabalho de Yalow e Berson como tendo causado "uma revolução na pesquisa médica e biológica".[71]

De fato causou, mas a revolução passou quase despercebida pela comunidade de pesquisa em obesidade e pelas autoridades que estavam recomendando o que deveríamos fazer para alcançar e manter um peso saudável. Não tanto para os médicos dos livros de dieta da moda da época, mas as mesmas autoridades estavam nos dizendo, de maneira inequívoca, que os médicos dos livros de dieta eram charlatães. As revelações dessa pesquisa de meio século são mais importantes do que os últimos estudos divulgados pela mídia que pretendem nos dizer o que constitui uma alimentação saudável – e vou explicar por quê.

Lembre-se, estamos lidando com um distúrbio de acúmulo de gordura em excesso, como Bruch e Astwood afirmaram, e, portanto, precisamos entender os processos fisiológicos que regulam o metabolismo da gordura no corpo humano – em particular (citando Astwood) "o papel complexo que o sistema endócrino exerce na regulação de gordura". Isso, então, suscita as perguntas sobre o mecanismo: sabemos que o sistema é alterado em relação ao armazenamento e, com efeito, ao armazenamento excessivo, mas o que poderia explicar essa alteração? E como essa alteração em relação ao armazenamento interage com o que comemos ou com o quanto comemos, de modo que possamos influenciá-la ou, idealmente, revertê-la por meio da dieta? O sistema endócrino realmente exerce um papel complexo em tudo isso, mas as respostas requeridas para tratar o sobrepeso e a obesidade por meio de mudanças alimentares são relativamente simples (reconhecendo que *relativo* é um termo relativo).

Nos anos 1950, os pesquisadores que estudavam o metabolismo humano (principalmente Hans Krebs, laureado com o Nobel, que deu nome ao famoso "ciclo de Krebs" pelo qual nossas células são energizadas) já haviam entendido os sistemas metabólicos básicos que atuam para garantir que o alimento ingerido seja disponibilizado na forma de um fluxo de energia constante e confiável para todas as células em nosso corpo. A essência disso é que as usinas de energia nas células (conhecidas como mitocôndrias), que geram a energia que usamos para viver, podem fazê-lo queimando carboidratos, proteínas ou gorduras como combustível, os três "macronutrientes" em nossa dieta.

O sistema endócrino – os hormônios e suas enzimas-alvo –, então, exerce o papel fundamental de orquestrar o que fazemos com esses combustíveis, quando o fazemos e por quanto tempo. Em 1962, quando Astwood fez seu discurso presidencial para a Sociedade de Endocrinologia, os endocrinologistas sabiam que a maioria dos hormônios identificados atuam para acelerar a liberação de gordura de nossas células adiposas, a fim de que as células nos músculos e nos órgãos possam usá-las como fonte de energia. Com efeito, esses hormônios atuam para nos tornar mais magros, porque agem para tornar cada uma das nossas células adiposas mais magra.

Os hormônios estão sinalizando para que nosso corpo faça alguma coisa – lutar, fugir, crescer, se reproduzir. Faz sentido, de uma perspectiva prática, que também tornem disponível o combustível necessário para que essa ação aconteça. Eles liberam gordura de nossas células adiposas e preparam as outras células em nosso corpo para queimar essa gordura a fim de obter energia. Quando você está assustado, por exemplo, suas glândulas adrenais respondem secretando adrenalina na sua circulação sanguínea. Essa adrenalina não só o acelera para lutar ou fugir, como também faz com que suas células adiposas liberem os ácidos graxos armazenados de modo que a gordura esteja disponível no sangue para alimentar a luta ou fuga que possa vir a acontecer. Enquanto a adrenalina e esses hormônios permanecem na circulação sanguínea, eles mantêm esses ácidos graxos disponíveis por precaução. Ao fazer isso, impedem as células adiposas de obter gordura e armazená-la. Da perspectiva da célula adiposa, eles a mantêm mais magra do que ela seria.

Descobriu-se que "o processo inverso, a reincorporação da gordura nos depósitos", como Astwood o chamou, é dominado por um único hormônio. Todos os outros hormônios conhecidos trabalhavam contra o armazenamento de gordura nas células adiposas ou sua devolução para as células adiposas; o hormônio insulina, como Astwood afirmou, "promovia fortemente" isso. Embora os médicos e especialistas em diabetes (até mesmo os endocrinologistas) pensassem na insulina quase exclusivamente como um hormônio que controla o nível de açúcar no sangue (e a maioria ainda pensa assim), isso é como pensar no maestro de uma orquestra como alguém que dirige um único instrumento. A insulina faz muitas coisas no corpo humano. Uma função primordial é, de fato, manter a glicemia sob controle, mas o ponto relevante, para nossos efeitos, é que uma maneira pela qual ela o faz é promovendo também o armazenamento de gordura.

Antes da descoberta da insulina, em 1921, os pacientes com o que hoje chamamos de diabetes tipo 1 – a forma aguda da doença, que tipicamente se manifesta na infância – morriam magérrimos e famintos, independente de quanta comida consumiam. Mas administrar insulina a esses jovens pacientes lhes devolvia sua aparência saudável em semanas. A insulina salvava vidas. Além disso, parecia nitidamente engordativa, mas num bom sentido. Charles Best, que descobriu a insulina com seu colega canadense Frederick Banting, posteriormente foi coautor de um manual médico declarando que esta era uma observação irrefutável: "O fato de que a insulina aumenta a formação de gordura é óbvio desde que o primeiro cachorro ou paciente diabético esquelético apresentou uma fina camada de tecido adiposo, formada em consequência do tratamento com o hormônio".[72]

Para aqueles que precisavam de mais provas, a terapia com insulina também foi usada nos anos 1920 para engordar pacientes extremamente magros e abaixo do peso (aqueles que hoje diríamos que sofrem de anorexia). Também foi usada em meados do século XX como um tipo de terapia de choque em hospitais psiquiátricos para pacientes com esquizofrenia. Esses pacientes tipicamente respondiam à terapia engordando – o matemático de Princeton e futuro ganhador do Nobel, John Nash, e a autora e poeta Sylvia Plath são dois exemplos famosos. No relato ficcionalizado de sua experiência, Plath escreveu que ganhou nove quilos com terapia de insulina, que ela "só engordava cada vez mais".[73] Quando a insulina era administrada a pacientes com a forma crônica de diabetes, que costumava ser chamada de diabetes adulta e hoje é conhecida como diabetes tipo 2, eles também engordaram. Ainda engordam.

Embora essas ideias não tenham sido abraçadas pelos pesquisadores que examinavam a obesidade, sua razão era compreensível. Sim, a insulina claramente parecia fazer as pessoas engordarem nessas situações específicas, mas muitas, ou a maioria, das pessoas diagnosticadas com diabetes – aquelas com tipo 2 – já estavam acima do peso ou obesas mesmo antes da terapia com insulina. Até o início dos anos 1960 e o trabalho de Yalow e Berson, o consenso de opinião entre os médicos e especialistas em diabetes era de que *todos* os casos de diabetes tinham uma deficiência de insulina – pouca insulina para controlar o nível de açúcar no sangue. Este claramente era o caso para a forma aguda infantil, tipo 1, e esses médicos e pesquisadores presumiram que era o caso para todos os diabéticos. Se os indivíduos com diabetes podiam ficar obesos mesmo tendo deficiência de insulina (necessária para manter o nível de açúcar no sangue sob controle), era difícil imaginar como a insulina exerceria um papel importante em fazer com que eles – ou quaisquer outras pessoas – engordassem.

Foi então que ser capaz de medir com precisão os níveis hormonais na corrente sanguínea fez toda a diferença. Começando em 1960, em seus primeiríssimos artigos usando seu novo método de análise para medir a concentração de insulina, Yalow e Berson relataram que as pessoas obesas, em particular as obesas e diabéticas, tinham quantidade excessiva de insulina circulando no sangue. Não deficiente: *excessiva*. Os pacientes mais velhos com obesidade e diabetes não estavam sofrendo de deficiência de insulina; em vez disso, pareciam ser resistentes à insulina que estavam secretando. Essa condição é conhecida hoje como resistência insulínica.

A resistência insulínica se revela fundamental tanto para a obesidade quanto para a diabetes tipo 2 – a diabetes tipo 2 *é*, mais ou menos, a resistência insulínica – e para todas as doenças crônicas associadas a elas. Quando somos resistentes à insulina, nosso corpo (o pâncreas, especificamente) produz cada vez mais insulina, tentando alcançar o controle necessário do nível de açúcar no sangue. Quando isso acontece, como Yalow e Berson propuseram, essa insulina fará o que a insulina faz: sinalizar para as células adiposas que elas devem armazenar gordura. O fato de que as pessoas com obesidade e diabetes tipo 2 são gordas evidencia isso. As células dos tecidos magros e dos órgãos (especificamente, do fígado) podem ser resistentes à insulina mesmo quando as células adiposas continuam sensíveis ao hormônio.

Em 1965, Yalow e Berson estavam descrevendo a resistência insulínica como "o principal regulador do metabolismo da gordura"[74] e propondo que a resistência insulínica que viam nas pessoas com obesidade e diabetes poderia explicar claramente por que elas eram gordas. Quando a insulina é secretada, leva as células do corpo todo a tirar mais açúcar de circulação e usá-lo como fonte de energia; isso leva as células hepáticas a converter a glicose em gordura e enviar essa gordura para ser armazenada; e induz as células adiposas a obter e armazenar toda e qualquer gordura para o futuro. Para que as células adiposas liberem essa gordura, como Yalow e Berson descreveram, o requisito fundamental absoluto não é comer menos nem praticar mais atividade física, e sim diminuir a quantidade de insulina na circulação. (Comer menos e praticar mais atividade física, como discutirei, podem ser maneiras ineficientes de baixar os níveis de insulina.)

Para ser preciso, disseram Yalow e Berson, para que nossas células adiposas liberem gordura "só é necessário o estímulo negativo da deficiência de insulina". Entender esse conceito é fundamental. Pesquisadores da Universidade de Wisconsin que estudavam a obesidade fizeram uma declaração similar no prestigioso *Journal of the American Medical Association*: poder-se-ia afirmar "categoricamente", conforme escreveram em 1963, que a obesidade era impossível *sem* níveis adequados de insulina, e que armazenar gordura *em excesso* "não pode acontecer" sem alguma insulina disponível para fazer com que isso aconteça e, crucialmente, sem que o corpo consuma carboidratos – glicose – para estimular essa secreção de insulina.[75]

Em suma, em 1965, havia duas ideias hoje concorrentes sobre como os alimentos e as dietas podem afetar nosso peso e quanta gordura armazenamos. O saber convencional na época era, e continua sendo (remontando a como o *Textbook of Obesity* o descreveu em 2012), que *todas as dietas que resultam em perda de peso o fazem com base em uma única coisa: elas reduzem a ingestão total de calorias*. A alternativa, a que é baseada na biologia em vez de (supostamente) na física, é: *todas as dietas que resultam em perda de peso o fazem com base em uma única coisa: elas reduzem os níveis de insulina em circulação, criando e prolongando o estímulo negativo da deficiência de insulina*.

"Eu conheço a matemática", Roxane Gay afirma em seu livro de memórias, *Fome*, como se isso *devesse* ser suficiente para solucionar seu corpo desgovernado e reduzir sua gordura em excesso. "Para perder meio quilo de gordura você precisa queimar 3,5 mil calorias." Então, ela observa que esse conhecimento para ela claramente não serve para nada.[76]

O que eu e outros estamos propondo é que conhecer a matemática é irrelevante. O que é necessário para prevenir e tratar e, talvez, até mesmo reverter a obesidade é conhecer a endocrinologia, as influências hormonais e como estas, por sua vez, podem ser influenciadas por aquilo que comemos.

8

O COMBUSTÍVEL DO CORPO

Quando você ingere carboidratos, eleva o nível de insulina, queima carboidratos para obter energia e armazena gordura.

Para entender por que o corpo humano acumula gordura em excesso, é útil entender o que nossos corpos estão tentando realizar quando estão saudáveis. Nós (como todos os organismos vivos) somos dotados de um sistema extremamente sofisticado para sobreviver e, idealmente, prosperar em qualquer contingência (ou pelo menos naquelas com que nos deparamos ao longo dos últimos milhões de anos). Esse sistema exerce inúmeras funções cruciais ao mesmo tempo. A que nos interessa, aqui, é a que visa garantir que todas as suas células, de todos os tipos, sejam devidamente abastecidas no presente e continuem a ser abastecidas de maneira adequada no futuro, com toda a imprevisibilidade que o futuro encerra.

Esse sistema precisa obter os macronutrientes (os combustíveis) disponíveis nos alimentos que ingerimos e aqueles armazenados em nosso corpo – proteínas, gorduras e carboidratos – e maximizar sua utilidade. Precisa garantir que, se o corpo tem um excesso de determinado tipo de combustível e uma carência de outros tipos, encontrará uma forma de minimizar os danos que isso poderia causar. Especificamente, precisa controlar o nível de açúcar em nosso sangue após as refeições ricas em carboidratos, porque o açúcar elevado no sangue é tóxico para as células. As complicações mais óbvias da diabetes – danos aos rins, nervos e vasos sanguíneos – devem-se principalmente aos efeitos tóxicos dos níveis elevados de açúcar no sangue, e é por essa razão que essa doença precisa ser diagnosticada cedo, antes que os danos sejam irreversíveis.

Enquanto Yalow, Berson e outros estudavam o papel da insulina e outros hormônios no armazenamento de gordura, bioquímicos britânicos esclareciam como nosso corpo e, especificamente, nossas células realizam esse trabalho de particionar o combustível – disponibilizar combustíveis de maneira eficiente onde e quando necessário – sem esses hormônios. O sistema hormonal, como discutirei, entra em cena para modular esse sistema bioquímico e estar preparado para emergências. Como esses bioquímicos britânicos demonstraram, nosso corpo queima carboidratos para obter energia (especificamente, a glicose, a substância do açúcar no sangue) quando os carboidratos estão disponíveis, e queima gordura quando os carboidratos foram consumidos ou armazenados (na forma de um composto chamado glicogênio). Isso faz muito sentido, já que nosso corpo tem espaço limitado para armazenar carboidratos, o equivalente a cerca de duas mil calorias, mas consegue armazenar uma quantidade relativamente imensa de gordura. Ou, pelo menos, a maioria de nós consegue. A proteína é necessária para reconstruir e reparar as células e, embora não tendamos a concebê-la dessa maneira, também pode ser armazenada em grandes quantidades como músculo.

Agora, imagine comer uma típica refeição mista contendo todos os três macronutrientes – proteínas, carboidratos e gorduras (deixando de lado o álcool por enquanto). Os carboidratos são decompostos em glicose e entram na circulação, e o nível de açúcar (glicose) em seu sangue aumenta. Essa glicose precisa ser usada como fonte de energia ou ser armazenada rapidamente para minimizar a toxicidade do rápido aumento de sua concentração no sangue. A gordura pode ser armazenada enquanto isso acontece e ser usada posteriormente como fonte de energia, e a proteína, idealmente, será usada para a reparação de células e tecidos.

A insulina é o hormônio primordialmente responsável por orquestrar tudo isso. Leva as células em seus órgãos e tecidos magros a obter carboidratos e os usa como fonte de energia; impede-as de queimar gordura e deixa que esta volte à circulação, onde pode ser devolvida ao armazenamento. A insulina simultaneamente faz com que o tecido adiposo retenha gordura e as células musculares façam o mesmo com a proteína. O consumo de proteína também estimula a secreção de outros dois hormônios, a glicalina e o hormônio do crescimento; o primeiro atuará para limitar o armazenamento de gordura, ao passo que o segundo ajudará a promover o crescimento e a reparação.

Quando terminamos de queimar ou armazenar (na forma de glicogênio) os carboidratos que consumimos, quando o nível de açúcar em nosso sangue está sob controle e diminuindo, a insulina também deve diminuir. Com a queda no nível de insulina, o tecido adiposo enfim experimentará o estímulo negativo da deficiência de insulina, e as células adiposas liberarão a gordura de seus depósitos – a mobilizarão – e queimaremos essa gordura para obter energia. Isso é o que acontece ou deveria acontecer entre as refeições; acontece durante a noite enquanto estamos dormindo, e acontecerá por dias, semanas ou mesmo mais se tivermos de sobreviver a um período de jejum ou de fome prolongada. Esse ciclo em que ondas alternadas de carboidratos e de gorduras alimentam nossas células, entrando e saindo dos depósitos no processo, ficou conhecido como o ciclo de Randle por causa de sir Philip Randle, o bioquímico britânico que liderou este trabalho nos anos 1960.

Os nutricionistas e dietistas da escola de pensamento convencional aprenderam e nos dirão que os carboidratos são o combustível *preferido* do nosso corpo e do nosso cérebro, querendo dizer que são indispensáveis. Mas esses nutricionistas e dietistas estão pensando sobre isso da maneira errada. O fato observável é que, quando os carboidratos estão disponíveis em nossa dieta, nós os usamos como fonte de energia e os usamos primeiro. Se o corpo e o cérebro preferem ou não usar carboidratos como combustível, o fato é que temos pouca ou nenhuma escolha. Como temos um espaço de armazenamento limitado, nosso corpo tem três opções: queimar os carboidratos para obter energia, o que pelo menos os coloca em uso; transformá-los em gordura, o que o fígado fará, se necessário; ou descartá-los na urina, que costumava ser o sintoma diagnóstico de diabetes antes da invenção de testes mais sensíveis que são capazes de medir os níveis de glicose diretamente (ou indiretamente) no sangue.

Mais uma vez, convém quantificar do que estamos falando, a fim de determinar o tamanho real do fenômeno para que possamos entendê-lo – especificamente, por que controlar esses carboidratos é tão crucial e tende a ter precedência sobre outras funções que a insulina exerce, sobretudo no ambiente alimentar de nossos dias. Então, se você é saudável (isto é, *não* diabético) e *não* simplesmente fez uma refeição rica em carboidratos, você tem o equivalente a cerca de *uma colher de chá* de carboidratos (glicose) circulando em seu sangue.* É isso que o corpo considera uma quantidade benigna de açúcar no sangue. Equivale a cerca de quatro ou cinco gramas de glicose no sangue, ou aproximadamente vinte calorias. Você será diagnosticado como diabético se os níveis de açúcar em seu sangue em jejum (isto é, antes do café da manhã) estiverem até mesmo moderadamente acima deste nível: talvez *uma colher de chá e meia* de glicose, ou o equivalente a cerca de trinta calorias de glicose circulando em todo o seu corpo. Esse número muito pequeno é o açúcar elevado no sangue que causa tanto dano na diabetes e que tantos medicamentos são usados para controlar.

Se seguirmos as ideias convencionais sobre uma dieta saudável, cerca de metade das nossas calorias diárias virá dos carboidratos,

---

* O cálculo é simples. Uma pessoa saudável tem, em média, cerca de cinco litros de sangue, e um nível saudável de açúcar no sangue é, em média, entre 60 e 100 miligramas/decilitro. Multiplique cinco litros por 100 mg/dl e você obtém cinco gramas de glicose circulando no sangue durante o jejum. Mais, obviamente, após as refeições. Sou grato a Allen Rader, um físico e especialista em medicina da obesidade em Boise, Idaho, por me mostrar isso, e sinto-me um pouco envergonhado por não ter percebido antes.

talvez de mil a 1,5 mil por dia, ou de cinquenta a 150 vezes mais carboidratos do que há circulando em nossa corrente sanguínea em um dado momento. Isso representa um importante problema de engenharia para o corpo humano. Esses carboidratos tendem a entrar no corpo em ondas, com as refeições e com os lanchinhos e quaisquer bebidas que estivermos consumindo, mas não podem se acumular na corrente sanguínea, ou as consequências serão péssimas. Mas a capacidade de armazenamento, na forma de glicogênio, é mínima, e pode já estar completa. Ajuda o fato de que os alimentos ricos em carboidratos tendem a conter uma quantidade significativa de fibras (ou, pelo menos, costumava ser assim antes de a indústria de alimentos aperfeiçoar a arte de processar carboidratos e remover toda a fibra, que dirá fabricar bebidas açucaradas e outras sem fibras e ricas em carboidratos, como a cerveja). A fibra desacelera a digestão e a absorção dos carboidratos e o tempo que leva para entrarem na circulação. Mas, uma vez na corrente sanguínea, precisam ser eliminados rapidamente.

Nosso corpo começa a lidar com esse problema fazendo o pâncreas secretar insulina mesmo antes de comermos. Isso é conhecido como fase cefálica de secreção de insulina, em que *cefálica* significa "pertencente à cabeça" ou, neste caso, ao que a cabeça e o cérebro estão fazendo, e não ao corpo. A insulina leva nossas células adiposas a reter gordura e nosso tecido magro a absorver glicose e queimá-la para obter energia, porque o corpo está presumindo que mais está por vir. Só de ler as palavras *donuts quentes e fresquinhos*, você muito provavelmente pensou em comer, e esse processo cefálico foi colocado em ação. Você talvez também perceba que está salivando um pouco, que é a reação clássica que Pavlov descreveu em cachorros – outro efeito da fase cefálica. Todos esses efeitos preparam o corpo para a enxurrada de carboidratos e outros macronutrientes que agora espera.

O pâncreas continua a secretar insulina, e os níveis de açúcar na circulação continuam a aumentar quando começamos a comer, mesmo antes de o alimento chegar ao nosso estômago e começarmos a digeri-lo e absorvê-lo em nossa circulação. Quando isso acontece, e a onda de açúcar no sangue começa a crescer, a glicose estimula o pâncreas a secretar ainda mais insulina. Durante todo esse processo, a insulina está induzindo as células nos órgãos e no tecido magro a absorver a glicose o mais depressa possível, e armazená-la ou usá-la como combustível. Está fazendo com que essas células queimem glicose em vez de gordura (ácidos graxos), e está estimulando as células adiposas a absorver e continuar a reter gordura.

Em essência, nosso corpo toma uma decisão calculada a cada refeição que fazemos. Está maximizando a saúde e a utilidade no curto prazo com a expectativa de que as consequências no longo prazo possam ser minimizadas. Lidamos com o problema imediato – essa enxurrada de carboidrato e o dano causado a nossas células por bombear grandes quantidades de glicose pelas mitocôndrias e o ciclo de Krebs – em parte, adiando quaisquer problemas que possam surgir em decorrência do armazenamento da gordura relativamente benigna, que é consumida com os carboidratos ou fabricada a partir dos carboidratos. Uma vez que a situação dos carboidratos está sob controle, a onda de insulina cai (se você é saudável); as células adiposas agora percebem o estímulo negativo da deficiência de insulina e liberam gordura na circulação, onde as células dos órgãos e tecidos magros podem – e irão – usá-la como combustível. O mesmo sinal de deficiência de insulina faz com que as células dos órgãos e dos tecidos magros queimem também a gordura para obter energia.

Quando este sistema funciona bem em indivíduos magros e saudáveis, é extremamente adaptativo. Os pesquisadores do metabolismo se referem a isso como flexibilidade metabólica. Alternamos facilmente entre queimar gordura e queimar carboidratos: quando os carboidratos chegam, a gordura é armazenada. Quando os carboidratos se exaurem, a gordura é mobilizada e toma seu lugar como fonte de energia.

Tudo isso está bem, exceto que esse sistema maravilhosamente dinâmico depende da insulina e do estímulo negativo da deficiência de insulina para funcionar de forma correta, e esse sinal pode ser perturbado com relativa facilidade por aquilo que comemos e pela maneira como vivemos em nosso mundo moderno. Sem esse estímulo negativo da deficiência de insulina – se o nível de insulina continuar acima de um certo limite basal desconhecido –, armazenaremos gordura. Nosso sistema, nas palavras de Hilde Bruch, será direcionado para o armazenamento de gordura e afastado da oxidação (isto é, da queima dessa gordura para obter energia).

Este é um problema crítico. O excesso de gordura, especificamente a gordura abdominal, é um sinal claríssimo de resistência insulínica: nesse caso, a insulina atinge níveis mais elevados do que deveria e por períodos mais prolongados do que deveria. Aqueles que são resistentes à insulina estão em modo de armazenamento de gordura (o tipo de frase usada pelos autores dos livros de dieta que, ainda assim, é biologicamente apropriada) durante muito mais tempo ao longo do dia do que o ideal, e estarão predispostos a reter a gordura em vez de mobilizá-la ou queimá-la. Eles tendem a engordar com facilidade, pelo menos até que suas células adiposas também se tornem resistentes à insulina, momento em que seu peso se estabiliza. Como Yalow e Berson observaram, não é preciso muita resistência insulínica para que algumas calorias extras por dia sejam armazenadas como gordura, até que acabam se manifestando como obesidade. Esta era claramente uma implicação. Esse aumento do nível de insulina, infelizmente, pode ser tão pequeno que nenhum teste conhecido seria capaz de detectá-lo.

9

GORDURA VERSUS OBESIDADE

Preste atenção ao que os manuais dizem sobre por que as células adiposas engordam, e não ao que dizem sobre obesidade.

Ao longo dos anos 1960 e 1970, entender o metabolismo humano e o armazenamento de gordura se tornou a ciência dos manuais, mesmo quando as autoridades que estavam nos dizendo como comer de maneira saudável (focadas no excesso de comida como causa da obesidade e no excesso de gordura alimentar como causa das doenças cardíacas) continuaram a considerá-lo de pouco interesse. Esse entendimento, em sua maior parte, continuou sendo ciência dos manuais. Vá à biblioteca médica ou livraria universitária de sua cidade (ou a sua estante, se você for médico) e encontre um livro de bioquímica ou de endocrinologia publicado depois de, digamos, 1980. Procure *metabolismo energético* e *insulina*. Em alguns livros, você talvez tenha de procurar sob a palavra *adipócito* – o termo técnico para uma célula de gordura – ou *tecido adiposo*. Então, vá até as páginas indicadas para a explicação da regulação hormonal do metabolismo energético e, uma vez que o armazenamento de energia é parte desse processo, deve também explicar o que faz nossas células adiposas armazenarem gordura. Fará isso em terminologia técnica, mas a mensagem será que a insulina causa o armazenamento de gordura no contexto do nível elevado de açúcar no sangue que está presente quando alguém faz uma refeição rica em carboidratos ou tem diabetes tipo 2.*

Este, por exemplo, é o resumo de uma seção sobre "Regulação hormonal do metabolismo energético" de uma edição de 2017 de *Princípios de bioquímica de Lehninger*, amplamente considerado o manual de bioquímica mais respeitado:

> Um nível elevado de glicose no sangue elicita a secreção de insulina, que acelera a absorção de glicose pelos tecidos e favorece o armazenamento de fontes de energia como glicogênio e triglicérides, ao passo que inibe a mobilização de ácidos graxos no tecido adiposo.[77]

Segue uma tradução menos técnica: o nível elevado de açúcar no sangue, que você pode ter quando é diabético ou quando fez uma refeição rica em carboidratos, fará seu pâncreas secretar insulina, a qual, por sua vez, o levará a queimar os carboidratos para obter energia e a armazenar glicose na forma de glicogênio e gordura, e levará suas células adiposas a armazenar a gordura que você ingeriu e a gordura fabricada a partir da glicose, além de reter a gordura que já tem.

Como um lembrete da influência dos paradigmas e do pensamento dogmático, o mesmo livro, na mesmíssima página (939), afirma: "Em uma primeira aproximação, a obesidade é o resultado de ingerir mais calorias na dieta do que as que são gastas pelas atividades do corpo que consomem energia". A implicação é que nossas células adiposas têm cada vez mais gordura porque o açúcar

---

* Até mesmo os manuais de bioquímica e endocrinologia tendem a acompanhar as tendências de pesquisa prevalentes. Alguns "truísmos" simples são deixados para trás. Neste caso, como a ciência médica abraçou primeiro a biologia molecular, e depois a genômica e a proteômica e outras disciplinas tornadas possíveis pelas últimas inovações tecnológicas, até mesmo o estudo das bactérias que colonizam nosso trato gastrointestinal, os manuais começaram a omitir parte dessa ciência elementar.

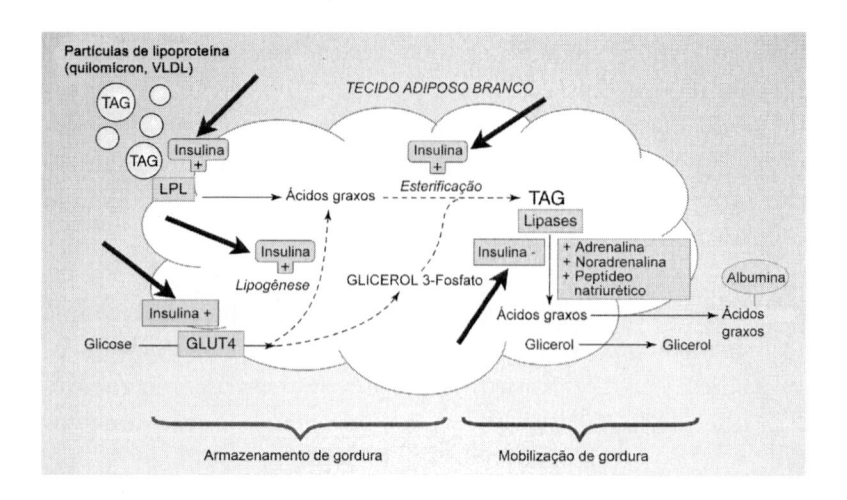

```
Partículas de lipoproteína
(quilomícron, VLDL)                 TECIDO ADIPOSO BRANCO
  (TAG)  ○
     ○  ○    Insulina                    Insulina
  (TAG)        +                            +
         LPL          Ácidos graxos  Esterificação    TAG
                                                    Lipases
                   Insulina               Insulina -   + Adrenalina
                      +                               + Noradrenalina
                   Lipogênese   GLICEROL 3-Fosfato   + Peptídeo       Albumina
                                                      natriurético
             Insulina +                        Ácidos graxos            Ácidos
  Glicose      GLUT4                           Glicerol     Glicerol    graxos

        Armazenamento de gordura         Mobilização de gordura
```

em nosso sangue aumenta e a insulina aumenta, mas engordamos cada vez mais porque comemos demais. Estes são mecanismos totalmente diferentes, embora seria de se pensar que engordamos pela mesma razão que nossas células adiposas engordam. Afinal, são elas que estão engordando.

Eu hesito em usar diagramas de manuais sobre metabolismo humano em um livro concebido para ser lido por quase todos, mas, como isto é precisamente o que queremos saber, vou usar um desta vez. Queremos saber o que regula o acúmulo de gordura nas células adiposas, já que, como Bruch observou, quando estamos acima do peso ou obesos estamos lidando com acumulação de gordura em excesso nas, vejam bem, células de gordura. É assim que esta ciência aparece em um diagrama da edição de 2019 do manual *Regulação metabólica: Uma perspectiva focada no organismo humano*, escrito por Keith Frayn da Universidade de Oxford (com Rhys Evans).[78] Antes de Frayn se aposentar, alguns anos atrás, ele foi considerado uma das duas ou três principais autoridades mundiais no estudo do metabolismo e, em particular, do metabolismo da gordura.

Você pode ignorar a terminologia técnica no diagrama e prestar atenção às setas em negrito que acrescentei à figura. Como pode ver, em toda parte em que o tecido adiposo está absorvendo gordura, é a insulina que está promovendo isso – "insulina +", conforme está descrito. Quando o tecido adiposo está mobilizando gordura, tirando gordura das células e liberando-a na circulação, onde pode ser usada para obter energia, é a insulina que está inibindo isso ("insulina –") e outros hormônios (adrenalina, noradrenalina e ANP no diagrama) o estão promovendo. (*Regulação metabólica*, de Frayn, também afirma que a obesidade é causada por comer demais. Da primeira vez que o entrevistei, em fevereiro de 2009, e mencionei que ele parecia ter dois mecanismos diferentes para o acúmulo de gordura em excesso nas células adiposas e o acúmulo de gordura em excesso nos humanos, sua resposta imediata, segundo me lembro – e espero não estar lhe prestando um desserviço –, foi que ele nunca havia considerado isso antes.)

Os pesquisadores do metabolismo gostam de dizer que a insulina é o sinal para o "estado satisfeito", ou seja, um sinal de que nós já comemos e temos combustível disponível para armazenar e usar como fonte de energia. Isso, na verdade, simplifica demais a realidade: a insulina é o sinal de que o corpo se alimentou de carboidratos. A gordura que comemos não estimula a secreção de insulina. (Embora os aminoácidos das proteínas sejam convertidos em glicose e estimulem a secreção de insulina de forma indireta, a proteína, como afirmei, também estimulará a secreção de glicalina e do hormônio do crescimento, e, portanto, esse sinal é muito mais sutil.) Quando se consomem carboidratos e há secreção de insulina, os carboidratos é que são usados como fonte de energia, e a gordura é colocada nas células adiposas. Enquanto continuarmos comendo carboidratos e esses forem absorvidos na circulação, enquanto o nível de insulina se mantiver elevado e as células adiposas se mantiverem sensíveis a essa insulina, a gordura continuará a ser armazenada e acumulada.

Uma implicação óbvia dessa fisiologia humana básica é que, se queremos nos livrar de nossas células adiposas de alguma maneira biologicamente eficiente, temos de manter baixos os níveis de insulina em nossa circulação. Precisamos criar aquele estímulo negativo da deficiência de insulina, o que significa não comer carboidratos. É tudo surpreendentemente simples se partirmos do pressuposto – muito razoável, acho – de que a fisiologia humana, a bioquímica e a endocrinologia são, de fato, relevantes para um problema como a obesidade e por que engordamos. As autoridades, nos últimos cinquenta anos, não fizeram isso.

O que é ao mesmo tempo fascinante e desanimador nessa história é que praticamente todos os envolvidos com saúde, dieta e controle de peso desde os anos 1960 entenderam errado pelo menos alguma coisa importante. Este foi um dos muitos fatores que contribuíram para fazer com que uma mensagem simples pareça complicada. Invariavelmente, essas pessoas fizeram suposições baseadas em ideias preconcebidas sobre glutonia e preguiça ou sobre o papel da gordura alimentar nas doenças cardíacas. Alguns simplesmente estavam apaixonados pela física da termodinâmica e não conseguiram se afastar da ideia de que o que entrava no corpo em excesso, o que quer que isso significasse, tinha de ser armazenado como gordura. Essas ideias preconcebidas os levaram a cometer erros importantes na maneira como interpretaram todas essas evidências.

Não ajudou o fato de que muitos desses "especialistas" tinham pouca prática científica significativa. Em geral, eram médicos cuja orientação recebida para fazer boa ciência era não muito superior à de encanadores ou outros artesãos talentosos. A maioria dos que haviam sido instruídos em ciência não eram particularmente bons nisso. Eles não entendiam o que significava ser céticos com relação a suas próprias ideias e então verificar, e verificar triplamente, seus pressupostos. ("O primeiro princípio" da ciência, como o físico ganhador do Nobel Richard Feynman afirmou tão acertadamente, "é não enganar a si mesmo – e você é a pessoa mais fácil de ser enganada."[79]) Em consequência, essas observações sobre o papel da insulina, e as implicações de que os carboidratos engordam (especificamente, para aqueles predispostos a engordar com facilidade), nunca foram levadas a sério ou consideradas relevantes. Simplesmente não se encaixavam nas noções de nutrição mal concebidas da época. Quando eram levadas em conta, invariavelmente os pesquisadores as interpretavam de maneira simplista e incorreta.

Em 1965, por exemplo, quando as dietas com restrição de carboidratos estavam se tornando cada vez mais populares e a ciência para explicar por que elas funcionavam "como num passe de mágica" foi elucidada, os nutricionistas já estavam afirmando que as proclamações dos médicos defensores dessas dietas eram "absurdas"[80] (ninguém consegue perder peso sem comer menos), ou que as próprias dietas eram letais (toda aquela gordura saturada!) e que a disseminação dessas diretrizes alimentares para o público resultaria em "assassinato em massa", como Jean Mayer, de Harvard, declarara ao *New York Times* em 1965. Assassinato em massa! Mayer fez essa declaração embora entendesse bem o papel da insulina no acúmulo de gordura – a insulina "favorece a síntese de gordura", escreveu em seu livro de 1968, *Overweight*, enquanto especulava que os diferentes níveis de insulina e de outros hormônios poderiam ter "efeitos diferentes sobre o conteúdo de gordura do corpo".[81] Mas Mayer não podia deixar o equilíbrio energético para trás, e se convenceu de que os gordos ficam dessa maneira por serem fisicamente inativos. A paixão por atividade física que Mayer ajudou a promover começou nos Estados Unidos nos anos 1970 e continua a se fortalecer – coincidindo com as taxas cada vez mais altas de obesidade e diabetes.

Os dietistas que estudavam e informavam sobre a eficácia notável da alimentação cetogênica/LCHF – perda de peso sem fome – pareciam não estar interessados em discutir os mecanismos que poderiam explicar tal eficácia notável. Se prestavam atenção a essa ciência, raramente, se é que alguma vez, falavam ou escreviam sobre ela publicamente. Os pesquisadores que de fato estudavam a obesidade depois se aferraram à ideia de que a gordura que ingerimos é a gordura que armazenamos – como é, em sua maior parte

–, e isso, combinado à noção amplamente difundida de que a gordura alimentar causava doenças cardíacas, os levou a recomendar que comamos menos gordura (substituindo-a por carboidratos), afirmando que, desse modo, evitaríamos o acúmulo de gordura. (Isso até poderia funcionar para algumas pessoas, mas a um preço que talvez fosse muito difícil de pagar durante uma vida inteira.) Eles nunca chegaram à etapa seguinte do processo, em que os carboidratos que comemos atuam para regular, por meio da insulina, esse processo de armazenamento de gordura e, portanto, o quanto daquela gordura alimentar nossas células adiposas armazenarão e por quanto tempo. Um pesquisador influente inclusive apresentou uma hipótese que implicava que, termodinamicamente, o corpo preferia tanto armazenar gordura a carboidratos que, se um alimento não tinha gordura, não nos faria engordar. Isso levou à ideia de que até mesmo as bebidas açucaradas – livres de gordura – poderiam ser consumidas à vontade sem influenciar a medida de nossa cintura. Este foi um equívoco desastroso, mas os consumidores, neste mundo de nutrição, obesidade e doenças crônicas, não tinham proteção alguma contra a má ciência e suas aplicações incorretas generalizadas.

Até mesmo Robert Atkins, que ganhou fama nessa época e sabia que a insulina é um hormônio que faz engordar, ainda argumentou, em seu livro de dietas extremamente popular, que seu regime cetogênico/LCHF funcionava tão bem porque estimulava algum tipo de "hormônio mobilizador de gordura",[82] uma noção que havia sido proposta por pesquisadores britânicos nos anos 1950 e jamais emplacaria. (A realidade é que quase todos os hormônios, com a notável exceção da insulina, são tecnicamente hormônios mobilizadores de gordura, embora não mobilizem gordura quando o nível de insulina está elevado. O sinal da insulina se sobrepõe ao desses outros hormônios.) Quando um médico da cidade de Nova York e um nutricionista formado em Harvard se uniram para escrever e publicar uma crítica mordaz ao livro de dieta de Atkins, em 1974, sob o imprimátur da Associação

Médica Americana (AMA), eles assinalaram que o "hormônio mobilizador de gordura" de Atkins era um engodo e descreveram a dieta como baseada em "conceitos bizarros de nutrição"[83] que claramente não deveriam ser promovidos ao público. Então, como um aparte à atividade dos hormônios mobilizadores de gordura, observaram que "a gordura é mobilizada quando a secreção de insulina diminui". Que a dieta Atkins, uma dieta cetogênica/LCHF, estivesse entre as mais eficazes para diminuir a secreção de insulina não era algo que a AMA considerasse digno de ser mencionado.*

---

* Hilde Bruch entendeu quase certo, mas, como falei, não estava escrevendo livros de dieta. Ela resumiu esta ciência em seu livro de 1973 da seguinte maneira: "A fixação de ácidos graxos no tecido adiposo para armazenamento depende de um fornecimento contínuo de glicose, e, visto que a insulina é requerida para a utilização dessa glicose, é óbvio que o controle do metabolismo da gordura é mediado pela glicose e pela insulina. A implicação dessa inter-relação é que o armazenamento de gordura em excesso, como ocorre na obesidade, poderia estar associado com, ou ser resultado de, uma superprodução de insulina e uma ingestão excessiva de carboidratos, ou ambos". (Bruch 1973)

10

A ESSÊNCIA DA DIETA CETOGÊNICA

Para aqueles que engordam com facilidade, uma dieta alimentar que restrinja todo um grupo de alimentos – um padrão alimentar cetogênico/LCHF – pode ser necessário e ideal.

Robert Atkins conquistou sua má fama como médico dietista em parte porque seu livro estava vendendo tão bem enquanto promovia a ideia de ingerir grandes quantidades de gordura e, em particular, gordura saturada. Os médicos e nutricionistas do *establishment* possivelmente sentiram mais do que um pouco de inveja do primeiro fato; estavam mesmo preocupados com o último. Eles temiam que Atkins estivesse matando as pessoas e enganando-as no processo. Não acreditavam nem um pouco em um conceito que Atkins foi o primeiro dos médicos dos livros de dietas a abraçar como um todo: a cetogênese e o papel dos corpos cetônicos (menos tecnicamente, e para nossos efeitos, cetonas) e da cetose em uma dieta de emagrecimento. Era a isso que a crítica fomentada pela AMA se referia especificamente como conceito nutricional "bizarro". Era uma noção radical na época, e ainda hoje preocupa os médicos e dietistas do *establishment*.

A ideia de que evitar alimentos ricos em carboidratos era uma boa estratégia se você não quisesse ser gordo esteve presente pelo menos desde Jean Anthelme Brillat-Savarin nos anos 1820. Como observei, já havia se tornado senso comum. Toda mulher sabia que carboidratos engordam. Atkins levou isso um passo à frente e propôs primeiro que os carboidratos deveriam ser substituídos por gordura (e não qualquer gordura, mas alimentos ricos em gordura saturada, "lagostins na manteiga, carne com molho Béarnaise"[84]). Então, ele evocou o conceito das cetonas e da cetose, o que hoje é chamado cetose nutricional – daí o termo cetogênico –, como uma maneira de determinar se a dieta estava realmente funcionando, tirando gordura de nossas células adiposas e usando-a como fonte de energia e, portanto, eliminando-a do corpo.

As cetonas são moléculas sintetizadas nas células hepáticas quando estas estão queimando gordura para obter energia. São criadas a partir dos subprodutos dessa queima de gordura (oxidação), seja da gordura em sua dieta ou da gordura que você armazenou, quando o nível de insulina é baixo o suficiente para que tal gordura seja mobilizada. Ao contrário da gordura da qual são feitas, as cetonas podem atravessar logo a barreira hematoencefálica, e o cérebro pode, e irá, usá-las como fonte de energia quando houver pouca oferta de carboidratos. O fato de que o cérebro e o coração sabidamente funcionam de maneira mais eficaz com cetonas do que com glicose sugere que elas podem ser uma fonte de energia ideal para o corpo humano.* A cetose é o que está acontecendo quando seu fígado está sintetizando mais do que uma quantidade mínima de cetonas.

Para Atkins, as cetonas e a cetose eram sua reivindicação de patente, para usar um termo de Gladwell, que diferenciava sua dieta da noção convencional (aquilo que "toda mulher sabe"). Em vez

---

* As autoridades gostam de dizer que a glicose – o açúcar no sangue – é a fonte de energia preferida pelo cérebro, mas isso, mais uma vez, é porque o cérebro queima glicose para obter energia quando você está seguindo uma dieta rica em carboidratos. É concebível que nosso corpo tenha decidido, figurativamente falando, que, uma vez que nosso cérebro usa tanto da energia que geramos – cerca de vinte por cento –, fazer nosso cérebro queimar glicose seria necessário para controlar o açúcar no sangue em um mundo rico em carboidratos, mesmo que as cetonas fossem, de alguma forma, uma fonte muito melhor, como um combustível com maior octanagem para seu carro.

de apenas observar que carboidrato faz engordar, e que as dietas que restringem carboidratos sem restringir calorias (ou seja, substituem as calorias dos carboidratos por gordura) parecem ser um meio biologicamente apropriado para reduzir o excesso de peso, ele apresentou seu plano alimentar como uma dieta revolucionária. Como discutimos, esta é uma abordagem comum dos médicos que escrevem livros de dieta, e serviu para complicar uma ciência simples, ao mesmo tempo oferecendo um mundo de especulações que podem ou não atuar em nosso benefício. No caso de Atkins, ele não estava apenas afirmando que sua dieta corrigia um problema ao eliminar uma causa principal, o que ela faz; ele estava apresentando uma terapia única que só poderia ser entendida lendo seu livro e seguindo suas instruções. Essas instruções incluíam uma dieta em etapas, com um teor de carboidratos progressivamente mais alto caso estes pudessem ser tolerados.

A "fase de indução" da dieta Atkins elimina todos os carboidratos, com a exceção daqueles armazenados como glicogênio na carne e da quantidade mínima de carboidratos presente nas verduras. A maioria das verduras entra na categoria que os nutricionistas costumavam chamar de vegetais do grupo A, que são aqueles em que apenas cinco por cento de seu peso vem dos carboidratos que podemos digerir e o resto é, em sua maior parte, água e alguma fibra, que hoje chamamos de fibra alimentar e que mal digerimos para usar como fonte de energia. Uma xícara de brócolis, por exemplo, tem, talvez, quatro gramas de carboidratos digeríveis – o equivalente a dezesseis calorias –, e esses carboidratos são lentos de digerir e absorver, o que minimiza seu efeito sobre o nível de açúcar no sangue e a insulina. Isso quer dizer que as verduras são benignas de uma perspectiva endócrina, e benéficas do ponto de vista nutricional. Se forem ingeridas junto com carnes gordas e molhos, são ainda mais benignas.

Quer Atkins soubesse ou não, essa combinação de carnes gordas, gorduras e verduras se mostraria uma das maneiras mais eficazes de manter baixos os níveis de insulina e prolongar a quan-

A ESSÊNCIA DA DIETA CETOGÊNICA

tidade de tempo em que a gordura seria mobilizada das células adiposas e oxidada para obter energia, gerando cetonas. Quando a pessoa perdia peso, segundo Atkins aconselhou, os dietistas podiam escolher devolver aos poucos quantidades mínimas dos carboidratos de que elas talvez sentissem falta, contanto que seu fígado continuasse a produzir cetonas – isto é, contanto que elas permanecessem em cetose. Atkins chamou o ponto em que elas paravam de gerar níveis detectáveis de cetonas de "nível crítico de carboidrato", e o objetivo de sua dieta era permanecer abaixo desse limite. Isso seria verificado por meio das chamadas tiras para teste de cetose, que podem ser compradas em farmácias onde são vendidas para diabéticos, cuja vida depende de evitar uma forma particularmente grave de cetose conhecida como cetoacidose diabética. De fato, as cetonas foram observadas pela primeira vez em meados do século XIX na urina de diabéticos que estavam morrendo da doença. É por isso que, desde então, a comunidade médica quase sempre viu as cetonas como agentes patológicos, sinais de que algo terrível está acontecendo.

Esta interpretação é errada e, mais uma vez, um pensamento demasiado simplista, mas você pode imaginar o problema. Como afirmei, os médicos do *establishment* ainda se preocupam com as cetonas e a cetose, mas isso é porque eles nem sempre leem a literatura científica com o devido cuidado. Steve Phinney, da Universidade da Califórnia, e Davis e Jeff Volek, da Universidade do Estado de Ohio, são dois dos vários pesquisadores que estudaram a fundo a fisiologia da cetose no laboratório e em ensaios clínicos e, portanto, contribuíram significativamente para nossa compreensão dessas moléculas e desse estado fisiológico. Conforme escreveram, as cetonas hoje estão associadas a "um amplo espectro de benefícios à saúde".[85] Elas são qualquer coisa menos patológicas, pelo menos quando o corpo está funcionando corretamente.

Para entender a cetose e as dietas cetogênicas, você deve entender que várias condições devem ser alcançadas para que seu fígado sintetize níveis detectáveis de cetonas. Tem de estar queimando gordura a um ritmo acelerado, o que significa que os níveis de insulina têm de estar muito baixos, e isso significa que os carboidratos devem estar ausentes da dieta pelo menos em sua maior parte, e que os níveis de açúcar no sangue devem estar em um mínimo saudável. Uma das muitas coisas que a insulina faz é sinalizar para que o fígado cesse a síntese de cetonas. Mais uma vez, isso faz sentido do ponto de vista da engenharia: a insulina na circulação é um sinal de que o nível de açúcar no sangue está elevado e de que seria melhor as células estarem metabolizando vigorosamente essa glicose, seja queimando-a para obter energia, armazenando-a na forma de glicogênio, ou transformando-a em gordura. As cetonas, assim como a gordura em nossa dieta, não seriam fontes de energia necessárias nem desejáveis durante o que idealmente deveriam ser apenas períodos pós-refeições.

Quando o nível de açúcar no sangue cai, e o nível de insulina na circulação também cai (como se espera que aconteça, se você é saudável), a gordura é mobilizada do tecido adiposo e as células hepáticas queimam essa gordura. Agora, a síntese dos corpos cetônicos no fígado passa de "estar ociosa em segundo plano", como Phinney e Volek o descreveram, a gerar cetonas que possam substituir a glicose como fonte de energia para o cérebro. Agora, o corpo está em "cetose nutricional". Este é um termo cunhado por Phinney para distingui-la do estado patológico da cetoacidose, quando o corpo carece de toda insulina – e também, possivelmente, distanciá-lo do ar de charlatanismo que sempre esteve associado com Atkins pelo crime de ser um pioneiro extravagante (e financeiramente bem-sucedido) nesse pensamento não convencional sobre alimentação.

As cetonas são medidas em unidades de milimols por litro, abreviadas como mmol/l. Em uma típica dieta rica em carboidratos, seu nível de cetona provavelmente é em torno de 0,1 mmol/l, que é o produto da maquinaria de síntese de corpos cetônicos no fígado quando este se encontra no estado ocioso em segundo plano. Se você ficar doze horas sem comer, algo que faz com frequência na vida – quando termina o jantar às sete da noite, digamos, e toma o café da manhã em um horário razoável na manhã seguinte –, seu nível de corpos cetônicos antes do café da manhã terá triplicado, até 0,3 mmol/l, já que seu nível de insulina é baixo e seu fígado está sintetizando cetonas para ajudar a alimentar o cérebro, no mínimo. Continue a jejuar durante mais do que alguns dias, e você terá entre 5 e 10 mmol/l.* Em uma dieta Atkins – conhecida como cetose nutricional –, suas cetonas poderiam chegar a 2 ou 3 mmol/l. Depois da atividade física com a mesma dieta, quando o nível de insulina é muito baixo, você pode até mesmo atingir 5 mmol/l, todos números relativamente baixos em comparação com os da cetoacidose diabética, o estado que tão justificadamente preocupa os médicos e especialistas em diabetes.

Na cetoacidose diabética, as células adiposas lançam a gordura armazenada na circulação, o fígado sintetiza cetonas intensamente, e os carboidratos não estão sendo absorvidos e usados como fonte de energia na velocidade necessária. Enquanto isso, o fígado também está gerando glicose para usar como fonte de energia adicional. Todas essas fontes de energia estão se acumulando na corrente sanguínea, e claramente está se instaurando um inferno

---

* Entre as principais observações no início dos anos 1960 que aparentemente levaram Atkins a conceber uma dieta cetogênica como saudável foi o fato de que nosso corpo não distingue entre a fonte de energia que é armazenada e a fonte de energia que acabamos de ingerir. As células metabolizarão a proteína e a gordura de qualquer uma das fontes, sem uma maneira de saber a diferença. Sendo assim, quando nossos ancestrais jejuavam ou tinham de atravessar períodos de fome, eles metabolizavam primordialmente ou exclusivamente gordura e proteína para obter energia. O mesmo é verdadeiro durante a cetose nutricional, o que sugere que este é um estado relativamente natural ou pelo menos benigno, e não algo a ser temido. Isso também levou Eric Westman, em Duke, a propor que em vez de dizer "você é o que você come", os nutricionistas e dietistas deveriam aconselhar os pacientes e clientes a "comer o que você é"– isto é, gordura e proteína.

metabólico patológico: os níveis de corpo cetônico na cetoacidose diabética estão tipicamente bem acima de 20 mmol/l. Esta é uma condição a ser temida com razão, mas é um estado fisiológico muito diferente da cetose nutricional. Como afirmei repetidas vezes, os médicos, até mesmo os especialistas na área, são propensos ao pensamento demasiado simplista, em particular quando temem que possa haver danos.*

Para o que nos interessa aqui, as cetonas e a cetose nutricional podem ser concebidas como sinais, como marcadores biológicos, de que a gordura está sendo mobilizada e queimada para obter energia, em vez de ser armazenada. Idealmente, isso significaria que você está emagrecendo – que é, afinal, o objetivo de uma dieta de emagrecimento. Se o objetivo é queimar gordura sem passar fome, a cetose nutricional é algo bom.

Esta abordagem drástica é sensata? Esta pergunta motivou meio século de controvérsias sobre tais dietas. Certamente, um tipo de alimentação que não restrinja toda uma categoria de alimentos (e não faça seu hálito ter cheiro de acetona por causa das cetonas, o que é bem possível) também poderia funcionar para reduzir a gordura em excesso, seria mais fácil de sustentar por uma vida inteira e mais saudável de se iniciar. Com certeza isso representaria menos risco com igual benefício e mais sustentabilidade. Ou não?

A resposta breve é que isso, quase certamente, depende do indivíduo. Para a resposta completa, precisamos regressar à insulina e à afirmação da denúncia de Atkins endossada pela AMA: "A gordura é mobilizada quando a secreção de insulina diminui".[86] Isso é bastante simples, mas Yalow e Berson o expressaram com mais precisão quando escreveram que o requisito necessário para

---

* Vale notar que as próprias cetonas estimulam alguma secreção de insulina, e a secreção de insulina, por sua vez, inibe a síntese de cetonas. Este é um ciclo de retroalimentação negativa que ocorre naturalmente e que evita – apenas mudando nossa dieta – que os níveis de cetona se tornem patologicamente altos.

mobilizar a gordura das células adiposas era "o estímulo negativo da deficiência de insulina".[87]

Agora, voltemos à fisiologia, ao metabolismo e à endocrinologia humana. Acontece que este conceito de estímulo negativo da deficiência de insulina vem com duas ressalvas cruciais. Yalow e Berson estavam cientes de ambas, mas, na época, não pensavam nas implicações de uma dieta de emagrecimento bem-sucedida (e muito menos de se escrever livros de dietas). As autoridades do *establishment* tipicamente prestaram pouca atenção, percebendo-a como não relevante para seu pensamento sobre glutonia e preguiça.

Primeiro, todos respondemos aos carboidratos de maneira diferente. Existe uma variação enorme de pessoa para pessoa. Esta é uma ótima razão pela qual, ao recebermos os mesmos alimentos, alguns de nós teremos corpo de modelo e outros seremos obesos. Além disso, as diferentes células e tecidos no mesmo indivíduo respondem de maneira diferente à insulina. Aqui também há enorme variação. Quando os tecidos e as células se tornam resistentes à insulina, eles o fazem em taxas diferentes e em níveis diferentes de insulina na circulação. Por esta razão, como Berson e Yalow alertaram, "é desejável, se possível, distinguir a resistência generalizada de todos os tecidos da resistência de tecidos específicos".[88]

Se um médico o diagnosticasse como resistente à insulina, algo provável caso você esteja engordando com facilidade, esse médico teria pouco ou nenhum conhecimento de como essa resistência insulínica difere entre os tecidos – se suas células adiposas, por exemplo, continuam a responder à insulina mesmo quando as outras células em seu corpo pararam de prestar atenção a esse hormônio. O que quer que esteja acontecendo com a insulina em outras partes do seu corpo, o fato é que, enquanto suas células adiposas *continuarem* sensíveis à insulina e a insulina for secretada, elas estarão armazenando gordura e seu corpo a estará acumulando. Em outras palavras, como Yalow e Berson observaram, se você está engordando, suas células adiposas devem estar respondendo à insulina, independentemente do que ocorre em outras partes de seu corpo. Suas células adiposas ainda devem ser sensíveis à insulina. Esta parece ser uma precondição do processo de engordar.

Isso leva à segunda ressalva crucial, a lamentável: as células adiposas, em particular, tendem a ser "extremamente sensíveis"[89] à insulina. Alguma variação desse termo passou a ser usada comumente pelos pesquisadores quando eles descreviam esse fenômeno, até mesmo em seus artigos acadêmicos. Eu o ouvi repetidas vezes ao entrevistar pesquisadores que se dedicavam a estudar o metabolismo da gordura. Significa que as células adiposas sentem e respondem à presença de insulina na circulação a níveis tão baixos que outras células e tecidos nem percebem que ela está lá, e as células adiposas continuam a responder à insulina muito depois que essas outras células e tecidos se tornam resistentes.

Elevar a insulina mesmo só um pouco acima de algum limite hipotético fará com que as células adiposas entrem em modo de armazenamento. Quanto mais tempo o nível de insulina permanecer elevado, mesmo que por quantidades ínfimas, mais tempo as células adiposas estarão armazenando gordura em vez de mobilizá-la. Por essa razão, alguns dos mais proeminentes pesquisadores de diabetes no mundo – isto é, os especialistas cujo escopo incluía prestar atenção à insulina – especularam nos anos 1960 e 1970 que ter insulina demais circulando no sangue ou ter tecido adiposo excessivamente sensível à insulina poderia ser a causa da obesidade. Poderia ser a razão, como Bruch afirmou, pela qual o metabolismo passa com demasiada frequência ao modo de armazenamento, a razão pela qual alguns de nós podemos reter cinco ou dez ou vinte ou mesmo uma centena de calorias em excesso por dia em forma de gordura em nosso tecido adiposo, e outros não. Esses pesquisadores estavam apenas especulando sobre o que parecia uma possibilidade óbvia de causa e efeito, a principal suspeita no mecanismo de por que engordamos.

No início dos anos 1990, uma equipe de pesquisadores na Universidade do Texas em San Antonio mediu de forma metódica o que significa ser "extremamente sensível" à insulina. Ao fazer isso, eles identificaram um nível de insulina na circulação abaixo do qual as células adiposas e o metabolismo de gordura agem de maneira totalmente diferente de quando a insulina está acima desse limite. O responsável pela equipe de pesquisa era Ralph DeFronzo, que fora um pioneiro na tecnologia necessária para fazer essa medição em humanos. DeFronzo e seus colegas talvez fossem os únicos no mundo capazes de fazer essa medição na época. Como eles relataram, a "sensibilidade extrema" das células adiposas à insulina era sua "descoberta mais impressionante" e (peço desculpas por meu segundo e último diagrama técnico neste livro) a apresentaram na figura da página abaixo.[90] Esta talvez seja a figura mais importante em toda a discussão sobre obesidade, dieta e emagrecimento. A obesidade e o acúmulo de gordura, junto com seus efeitos sobre a fome, a saciedade e os desejos incontroláveis, não podem ser compreendidos se não entendermos as implicações dessa pesquisa.

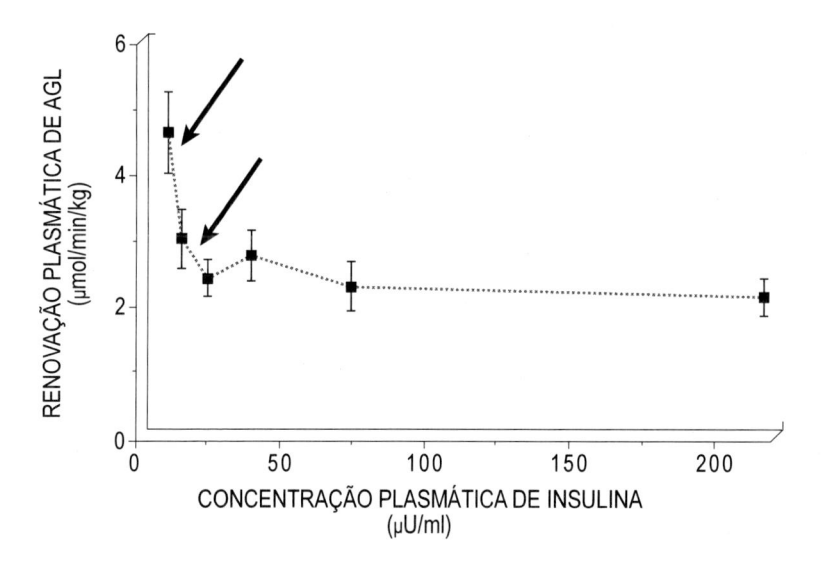

A figura mostra como a insulina afeta a mobilização de gordura (tecnicamente, ácidos graxos) de nossas células adiposas, e o uso dessa gordura como fonte de energia com diferentes níveis de insulina circulando em nosso sangue. Siga a linha na figura da direita para a esquerda: dos níveis elevados de insulina do lado direito aos níveis muito baixos (o estímulo negativo da deficiência de insulina) do lado esquerdo, no eixo vertical. Ao fazer isso, o que você está vendo é como as células adiposas respondem à insulina quando sua concentração na circulação cai para quase zero. A linha horizontal de mais de 200 unidades (uU/ml) de insulina para cerca de 25 nos mostra que, para a maior parte da faixa de insulina em nossa corrente sanguínea, as células adiposas continuam sensíveis à insulina e retêm a gordura, e as outras células no corpo continuam avessas a usar essa gordura como combustível (oxidar a gordura).

Em toda essa faixa, como DeFronzo e seus colegas escreveram em sua linguagem técnica, a insulina inibe a "lipólise", a quebra e liberação de gordura das células adiposas e o uso de gordura como combustível. A quantidade de gordura que escapa das células adiposas e é usada como fonte de energia continua a mesma em toda essa faixa, e é relativamente baixa. Então, acima de um certo nível – seja um pouco acima ou muito acima –, o tecido adiposo permanece sensível à insulina, e a gordura nele permanece retida. As outras células não metabolizam gordura para obter energia. Tanto as células adiposas quanto as células nos órgãos e nos tecidos magros estão respondendo à insulina e agindo de maneira correspondente.

Mas então há o limite (para o qual as setas que acrescentei estão apontando na figura). Quando a insulina fica baixa o suficiente, quando o estímulo negativo da deficiência de insulina é suficientemente draconiano, tudo muda. É como se um interruptor fosse acionado. Acima do limite, as células adiposas retêm gordura. Abaixo dele, liberam na circulação a gordura que estava armazenada, e as outras células no corpo a absorvem e a usam como fonte de energia. Acima do limite, nosso corpo queima carboidratos e armazena gordura. Abaixo dele, nosso corpo queima gordura. Os médicos dos livros de dietas diriam que somos máquinas de queimar gordura, que é o que queremos ser quando temos gordura em excesso armazenada.

E esta é a ressalva particularmente infeliz: este limite é *muito* baixo. No estudo de DeFronzo, era muito baixo apesar do fato de que as pessoas eram magras, saudáveis, estudantes em idade universitária. (Na linguagem técnica do artigo, "o fluxo [de liberação de ácidos graxos] do tecido adiposo ocorre na faixa fisiológica de baixas concentrações de insulina e é extremamente sensível a pequenas mudanças no nível de insulina no plasma".) O limite é muito abaixo do que seriam os níveis típicos de insulina dia após dia em indivíduos obesos e predispostos a engordar. É extremamente fácil ficar acima desse limite, o que significa que é muito difícil ficar abaixo dele. Aqueles que engordam com facilidade (e que comem açúcares, amidos e cereais) passarão a maior parte de seus dias e, talvez, muitas horas de suas noites acima do limite e pouquíssimo tempo – com certeza não o bastante – abaixo dele.

Para o que nos interessa aqui, podemos pensar nesse limite de sensibilidade à insulina nos termos de Atkins e seu nível crítico de carboidratos. Ao recomendar a seus leitores que voltassem a incluir carboidratos na dieta enquanto continuavam verificando se ainda estavam em cetose, ele estava lhes dizendo para verificar se seu tecido adiposo, mesmo com os carboidratos devolvidos à dieta, continuava abaixo desse limite de insulina. Quando estamos quase abaixo dele, nosso fígado pode ou não estar sintetizando cetonas em grande número, mas com certeza estamos queimando gordura para obter energia. Se *estamos* sintetizando uma quantidade considerável de cetonas e, portanto, estamos em cetose, certamente estamos abaixo do limite e, quanto mais tempo passamos abaixo desse limite – dia após dia –, mais tempo passamos queimando gordura, e menos gordura estamos armazenando.

Embora todos nós, magros ou gordos, *devamos ter* níveis críticos de carboidratos, quanto mais predispostos somos a engordar, quanto mais facilmente engordamos, mais baixo tende a ser nosso limite de insulina ou, pelo menos, menor o tempo que passamos abaixo dele. A abordagem de Atkins de voltar a incluir os carboidratos na dieta e verificar as cetonas fazia sentido, mas também presumia que esse limite não mudaria com o tempo, o que não necessariamente é o caso. Também assumia que manter a perda de peso ao longo da vida seria mais sustentável e mais prazeroso com alguns alimentos ricos em carboidratos em vez de com quase nenhum.

Isso pode ser verdadeiro para muitas pessoas e, talvez, até mesmo para a maioria. É, decerto, a razão pela qual muitas pessoas parecem alcançar e manter um peso saudável apenas garantindo que seus carboidratos sejam ricos em fibras – mais lentos de digerir e de absorver. Isso mantém o nível de insulina relativamente baixo e, se estiverem mantendo um peso saudável, abaixo do limite para essas pessoas (de sorte).

Mas outra possibilidade, muito plausível, é que alguns de nós, pelo menos, consideraremos mais fácil comer quase nenhum alimento rico em carboidratos do que tentar comê-los com moderação, e que essa realidade tem menos a ver com força de vontade do que, de novo, com fisiologia humana. Mesmo enquanto alguns de nós continuam a perder peso ou a manter um peso saudável comendo carboidratos de absorção lenta (para usar a terminologia que ouvi pela primeira vez do autor/empreendedor Tim Ferriss), podemos considerar que esses alimentos em que os carboidratos estão combinados com fibras e, portanto, são digeridos devagar são um caminho arriscado e é melhor evitá-lo.

11

FOME E O INTERRUPTOR

Engordar influencia diretamente a fome e os desejos incontroláveis, porque o cérebro responde às necessidades do corpo.

Temos de conviver com duas realidades: que as células adiposas são extremamente sensíveis à insulina e que este é um efeito de limiar. As duas, juntas, têm consequências profundas sobre como alimentos diferentes afetarão não só o peso como também o apetite – nossa fome e as comidas que desejamos. Essas consequências, por sua vez, estão diretamente relacionadas com a questão de saber se uma dieta drástica, supostamente "desequilibrada", que elimina toda uma categoria de alimentos, pode ser necessária.

Como sugeri antes, pense nesse limite de sensibilidade à insulina das células adiposas como um interruptor ligado ou desligado. Quando está ligado, acima do limite, suas células adiposas estão armazenando gordura; o resto do seu corpo está se abastecendo de carboidratos. Quando está desligado, quando a insulina está abaixo do limite, suas células adiposas estão mobilizando gordura; você está queimando gordura para obter energia; está ficando mais magro ou, pelo menos, não está engordando.

Se você é resistente à insulina, essa dinâmica continua sendo válida. Mas agora você tem mais insulina circulando no corpo do que o ideal, e a quantidade dela permanecerá alta por mais tempo do que o ideal. Isso significa que você passará muito mais tempo acima do limite, com o interruptor ligado, armazenando gordura.

É provável que isso aconteça até mesmo muito depois de você comer, depois que os níveis de açúcar no sangue voltaram ao normal e você talvez não tenha carboidratos (glicose) de pronto disponíveis para queimar. Suas células estarão preparadas para queimar carboidratos – é isso que a insulina está lhes dizendo para fazer –, mas o açúcar no sangue já estará na faixa inferior do que se considera saudável. E, embora a insulina esteja instruindo as mitocôndrias em sua célula a queimar carboidratos, está, na realidade, levando essas mesmas células, por meio do mesmo caminho de sinalização celular (como é tecnicamente conhecido), a não queimar gordura e a não queimar proteínas. Em outros lugares, a insulina está levando as células adiposas a reter gordura e as células magras a reter proteína.

Em síntese, quando a insulina está acima do limite, quando o interruptor está ligado, seu corpo está funcionando à base de carboidratos. Eles são seu combustível. Então, faz sentido que você tenha fome de alimentos ricos em carboidratos. Talvez seja por isso que você não consegue imaginar viver sem seu pãozinho no café da manhã, ou seus doces, ou sua macarronada. (Para mim, era suco de laranja espremido na hora no café da manhã.) Por fim, como discutiremos, esses alimentos ricos em carboidratos se tornam seus favoritos. Uma razão provável é que seu cérebro aprendeu a responder a esses alimentos recompensando-o com prazer quando você os ingere.

Quando a insulina está abaixo do limite, quando o interruptor está desligado, seu corpo está queimando a gordura que você armazenou. Continuará a queimar gordura enquanto você permanecer abaixo do limite. Agora seu corpo tem acesso a muita energia. Dez quilos de gordura corporal fornecem energia para bem mais de dois meses. Até mesmo um maratonista magro como o medalhista de ouro olímpico Eliud Kipchoge, que, em outubro de 2019, foi o primeiro na história a correr uma maratona em menos de duas horas, com 56 quilos, tem gordura armazenada suficiente para abastecer seu corpo com essa única fonte de energia durante uma semana.

Seu corpo está sendo constantemente alimentado com essa oferta de gordura armazenada, e por isso está satisfeito. Seu apetite diminui. O cérebro não tem motivo para pensar que mais alimento é necessário. Seu corpo não precisa ingerir mais comida, de modo que há pouco ou nenhum desejo de fazê-lo. Você perde peso – queima sua gordura corporal armazenada – sem passar fome.

Quando a insulina está acima do limite, você precisa se reabastecer com frequência. Você tem uma oferta limitada de carboidratos, e a insulina atua para manter os carboidratos que você armazenou (um máximo de cerca de duas mil calorias de glicogênio) trancados também. Quando o nível de açúcar em seu sangue diminui, você sente fome. E, como neste cenário os carboidratos são sua fonte de energia, você terá fome de alimentos ricos em carboidratos.

Essa dinâmica quase certamente explica o desejo de comer entre as refeições, independente de termos calorias suficientes para dias ou meses armazenadas em nosso tecido adiposo. É por isso que sentimos fome quando deveríamos, idealmente, estar vivendo à base de nossa própria gordura. É por isso que não sentimos fome quando o nível de insulina é baixo e podemos queimar essa gordura. Outra maneira de pensar nisso é que, quando você está restringindo carboidratos e a insulina está abaixo do limite, você não está fazendo seu corpo passar fome para tirar gordura de seu tecido adiposo; você não está em guerra com seu corpo para perder peso e queimar gordura, está trabalhando junto com ele, está permitido que seu corpo faça o que agora fará ao natural.

A relativa ausência de fome nessas dietas cetogênicas/LCHF é uma observação consistente com o que revela a ciência da nutrição. Elimine os carboidratos e substitua as calorias por gordura, e o estímulo para a fome (e para o pensamento obsessivo sobre comida que acompanha as dietas com restrição de calorias) diminui de maneira significativa. Até mesmo os médicos e pesquisadores dos anos 1960, que estavam convencidos de que comer menos e passar fome eram a única maneira de perder peso, muitas vezes comentaram em seus artigos que isso não significava que não fosse mais fácil emagrecer com uma dieta cetogênica/LCHF. Como afirmou um pesquisador no mais famoso dos artigos da época: "O valor de saciedade de tais dietas é superior ao das dietas com alto teor de carboidrato e baixo teor de gordura".[91] Se as dietas sem carboidratos garantem mais saciedade do que as dietas com, esta é apenas outra maneira de dizer que as dietas com carboidratos nos fazem sentir mais fome ou comer mais do que as dietas sem. A razão pela qual fazem isso está clara.

Meu exemplo favorito de um médico pesquisador que concebeu uma dieta baseada nessa compreensão do papel da insulina no acúmulo de gordura e nas implicações para nosso apetite é James Sidbury Jr. Em meados dos anos 1970, Sidbury era pediatra na Universidade de Duke e uma das principais autoridades do mundo em doenças associadas ao metabolismo de carboidratos – em particular, doenças raras do armazenamento de carboidrato (glicogênio), uma das quais recebe seu nome. Por essa razão, talvez tenha sido natural para ele pensar na obesidade como uma doença do armazenamento de gordura. Como ele era um pediatra que estudava o metabolismo, os médicos no sistema clínico de Duke encaminhavam para ele os (então) raros casos de crianças com obesidade, na esperança de que pudesse ajudá-las.

Sidbury sabia que os carboidratos estimulam a insulina e que a insulina facilita a formação de gordura e a retém no tecido adiposo. Ele também sabia, como observou no capítulo de um livro de 1975 sobre isso, que as crianças com obesidade têm desejo de alimentos ricos em carboidratos – "biscoitos, salgadinhos, batata frita, cookies, refrigerantes e similares".[92] Ele argumentou que, ao restringir os carboidratos e alimentar essas crianças apenas com gordura e proteína, seu nível de insulina diminuiria e seu metabolismo da gordura funcionaria como nas crianças magras. Essas crianças queimariam a gordura armazenada e perderiam peso sem fome obsessiva e sem estar constantemente em busca de carboidratos. Ele instruiu os pais a alimentar seus filhos obesos com apenas 300 a 700 calorias por dia, compostas de praticamente só proteína e gordura. As crianças perderam peso como num passe de mágica. "Muitos pais não acreditam que seus filhos possam ficar saciados com tão pouca comida", Sidbury escreveu. "Sua atitude mudou completamente", no entanto, quando eles viram os resultados e, por fim, "a mudança óbvia na quantidade de alimento que sacia as crianças."*

Outro exemplo desse pensamento também data dos anos 1970 e vem de George Blackburn e Bruce Bistrian, na Faculdade de Medicina de Harvard. Bistrian e Blackburn desenvolveram o que chamaram de "jejum modificado para poupar proteínas"[93] para tratar pacientes com obesidade: 650 a 800 calorias por dia de nada além de aves, peixes e carnes magras. Não tinha efetivamente carboidrato algum, o que a tornava uma dieta cetogênica, embora uma versão com pouquíssimas calorias. Bistrian e Blackburn receitaram a dieta para milhares de pacientes, como Bistrian me contou quando o entrevistei em janeiro de 2003, e metade deles perdeu pelo menos dezoito quilos. Em uma publicação de 1985 informando sobre quase setecentos pacientes, a perda de peso média foi de aproximadamente 22 quilos em quatro meses. Os pacientes sentiram pouca fome enquanto seguiram a dieta. "Eles amaram", Bistrian me contou. "Foi uma maneira extraordinariamente segura de perder muitos quilos."

Mas uma coisa que Bistrian observou em nossa entrevista era de importância crucial: se ele e Blackburn tivessem tentado equilibrar essas dietas, acrescentando, por exemplo, hortaliças, leguminosas e cereais integrais, o que significa que os pacientes estariam ingerindo mais calorias *e mais carboidratos*, as dietas não teriam

---

* Infelizmente, para nossa compreensão da obesidade e de como tratá-la e preveni-la, logo depois que este capítulo de livro foi publicado, Sidbury se tornou diretor do Instituto Nacional de Saúde Infantil e Desenvolvimento Humano dos Institutos Nacionais de Saúde (NIH), nos Estados Unidos. Ele não regressou a seu trabalho sobre terapia alimentar para obesidade. Naquela época, a obesidade infantil não parecia ser o objeto de estudo criticamente importante que é hoje.

funcionado. Seria de se pensar que mais calorias significariam menos fome, mas causariam *mais* fome. Bistrian foi o primeiro a chamar minha atenção para as respostas diferentes entre os indivíduos no experimento de fome de Ancel Keys – que ingeriam 1,6 mil calorias por dia e passavam... fome – e as experiências dos pacientes com que ele e Blackburn estavam trabalhando, ou que Sidbury estava tratando, que estavam absolutamente satisfeitos consumindo muito menos de mil calorias por dia. "Era preciso provar para saber", falou.

Infelizmente, o pensamento de Bistrian e de Blackburn, e também o de Sidbury, era falho. Eles estavam dizendo a seus pacientes – os de Sidbury eram crianças; os de Bistrian e Blackburn eram adultos – para restringir de forma drástica as calorias porque isso era o que eles ainda consideravam necessário. Apesar de tudo o que sabiam sobre a insulina e o metabolismo da gordura, também não conseguiam escapar da armadilha do pensamento do equilíbrio energético. Como Bistrian e Blackburn estavam alimentando seus pacientes com muito poucas calorias, isso criou um problema que, para os dois pesquisadores, parecia sem solução. Tinha a ver com a manutenção da perda de peso.

Para que uma dieta funcione durante uma vida inteira, é preciso mantê-la durante uma vida inteira, e para que uma dieta funcione – para que nos faça emagrecer, ou pelo menos relativamente –, tem de eliminar ou limitar a causa por que engordamos. Se a causa é calorias em excesso, uma vida inteira de restrição de calorias em certo nível é necessária. Se a causa é níveis elevados de insulina e excesso de carboidratos, então uma dieta que mantenha a insulina a um nível baixo durante a vida inteira – pobre em carboidratos, rica em gorduras – é necessária. Parece não haver outra forma.

Bistrian e Blackburn tinham plena consciência desse problema. Eles sabiam que, se seus pacientes voltassem a comer da maneira como comiam, ganhariam peso de novo. Se eles ingerissem mais calorias, mas ainda trabalhassem para manter baixo o nível de insulina, estariam restringindo carboidratos e substituindo--os por gorduras. Estariam comendo o que Bistrian e Blackburn viam como uma dieta Atkins. E, a não ser que você acreditasse que comer toda aquela gordura era benigno – como muitos médicos, hoje, enfim acreditam –, aquilo era inaceitável. Bistrian disse que esta foi a principal razão pela qual ele e Blackburn deixaram a área. Eles tinham duas escolhas, pensaram: dizer a seus pacientes que até então haviam sido gordos para tomar medicamentos inibidores de apetite, para que pudessem passar uma vida inteira combatendo a fome com uma dieta equilibrada, mas com restrição de calorias, ou dizer a eles para seguir uma dieta Atkins/cetogênica, ou seja, comer gorduras e proteínas até a saciedade. Eles consideravam que nenhuma delas era uma opção segura. "Toda aquela gordura saturada", Bistrian me disse. Ele e Blackburn voltaram sua atenção para outras coisas. Nós não podemos nos dar a esse luxo.

As autoridades em nutrição tendem a aceitar a ausência relativa de fome como algo que acontece em dietas com restrição de carboidratos, mas em geral mostram pouco interesse por tentar entender o motivo. Em consequência, não aprenderam nada a respeito. O cúmulo do absurdo talvez tenha sido a crítica de 1973 à dieta Atkins e às dietas cetogênicas, endossada pela AMA, que chegou ao ponto de incluir "anorexia" – referindo-se à perda de apetite (e não à anorexia nervosa, a condição crônica) – como um efeito colateral negativo da dieta, como algo com que se preocupar em vez de celebrar.[94] Quando as autoridades pensavam sobre isso, naturalmente confundiam a causa e o efeito para que se adequassem a suas ideias preconcebidas. Insistiam que, se alguém perdeu peso comendo gordura e proteína até a saciedade, deve ter comido menos, e por isso emagreceu.

Para explicar por que as pessoas aceitam por vontade própria passar fome durante semanas ou meses a fio, essas autoridades apelavam para racionalizações superficiais que inibiam toda curiosidade que pudesse surgir. Entre as explicações mais comuns estava a de que um padrão alimentar sem carboidratos e com muita gordura era tão tedioso ou tão nauseante que as pessoas não conseguiam comer tanto quanto gostariam. Meu exemplo favorito desse pensamento veio de Jane Brody, a repórter de saúde do *New York Times* que era, e talvez ainda seja, essencialmente contrária à ideia de alimentação cetogênica/LCHF. Em 2002, em um de seus artigos recorrentes tentando dissuadir qualquer um de comer dessa maneira, mesmo como experimento, ela explicou como funcionava com as seguintes palavras: "Ajuda as pessoas a perder peso? É claro que sim. Se você não pode comer pão, rosca, bolo, cookies, sorvete, doces, biscoitos, muffins, bebidas açucaradas, massa, arroz, a maioria das frutas e muitos vegetais, é quase certo que consumirá menos calorias. Qualquer dieta resultará em perda de peso se eliminar calorias que antes eram consumidas em excesso".[95]

Deixe-me oferecer uma alternativa, uma que tem muito mais probabilidade de ser verdadeira. Quando você elimina carboidratos, a insulina diminui de forma suficiente, seu corpo mobiliza e queima gordura, e você perde peso. Como você queima sua própria gordura para obter energia, seu corpo continua bem alimentado, e você não sente fome.

Meio quilo de gordura, como discutimos, contém o equivalente a cerca de 3,5 mil calorias de energia. Se você está perdendo meio quilo de gordura corporal por semana, algo que acontece com facilidade quando você se abstém de carboidratos, são quinhentas calorias de gordura que você está mobilizando de seu tecido adiposo todos os dias e queimando para obter energia. São quinhentas calorias de gordura que você não estaria mobilizando ou usando para obter energia se seu peso tivesse permanecido estável. Você pode pensar nisso como se seu corpo estivesse sendo alimentado com quinhentas calorias extras de gordura todos os dias. Suas células não sabem, nem lhes importa, se a energia que estão obtendo vem de seus próprios depósitos de gordura ou do que você acabou de comer no café da manhã ou no almoço ou no lanchinho entre as refeições. Contanto que estejam sendo bem alimentadas, você não deve sentir fome. Você não está perdendo gordura porque está comendo menos. Você está comendo menos, e está satisfeito com comer menos, porque está perdendo gordura, e usando essa gordura para abastecer seu corpo.

Há uma segunda implicação crucial desse limite de tolerância a carboidratos e sensibilidade à insulina que tem de ser discutida – não se pode evitá-la: se você está fazendo qualquer coisa que leve seu nível de insulina a ficar acima do limite, ligando o interruptor de armazenamento de gordura, não só o seu corpo voltará a queimar carboidratos e acumular gordura como você também sentirá fome de carboidratos. Quebrar a dieta comendo um alimento ou fazendo uma refeição rica em carboidratos, muito provavelmente, fará você ultrapassar esse limite e causará o tipo de fome que tende a fazer com que você continue quebrando a dieta. Você precisará se esforçar para voltar aonde estava. É por isso que comer algumas poucas batatas fritas não saciará seu desejo de batatas fritas nem o deixará saciado. Muito provavelmente, criará uma vontade irresistível de comer mais, assim como um ex-fumante que fuma um único cigarro tem menos probabilidade de continuar sendo um ex-fumante. Os médicos que receitam alimentação cetogênica/LCHF e que pessoalmente se alimentam dessa maneira dizem que leva dias para que essa fome de carboidratos, a ânsia por continuar quebrando a dieta, desapareça. Este é o caminho arriscado.

Há outra complicação, decorrente das implicações da fase cefálica da secreção de insulina. Lembre que seu pâncreas secretará alguma insulina meramente em resposta à ideia de comer. Só pensar em quebrar a dieta já terá um efeito similar a quebrar de fato, embora não tão dramático. Infelizmente, as indústrias de alimentos e de bebidas se dedicaram a encher nosso mundo de estímulos, concebidos (muitas vezes pelas melhores mentes publicitárias que o dinheiro pode contratar) a nos fazer pensar em comer alimentos e bebidas ricos em carboidratos. Este é o objetivo de praticamente todo comercial de televisão relacionado a alimentos ou bebidas: estimular uma fome ou uma sede do produto que está sendo anunciado. Quase invariavelmente, esse produto é rico em carboidratos – pizzas (a massa), fast-food (hambúrgueres, batatas fritas, bebidas açucaradas e sobremesas), cervejas, refrigerantes e sucos de frutas. A insulina e o metabolismo da gordura são uma razão muito provável pela qual esta estratégia funciona. Quanto mais predisposto você for a engordar, mais extremamente sensíveis à insulina tendem a ser suas células adiposas, mais resistente à insulina o resto do seu corpo e mais profundo e destrutivo o efeito.

Para entender como a resistência insulínica e a secreção de insulina na fase cefálica poderiam atuar para solapar nossas melhores intenções em relação à alimentação, imagine dois amigos passando por uma padaria da qual sai um aroma de rolinhos de canela recém-saídos do forno. Um amigo é magro e sensível à insulina. Sua resposta à insulina na fase cefálica devido ao aroma sedutor é mínima. Tem pouco efeito sobre a mobilização de gordura e sobre qualquer combinação de fontes de energia – de gordura e carboidratos – que seu corpo possa estar queimando no momento. Esse aroma irá seduzi-lo, mas ele pode passar pela padaria (quase) sem pensar duas vezes.

Seu amigo, no entanto, é resistente à insulina, já obeso, ou quase. O aroma dos rolinhos de canela provocará nele uma resposta à insulina muito mais intensa. O nível de insulina ficará acima do limite, interrompendo a mobilização de gordura e o uso de gordura como fonte de energia. Isso preparará seu corpo para queimar carboidratos. Sem ter carboidratos prontamente disponíveis para queimar, ele sentirá fome – talvez no mesmo instante – e, especificamente, fome de carboidratos. A resposta de seu corpo à secreção de insulina que foi estimulada pelo seu cérebro é criar uma condição de fome (fome celular, como Astwood colocou) e uma resposta: *coma!* E a principal, se não a única, fonte de energia que suas células queimam quando a insulina está elevada são os carboidratos.

FOME E O INTERRUPTOR

Impelido por um forte desejo fisiológico de reparar essa situação, o homem resistente à insulina entra na padaria, compra e come um rolinho de canela. O homem magro e sensível à insulina tem pouca noção do que acabou de acontecer com seu amigo além do fato de que ele possivelmente não conseguiu resistir ao aroma de um rolinho de canela. Qualquer observador magro estaria predisposto a pensar que o homem gordo, resistente à insulina, apenas carecia de força de vontade, talvez até mesmo de força moral, e isso pareceria, para eles, uma explicação muito provável do porquê de ele ser gordo.

Força de vontade, no entanto, teve pouco ou nada a ver com isso. Aqueles que são magros e sensíveis à insulina não conseguem imaginar a fome de carboidratos que será induzida naqueles que são predispostos a engordar, que são resistentes à insulina, quando confrontados por este aroma e pelo pensamento do rolinho de canela. É uma experiência subjetiva que está fora de sua capacidade de compreensão, porque eles nunca a experimentam. (É claro, se o amigo magro entra na padaria e também come o rolinho de canela, ninguém o julga por isso, porque, bem, ele é magro. "Antes de eu entrar no avião", Roxane Gay escreve em *Fome*, "minha melhor amiga me ofereceu um pacote de salgadinhos, mas eu recusei. Eu disse a ela: 'Pessoas como eu não comem esse tipo de comida em público', e foi uma das coisas mais verdadeiras que eu já disse."[96]) Para aqueles de nós que a experimentam, no entanto, essa fome é terrivelmente real. Precisamos entender o que a causa se quisermos superá-la.

O que sabemos sobre o metabolismo da gordura e o limite de insulina implica que muitos dos predispostos a engordar com facilidade devem tratar essa condição como um vício. Quebrar a dieta (ou pensar em fazer isso) gera mais fome, o que leva a quebrar a dieta. Basta comer uma maçã, que dirá um rolinho de canela, para iniciar um processo fisiológico que cria mais fome, e uma condição em que seu corpo engordará. O cérebro faz o processo começar e depois o acompanha, treinado para responder ao que o corpo necessita.

Esse limite de insulina explica as observações casuais de que quebrar a dieta pode interromper instantaneamente a perda de peso. Em um artigo de 1952, Alfred Pennington, da DuPont, fez um relato desse tipo sobre um executivo obeso da DuPont que perdeu mais de vinte quilos sem esforço com sua dieta pobre em carboidratos, ingerindo mais de 3 mil calorias por dia de carne e verduras. Ele manteve o peso sob controle durante dois anos, segundo Pennington relatou, mas se comesse *qualquer* carboidrato, "até mesmo uma maçã", começava a engordar novamente.[97] Então, para alguns de nós, para corrigir o distúrbio metabólico do acúmulo de gordura em excesso parece ser necessário abraçar totalmente uma outra maneira de se alimentar, uma que restrinja todo um grupo de alimentos. Simples assim. Como fumantes que deixam o cigarro ou alcoólatras que se abstêm de álcool, corrigir essa condição requer uma vida inteira de restrição.

As autoridades que insistem que se abster de carboidratos é um estilo de vida insustentável, mais uma vez, tipicamente o fazem da perspectiva das pessoas magras, cuja fonte de energia principal são os carboidratos e cujo corpo é capaz de tolerar carboidratos sem acumular gordura em excesso. Da perspectiva delas, um programa que requeira viver sem carboidratos parece fadado ao fracasso. Por que alguém faria isso, se existisse outra maneira que permitisse o consumo ocasional de rolinhos de canela e massa (com moderação, não em excesso)? Mas, para muitos de nós, talvez não exista outra maneira. As pessoas magras não são como nós. Elas não engordam quando comem carboidratos; talvez não tenham fome de carboidratos só de pensar neles. Elas têm a escolha de viver com carboidratos ou não. Nós não temos. Não se quisermos ser magros e tão saudáveis como possível.

Como um vício, este pode ser vencido, e aqueles que eram viciados em outra maneira de comer podem aprender a ser felizes e a encontrar prazer na vida e, neste caso, na alimentação sem ceder a seu vício. Muito do que aprendemos sobre adotar este tipo de alimentação para o resto da vida são habilidades e lições aprendidas no mundo do vício.

Quando se trata de se abster de alimentos ricos em carboidratos, temos uma vantagem que não está disponível para aqueles que estão tentando se livrar do hábito de consumir álcool ou nicotina: o papel benéfico da gordura nessas dietas. Substituir carboidratos por gorduras serve a vários propósitos. Mantém as calorias elevadas e a insulina baixa, o que significa que o corpo não está passando fome e não responde fisiologicamente como se estivesse. Também acostuma nosso corpo a queimar gordura para obter energia. Ao fazer isso, a fome e o apetite devem mudar dos alimentos ricos em carboidratos para os alimentos ricos em gorduras. Os fisiologistas sabem que isso acontece (pelo menos em animais) desde os anos 1930, quando relataram que os ratos podem deixar de ter fome de carboidratos quando são alimentados com dietas ricas em gorduras.[98] Um grande número de relatos indica que o mesmo pode ser verdadeiro com relação aos humanos. Se o seu corpo usa gordura como fonte de energia e está acostumado a fazer isso, provavelmente são os alimentos ricos em gordura que você deseja. Esta pode ser a explicação do motivo pelo qual manteiga e bacon sejam considerados, não totalmente de brincadeira, a base da dieta cetogênica/LCHF. (É por isso que, quando faço entrevistas no rádio ou em podcasts, muitas vezes digo que sou uma das pessoas que se convenceram de que bacon e manteiga são alimentos saudáveis, e espero estar certo. No capítulo 12, falarei em detalhes sobre por que acredito que são benignos.)

Os alimentos que dizemos que não conseguimos viver sem tendem a mudar com o passar do tempo. Ser mais magros *e mais saudáveis* será sustentável porque os alimentos que consumimos, por menos equilibrados que possam parecer para os especialistas, nos trarão prazer, e conseguiremos comê-los até a saciedade.

"Não é um paradoxo afirmar que os animais e os humanos que ficam obesos ganham peso porque já não são capazes de perder peso."[99]

Esta foi uma afirmação do brilhante fisiologista francês Jacques Le Magnen em 1984, depois de várias décadas de experimentação elucidando a relação entre acúmulo de gordura e fome, e o papel crucial que a insulina exerce em ambos. Grande parte do que sabemos sobre o papel da insulina em nos impedir de queimar gordura e, portanto, perder peso se baseia na obra e no pensamento de Le Magnen.

O que eu fiz neste livro e em outros foi meramente relacionar sua obra sobre fisiologia elementar com a dieta humana, a abstinência de alimentos ricos em carboidratos e um tipo de alimentação que coopera com seu corpo para reverter o acúmulo de gordura, baixar o nível de insulina e eliminar gordura de suas células adiposas.

Deve-se dizer, no entanto, que pode haver outras maneiras de perder gordura e manter um peso saudável sem ter que se abster de carboidratos: talvez burlando o sistema em vez de cooperar com ele. Em vez de consertar o problema abordando a causa principal e corrigindo-a, possamos encontrar um truque.

Uma possibilidade óbvia é seguir dietas excepcionalmente pobres em gorduras. Da era de Nathan Pritikin nos anos 1970 à de Dean Ornish e John McDougall e sua dieta de amido mais recentemente, os médicos que se dedicaram a escrever livros de dietas defenderam regimes com baixíssimo teor de gordura, primordialmente para evitar doenças cardíacas. Essas dietas permitem tão poucas calorias oriundas de gordura – em geral, menos de dez por cento, ou de um terço a um quarto do que a maioria das pessoas come normalmente – que, na prática, requerem evitar quase todos os alimentos de origem animal, que quase sempre vêm com um pouco de gordura, mesmo o mais magro dos peitos de frango. Uma única porção pode levar o limite diário do consumo de gordura acima do máximo recomendado nesses tipos de dieta. Apesar do fato de que as dietas com baixíssimo teor de gordura substituem grande parte da gordura na alimentação por carboidratos e são dietas ricas em carboidratos, as observações empíricas sugerem que alguns indivíduos perderam peso significativo seguindo esses regimes e mantiveram a perda de peso. Sendo assim, vale a pena experimentá-las, se você aceitar o argumento promovido pelos autores desses livros ou se nenhuma outra coisa funcionou.

Uma possibilidade é que as pessoas que perdem gordura e mantêm a perda de peso com base nessas dietas são aquelas que conseguem privar seu corpo de gordura. Uma vez que a gordura que armazenamos é basicamente a que ingerimos, é concebível que alguns indivíduos consigam enganar seu sistema metabólico ao não consumir gordura suficiente para abastecer os tecidos adiposos e os órgãos (em particular, o coração) que em geral funcionam à base de gordura. Seria surpreendente se essa privação de gordura não acabasse criando uma fome constante de gordura. Essas dietas são ainda mais restritas em gordura do que as dietas com que Ancel Keys alimentou os objetores de consciência em seus experimentos, e podem ou não ser mais calóricas. Então, a sensação de fome ou o ganho de peso talvez sejam inevitáveis. Como com muitas questões nessa área de controle de peso, existem poucas pesquisas significativas para lançar luz sobre essa situação. Estou especulando, mas fazer seu corpo passar fome de gordura continua sendo uma possibilidade, como podem atestar as "estrelas de McDougall"[100] que relatam perder peso considerável e servem como histórias de sucesso no website de John McDougall.

Outra possibilidade é que essas dietas funcionam porque também são restritas em carboidratos. Essa restrição é primordialmente de qualidade, e não de quantidade. Mesmo quando aconselhados a evitar gordura quase totalmente e a viver à base de alimentos ricos em carboidratos, os indivíduos que seguem esses padrões alimentares, no entanto, melhoram a qualidade dos carboidratos que consomem. Eles comem carboidratos minimamente processados e com quantidade considerável de fibras, de modo que tanto o nível de açúcar no sangue quanto a resposta da insulina são atenuados. O termo técnico seria que eles comem carboidratos com baixo índice glicêmico. (Tim Ferriss memoravelmente os nomeou "carboidratos de absorção lenta", porque digerimos e absorvemos a glicose lentamente.) Eles evitam comer açúcares ou tomar bebidas açucaradas, ou bebidas ricas em carboidratos como cerveja e leite. Evitam sobremesas após as refeições e lanchinhos entre as refeições. Fazem isso para evitar a gordura, mas estão evitando açúcares e cereais refinados no processo. Portanto, é possível que, mesmo seguindo essas dietas ricas em carboidratos, esses indivíduos estejam melhorando sua sensibilidade à insulina em comparação com suas dietas habituais e ainda estejam conseguindo mobilizar gordura e emagrecer. "Nós concordamos que as pessoas deveriam limitar esses carboidratos refinados", como Dean Ornish afirmou recentemente, por causa do açúcar no sangue e da resposta da insulina. "É o que você coloca no lugar deles", o tipo de gorduras e/ou carboidratos, "que faz a diferença."[101]

Nisso, Ornish está certo. Basta consultar qualquer dos livros famosos de dieta do último meio século: as dietas com baixíssimo teor de gordura (Ornish e Pritikin), as com altíssimo teor de gordura (Atkins), as antiglúten (*Barriga de trigo* e *Cérebro de farinha*), as antilectinas (*O paradoxo dos vegetais*), as à base de vegetais (*Em defesa da comida* e *O método TB12*) ou as quase que exclusivamente de vegetais (*The Starch Solution* e *The China Study*). Todas elas aconselham, explícita ou implicitamente, evitar açúcares e bebidas açucaradas e, quase sempre, alimentos altamente processados de todo tipo, o que significa carboidratos altamente processados combinados com açúcar. Eles podem atribuir os problemas da dieta ocidental moderna a aspectos muito diferentes da dieta – alimentos processados em geral (isto é, as "substâncias comestíveis com aparência de comida" de Pollan), alimentos ultraprocessados (um termo novo), gorduras não saudáveis (seja como forem definidas), algum aspecto do conteúdo de carboidratos – o trigo e os cereais, especificamente –, a gordura e os óleos e o sal que também estão incluídos no processamento dos carboidratos, a carne vermelha, qualquer carne, qualquer produto de origem animal, e assim por diante, implicando que suas dietas nos tornarão mais magros e mais saudáveis porque temos de abrir mão de qualquer desses fatores que eles identificam como causa.

Mas todos eles concordam, quer afirmem explicitamente ou não, que devemos evitar cereais altamente processados e açúcar e bebidas açucaradas (e, implicitamente, bebidas alcoólicas como cerveja), que são os carboidratos que mais fazem engordar de acordo com nossa compreensão da dinâmica da insulina. Até mesmo os que defendem dietas veganas e vegetarianas e atribuem nossas doenças crônicas relacionadas à alimentação ao consumo de carne ou produtos de origem animal descreverão sua dieta recomendada como "saudável" somente se evitar esses carboidratos ofensivos, nenhum dos quais é um produto de origem animal.

De fato é possível que, quando essas dietas funcionam, quando as seguimos e ficamos mais saudáveis e mais magros, elas funcionem porque melhoram a qualidade dos carboidratos que consumimos e, portanto, melhoram a sensibilidade à insulina, baixando os níveis dela em nossa circulação ao longo do dia e da noite e aumentando o período de tempo durante o qual estamos abaixo do limite, queimando gordura em vez de armazená-la. Podemos entendê-las como variações de um tema e de um espectro de restrição de carboidratos, todas as quais funcionam para baixar o nível de insulina.

As mais convencionais dessas abordagens alimentares são equilibradas, como a dieta mediterrânea. Elas proíbem carboidratos altamente refinados (farinha branca) e açúcares, mas permitem algum amido e cereais ancestrais e promovem o consumo de leguminosas (carboidratos de absorção lenta). As dietas mais extremas são as cetogênicas. Como discutimos, no entanto, quanto mais extremas, quanto mais radical a abstinência de praticamente todos os carboidratos, em vez de uma combinação de carboidratos e gorduras, mais baixo o nível de insulina, e maior a probabilidade de perdermos peso e mantermos um peso saudável sem passar fome.

O jejum, definido como a suspensão voluntária de alimentos durante dias ou mesmo semanas – o jejum intermitente (intervalos de tempo mais curtos) e a que é hoje chamada alimentação com restrição de tempo (fazer todas as refeições em uma janela de seis ou sete horas do dia) –, aumentará a duração de tempo que passamos abaixo do limite de insulina, mobilizando gordura e queimando-a para obter energia. Isso acontecerá independente de quaisquer outros benefícios que os jejuns poderiam trazer. Todos parecem ser adjuntos eficazes da alimentação cetogênica/LCHF, e alguns podem ser úteis por si só ao promover perda de peso moderada e melhora na saúde (se os cereais refinados e os açúcares também forem restritos). A maioria dos médicos que entrevistei para este livro hoje recomenda jejum intermitente ou alimentação com restrição de tempo junto com a alimentação cetogênica/LCHF.

Eu não discuti atividade física neste livro, em parte porque há pouquíssimos indícios de que podemos perder quantidades significativas de gordura e manter essa perda apenas aumentando a quantidade de energia que gastamos por meio de exercício ou atividade física. Mas é possível que todos conheçamos pessoas que juram que perderam peso apenas intensificando seus treinos ou retomando-os depois de uma longa ausência. Se isso for verdade, então a atividade física teve de aumentar o período de tempo em que seus níveis de insulina permaneciam abaixo do limite para mobilizar gordura.

Uma maneira pela qual pode ter feito isso é aumentando a sensibilidade à insulina nas células musculares. Conforme me foi explicado pelo falecido John Holloszy, famoso fisiologista do esporte da Universidade de Washington em St. Louis*, o exercício aeróbico ou de resistência melhora a sensibilidade à insulina porque o exercício exaure os depósitos de glicogênio nos músculos, e as células, então, essencialmente trabalham para abastecê-los novamente.[102] Segundo esse raciocínio, o corpo parece sensível à insulina porque as células estão trabalhando com mais vigor para absorver carboidratos, como fazem quando o nível de insulina está elevado. O efeito tende a durar um dia ou dois depois de um treino intenso, explicou Holloszy, ou até que façamos nossa primeira

---

* Holloszy, que faleceu em 2018, começou a estudar o metabolismo em questão no início dos anos 1960.

refeição rica em carboidratos, apressando a conclusão do processo. (Se seus hábitos de atividade física forem como os meus eram, e a primeira refeição rica em carboidratos pós-treino for uma garrafa de Gatorade, qualquer benefício da sensibilidade à insulina terá vida extremamente curta.) Então, a atividade física também pode ajudar a manter baixo o nível de insulina e alta a mobilização de gordura, atuando para neutralizar os carboidratos consumidos, mas apenas por um breve período. Isso sugere que um plano mais eficiente seria se abster dos carboidratos, para começar.

12

O CAMINHO BEM PERCORRIDO

> Se puder escolher entre uma hipótese e uma experiência, fique com a experiência.
>
> *Alguém me perguntou outro dia como eu estava perdendo peso. Respondi que como menos de 20 gramas de carboidratos por dia. A reação foi de pânico. Ele me falou do quanto é perigoso (não é); me perguntou se meu médico sabia (sim); me disse que os carboidratos são essenciais para a sobrevivência humana. Por fim, eu perguntei: "Cara, você acredita mesmo que eu era mais saudável quando pesava quarenta quilos a mais do que hoje?". Eu realmente acho que ele queria responder que sim, mas teve receio de que eu lhe desse um soco na cara. Talvez ele estivesse certo.*
>
> Rachelle Ploetz, em sua conta no Instagram #eatbaconloseweight

A pergunta feita por Rachelle Ploetz vai no cerne desta interminável polêmica: "Cara, você acredita mesmo que eu era mais saudável quando pesava quarenta quilos a mais do que hoje?". Afinal, o objetivo é ser saudável. Se perdemos quarenta quilos ou quatro, é bem possível que um tipo de alimentação que induza à perda de gordura se torne nocivo com o passar dos anos.

A experiência de Rachelle apresenta um bom estudo de caso. A vida toda ela lutara com o peso e tentara comer de maneira saudável segundo a definição convencional. Quando começou seu programa cetogênico/LCHF, pesava 172 quilos. Ela perdeu 68 quilos, documentando tudo em seu perfil no Instagram e chegando a 104 quilos. O marido perdeu 34 quilos comendo como ela. A filha adolescente perdeu 22 quilos. Eles passaram a acreditar, como eu acredito, que se agora mudassem a maneira como estavam comendo, se voltassem a comer até mesmo os carboidratos "saudáveis" – por exemplo, cereais integrais ou leguminosas (e, é claro, cortassem a manteiga e o bacon) –, acabariam ganhando esse peso de novo. Eles consideram que esse é um tipo de alimentação para a vida toda, por necessidade. Eles são mais saudáveis assim?

Quando escrevi pela primeira vez sobre o paradoxo (ainda mal compreendido) apresentado pela alimentação cetogênica/LCHF à comunidade médica em minha reportagem de capa para a *New York Times Magazine* em julho de 2002, admiti que tentara a dieta Atkins como um experimento e, com isso, perdera onze quilos sem esforço.[103] Aqueles eram os onze quilos que eu essencialmente viera tentando perder todos os dias da minha vida desde que cheguei aos trinta anos, apesar de um vício em atividade física e de quase uma década – os anos 1990 – de alimentação "saudável", à base de vegetais, com baixo teor de gordura. Eu evitava abacates e pasta de amendoim porque tinham alto teor de gordura, e considerava carne vermelha, em particular um bife ou bacon, agentes de morte prematura. Eu só comia as claras dos ovos. Como não consegui fazer progresso notável, passei a aceitar aqueles quilos a mais como um fato inevitável da minha vida. Quando mudei a maneira como me alimentava – e, até onde pude perceber, não a quantidade –, aqueles quilos desapareceram.

Na época, eu estava simplesmente fascinado com a experiência, sentindo como se um interruptor tivesse sido acionado (e agora entendo que foi isso que aconteceu). Mas também admiti, no artigo, algo que continuou sendo verdadeiro durante anos: minha ansiedade. Todos os dias, eu me sentava para o meu café da manhã composto de ovos – com as gemas – e linguiça ou bacon, e me perguntava se, como e quando aquilo iria me matar. Eu não me preocupava com a ausência de verduras na minha dieta porque eu estava comendo mais verduras do que nunca. Eu me preocupava com a gordura e a carne vermelha e processada. Apesar de todas as minhas reportagens e do meu ceticismo jornalístico, meus pensamentos sobre a natureza de uma dieta saudável eram produto de um sistema de crenças sobre nutrição que se tornara firmemente arraigado enquanto eu me tornava adulto, as teorias ou, tecnicamente, hipóteses sobre o que constituía uma dieta saudável. Bacon, linguiça, ovos (gemas, de todo modo), carne vermelha e manteiga em abundância não estavam incluídos.

"Depois de vinte anos imerso em um paradigma de baixo teor de gorduras", escrevi naquele artigo de 2002,

> considero difícil ver o mundo nutricional de outra maneira. Eu aprendi que as dietas com baixo teor de gordura não funcionam nos ensaios clínicos nem na vida real, e certamente não funcionaram na minha vida. Eu li os artigos que indicam que vinte anos de recomendações de uma alimentação com baixo teor de gordura não conseguiram baixar a incidência de doenças cardíacas neste país, e podem ter levado, em vez disso, ao aumento acentuado da obesidade e da diabetes tipo 2. Entrevistei pesquisadores cujos modelos de computador calcularam que reduzir a gordura saturada na minha dieta para os níveis recomendados pela Associação Americana do Coração acrescentaria não mais do que alguns meses à minha expectativa de vida, quando muito. Inclusive perdi peso considerável com relativa facilidade abrindo mão dos carboidratos na minha dieta, e ainda assim, ao olhar para os meus ovos com linguiça, posso imaginar o início iminente de doenças cardíacas e obesidade, esta última certamente a ser causada por algum dos fenômenos de rebote do tipo que a ciência ainda não começou a descrever.

Na época, existiam poucas evidências significativas, como também notei, para aliviar essas ansiedades. Um fato crucial neste debate, com efeito, a razão pela qual continua a existir, é que ainda temos pouquíssimas evidências. O que queremos saber, afinal, é se a alimentação cetogênica/LCHF – em vez de, por exemplo, uma dieta mediterrânea ou uma dieta com baixíssimo teor de gordura ou uma dieta vegetariana – não só promoverá mais ou menos perda de peso, como também nos levará a uma morte prematura.

Para que este conhecimento se estabeleça de maneira confiável, precisamos fazer experimentos, e, na medicina, os melhores são os ensaios controlados aleatórios. Em conceito, são simples: escolha dois grupos de pessoas aleatoriamente, faça um grupo seguir uma dieta e o outro grupo seguir outra; veja o que acontece. Qual grupo de indivíduos escolhidos aleatoriamente vive mais tempo, e qual tem mais ou menos doença? O problema é que leva décadas para essas doenças crônicas se instalarem e para descobrir quanto viveremos, e as diferenças entre os grupos no que tecnicamente se conhece como morbidade (doença) e mortalidade (idade de morte) podem ser sutis. Por essas razões, esses tipos de experimentos que lançam luz sobre essa questão de quais são os padrões alimentares mais saudáveis (para todos ou para um subconjunto da população) requerem pelo menos algumas dezenas de milhares de participantes e precisam prosseguir por tempo suficiente – talvez décadas – para determinar confiavelmente se os participantes estão tendo mais ou menos doenças cardíacas, morrendo mais cedo ou mais tarde, de uma maneira que seja consequência clara do que estão comendo.

A medicina é uma ciência e, portanto, o conceito de hipótese e teste ainda vale, e esses ensaios clínicos são os testes das hipóteses relevantes sobre dieta e saúde. No entanto, fazer esses ensaios de maneira correta custaria muitíssimo dinheiro. Muitos de tais ensaios teriam de ser feitos, alguns apenas para ver se os outros estavam corretos, e eles são desafiadores em níveis inimagináveis. O conceito é simples; a realidade, tudo menos isso. Eles podem dar errado de tantas maneiras diferentes que algumas autoridades proeminentes em saúde pública recentemente passaram a argumentar que *não deveriam* ser feitos. Argumentam que devemos confiar no que elas *pensam* que sabem sobre a natureza de uma dieta saudável, e que esse conhecimento deveria se aplicar a todos nós, independente de sermos predispostos a engordar com tais dietas ou não. Com todo o respeito, eu discordo.

Sem esse tipo de evidência confiável, podemos especular se uma dieta tende a nos matar de forma prematura ou se é mais saudável do que algum outro tipo de alimentação (isto é, se viveremos por mais tempo e seremos saudáveis por mais tempo) aplicando certas regras, mas devemos sempre reconhecer que estamos conjeturando. Por exemplo, comer alimentos que os humanos comem há milhares ou centenas de milhares de anos, e na forma em que esses alimentos eram comidos originalmente, tende a ter menos riscos e, portanto, ser mais benigno do que comer alimentos relativamente novos nas dietas humanas ou processados de uma maneira relativamente nova. Este argumento foi apresentado no contexto das diretrizes para a saúde pública pelo epidemiologista britânico Geoffrey Rose em 1981. Se o objetivo é prevenir doenças, observou Rose, que é o que pretendem as recomendações e diretrizes para a saúde pública, as únicas medidas de prevenção aceitáveis são aquelas que eliminam o que Rose chamou de "fatores não naturais" e restaurar a "'normalidade biológica' – isto é, as condições às quais supostamente somos geneticamente adaptados."[104]

Eliminar e *não natural* são as palavras-chave. Eliminar algo não natural implica que estamos nos livrando de algo que tende a ser nocivo. Considere, por exemplo, o conselho de que não devemos fumar cigarro. Temos pouquíssimas razões para pensar que eliminar o cigarro da nossa vida causará dano físico, porque não há nada "natural" em fumar cigarro. Eles são um acréscimo relativamente novo à experiência humana.

Se estamos acrescentando a nossa dieta algo novo e, portanto, "não natural", pensando que isso a tornará mais saudável, estamos conjeturando que os benefícios superarão os danos. É provável que haja ambos. Agora, temos de tratar esse algo novo da mesma maneira que trataríamos um medicamento que acreditamos ser bom para nós e que supõe-se devemos tomar a vida inteira (por exemplo, um medicamento para reduzir os níveis de colesterol ou a pressão arterial). Como sabemos que é seguro, mesmo que pareça ser benéfico no curto prazo? Tudo isso deve ser avaliado, e depende da perspectiva. Uma razão pela qual todas as autoridades em dietas hoje concordam mais ou menos que devemos reduzir nosso consumo de cereais altamente processados (farinha branca) e açúcares (sacarose e xaropes com alto teor de frutose) é que esses cereais e açúcares refinados são relativamente novos nas dietas humanas. Presumimos que *não* comer esses alimentos não pode causar dano algum e, talvez, inclusive ser benéfico. Comer ou beber açúcar, por exemplo, pode ter benefícios no curto prazo – a torrente de energia pode abastecer a performance de um atleta ou nos ajudar a ter um desempenho melhor em um teste na escola –, mas isso não nos diz se o consumo de açúcar no longo prazo é prejudicial para nós. Em geral, as autoridades em saúde passaram a acreditar que sim.

A ideia de que todos devemos comer tubérculos, tipo batata-doce, como sugerem os que defendem a dieta paleolítica, se baseia no pressuposto de que nossos ancestrais caçadores-coletores os comeram durante alguns milhões de anos, implicando que são seguros. Alguns defensores da dieta paleolítica dão um passo além e propõem que seríamos mais saudáveis comendo tubérculos do que não comendo. Mas eles só estão conjeturando. Talvez seja verdade, ou talvez seja verdade para alguns de nós, mas não para outros. Não temos como saber, a não ser fazendo um daqueles ensaios clínicos incrivelmente caros e inimaginavelmente desafiadores.

Quando nos dizem que devemos consumir mais ácidos graxos ômega-3 (um tipo de gordura poli-insaturada encontrado no óleo de peixe e na linhaça, entre outras fontes) e menos ômega-6 (outro tipo de gordura), baseiam-se no pressuposto de que essa mudança no equilíbrio de gorduras que ingerimos nos fará mais saudáveis e viveremos mais. Neste caso, os pesquisadores fizeram alguns ensaios de longo prazo para testar a hipótese, e os resultados foram mistos: talvez façam, talvez não. Entretanto, continuamos a ouvir que devemos comer mais ômega-3 e menos ômega-6 porque atualmente consumimos muito ômega-6 em nossa dieta (visivelmente, do óleo de milho e de soja e da ingestão de animais que foram criados à base de milho e de soja) e isso é considerado não natural. Segundo esse pensamento, não somos geneticamente adaptados para ter um percentual tão alto de gorduras provenientes do ômega-6. Pode ser a suposição correta, mas não sabemos.

Uma razão pela qual eu e outros promovemos a ideia de que comer a gordura saturada de produtos de origem animal deve ser benigna é que consumimos essas gorduras desde a origem da espécie humana. As evidências não são persuasivas o suficiente para *nos* convencer de que essa hipótese pode estar errada. Como espécie, podemos ou não ter consumido todas essas gorduras saturadas, mas podemos presumir que somos geneticamente adaptados para ingeri-las. Elas são "gorduras antigas"[105], para usar um termo que vi pela primeira vez empregado por Jennifer Calihan e Adele Hite, uma enfermeira registrada, em seu livro *Dinner Plans: Easy Vintage Meals* [Planos de jantar: refeições antigas fáceis], e elas incluem alguns óleos vegetais – de oliva, amendoim, gergelim, abacate e coco – e todas as gorduras animais nessa categoria. Calihan e Hite as contrastam com as "gorduras modernas" – margarina; gorduras hidrogenadas de todo tipo; e óleos industrialmente processados de cola (óleo de canola), milho, soja, algodão, semente de uva e açafrão. De acordo com este raciocínio, podemos confiar que as gorduras antigas são benignas. As gorduras modernas, nem tanto.

Também é por isso que acreditamos que a carne de animais alimentados com pasto e criados em pastagens é mais saudável para nós do que a de animais alimentados com cereais e criados em sistema de confinamento: o teor de gordura dessa carne estará mais próximo do dos animais que nossos ancestrais comeram durante o último milhão de anos. Será mais natural. (E, talvez o mais importante, é um tipo de alimentação que não sustenta o tratamento cruel e desumano tão comum na pecuária intensiva.)

Novos alimentos ou alimentos antigos em formas não naturais são mais propensos a ser nocivos do que aqueles alimentos para os quais se supõe que sejamos geneticamente adaptados. Esta crença também, no fim das contas, sustenta o pensamento convencional de que uma dieta saudável inclui cereais antigos – quinoa, por exemplo, ou cuscuz – ou arroz integral ou cereais integrais em vez de cereais altamente refinados como arroz branco e farinha branca. Mesmo sem conhecer quaisquer mecanismos que expliquem por que isso poderia ser verdadeiro – o teor de glúten ou o índice glicêmico (o quão rapidamente ou lentamente a glicose entra em nossa corrente sanguínea) – e, mais uma vez, na ausência de quaisquer evidências experimentais significativas, o pressuposto é que nossos ancestrais comeram esses cereais por, talvez, alguns milhares de anos, na forma em que os estamos comendo. Portanto, eles tendem a ser benignos, pelo menos para as pessoas predispostas a serem magras e que conseguem tolerar um alto teor de carboidratos em sua dieta.

O problema, é claro, é que as definições de *natural* e *não natural* podem depender da perspectiva da autoridade em nutrição. Ao analisar as últimas recomendações em dieta, precisamos avaliar de que maneira aqueles que as propõem definem *natural* e *não natural*. Os cereais antigos são naturais porque algumas populações (mas não todas) os consumiram durante milhares de anos, mais ou menos desde a invenção da agricultura? Ou todos os cereais são não naturais porque nós só os consumimos há alguns milhares de anos, desde a invenção da agricultura? Estamos seguros ao acrescentar algo supostamente natural à dieta (cereais antigos ou tubérculos ou ácidos graxos ômega-3), ou é melhor eliminar apenas os elementos não naturais (cereais refinados, açúcares, alguns ácidos graxos ômega-6)? Penso que os últimos são a aposta mais segura. Mas isso também se torna complicado porque, quando retiramos fontes de energia da dieta, precisamos substituí-las.

O que talvez seja o fator mais complexo na maneira como pensamos sobre nossa alimentação é a influência das últimas notícias, da última reportagem na mídia ou do último estudo que está fazendo uma afirmação suficientemente interessante para virar notícia. Por definição, isso é o que é *novo*, o que significa que contribui de forma significativa para o saber convencional ou o contradiz, ou fala sobre quaisquer dietas que estejam particularmente em voga em nossos dias.*

A melhor razão para ignorar os resultados dos últimos estudos, as últimas reportagens da mídia propondo o que devemos comer e o que não, é que a interpretação desses últimos estudos muito provavelmente está errada. Uma discussão destacada pela mídia nos dias de hoje é o que os jornalistas científicos chamam de "crise de reprodutibilidade" – uma grande parte dos estudos publicados ou chegam a resultados incorretos ou são interpretados incorretamente – ou, talvez, ambos.[106] Se incluirmos aqueles estudos que são simplesmente sem sentido, apenas um em cada dez ou um em cada vinte estudos (que chegam à imprensa ou aparecem na página inicial do seu navegador) podem ser dignos da nossa atenção. Este percentual pode ser ainda menor nas pesquisas sobre nutrição e estilo de vida, em que os pesquisadores são tão mal preparados e a pesquisa tão difícil de se realizar. Esta é uma razão pela qual os comitês que decidem sobre prêmios Nobel tradicionalmente esperam décadas antes de considerar que um trabalho é digno de um prêmio. Com demasiada frequência, se esperarmos o suficiente, veremos outros estudos sendo publicados afirmando o oposto do que quer que estejamos lendo hoje. Não sabemos qual deles está certo até muito depois da publicação. Talvez nunca saibamos.

---

* Após meu artigo de 2002 propondo que Atkins estava certo o tempo todo, fui acusado de adotar uma perspectiva contrária não porque eu realmente acreditasse que as evidências a corroboravam, mas porque era mais noticioso e me garantiria um bom contrato para um livro. Informar que o saber convencional estava certo, não. Os editores da *New York Times Magazine* talvez sequer tivessem publicado tal versão, porque não seria notícia.

"Tentar determinar o que está acontecendo no mundo por meio da leitura dos jornais", como certa vez escreveu um jornalista, diretor e roteirista notoriamente inteligente chamado Ben Hecht, "é como tentar dizer a hora observando o ponteiro dos segundos de um relógio."[107] O mesmo é válido para a pesquisa e a ciência. Tentar dizer o que é verdade olhando para os últimos artigos publicados em um periódico – particularmente na área de nutrição – é mais um jogo de azar. O melhor é prestar pouca atenção às últimas pesquisas e, em vez disso, focar nas tendências de longo prazo, na acumulação de estudos (espera-se, interpretados sem parcialidade), apesar de que as tendências de longo prazo raramente, se é que alguma vez, aparecem nas notícias.

Desde o auge da dieta Atkins nos anos 1970, as autoridades se recusam a aceitar a noção de que a alimentação cetogênica/LCHF é segura. (E aqueles que a aceitam prontamente perdem sua posição de autoridade ao fazer isso.) Elas acreditam que o teor de gordura nos alimentos que pensamos que devemos comer no lugar dos açúcares e dos carboidratos refinados é alto demais e, portanto, supostamente não natural. Aqueles de nós que defendemos esta maneira de se alimentar podemos especular que muitas populações de caçadores-coletores viveram à base de dietas vagamente similares e, talvez, até mesmo em um estado de cetose – os inuítes, povos pastores como os guerreiros massais no Quênia, os índios norte-americanos nos meses de inverno –, mas estarão apenas especulando. O aspecto não usual dessas dietas leva a questões legítimas sobre se os riscos superam os benefícios. É assim que deve ser.

Independente de quanto peso as pessoas possam perder, independente de com que facilidade, a opinião médica ortodoxa continua sendo a de que essas dietas nos levarão a uma morte prematura. Gerações de médicos, pesquisadores, dietistas e nutricionistas foram ensinadas a acreditar (como eu e, provavelmente, você também) que sabemos o que é uma dieta saudável. Sabemos, porque essa é a maneira como as pessoas saudáveis tendem a se alimentar. Elas comem frutas, vegetais, cereais integrais, leguminosas como lentilha, ervilha e feijão – principalmente vegetais, e muitos carboidratos. Evitam carne vermelha e alimentos processados, e as gorduras que comem tendem a ser não saturadas, de origem vegetal, em vez de animal. Qualquer desvio radical dessa maneira de se alimentar, independente da perda de peso, de acordo com o consenso da opinião médica, tende a ser insustentável e, em última análise, prejudicial.

Este é o motivo pelo qual as autoridades reunidas anualmente pelo *U.S. News & World Report* para avaliar dietas e nos dizer o que comer classificam as dietas cetogênica/LCHF entre as menos saudáveis que se possa imaginar, independente da abundância de pesquisas e experiências clínicas que hoje defendem justamente o oposto. É por isso que dois dos defensores de uma alimentação saudável convencional com mais preparo midiático – David Katz, médico e ex-professor da Universidade Yale, e Mark Bittman, ex-colunista do *New York Times* e famoso autor de livros de culinária – consideraram apropriado propor recentemente, na revista *New York*, que perder peso com uma alimentação cetogênica/LCHF (que dirá manter o peso durante a vida toda) era análogo a ter cólera, uma doença diarreica infecciosa frequentemente fatal. "Nem tudo que leva à perda de peso ou a uma aparente melhora metabólica no curto prazo é uma boa ideia", escreveram. "A cólera, por exemplo, faz o peso, o açúcar no sangue e os lipídios no sangue diminuírem – e nem por isso é desejável!"[108]

Apesar da retórica hiperbólica, Katz e Bittman têm em mente o que seria melhor para nós. A preocupação deles é legítima. O mundo está cheio de coisas que podemos fazer ou tomar – medicamentos e substâncias para melhorar o desempenho – que revertem e talvez corrijam alguns sintomas de má saúde no curto prazo, mas encurtarão ou destruirão nossa vida se os consumirmos por anos ou décadas. A primeira regra da medicina não é fazer bem ao paciente, e sim não fazer mal. Este é o juramento hipocrático. Como disse um editorial recente do *New York Times* sobre um

medicamento que parece ser excelente para aliviar de imediato a depressão suicida grave, "continuam em aberto as questões sobre a segurança do uso no longo prazo".[109]
Sempre restarão perguntas sobre a segurança do uso de qualquer coisa no longo prazo. Imagine que você decida adotar a corrida como um escudo contra o envelhecimento. Quer você pense nesses termos ou não, está de maneira implícita fazendo uma avaliação sobre os riscos e os benefícios da atividade. Você sofreria mais ou menos desgaste nas juntas, por exemplo? Viverá mais tempo estressando seu sistema nesses treinos, ou eles o levarão a uma morte prematura? Maratonistas também morrem de ataque cardíaco, às vezes jovens. Jim Fixx, autor de *O guia completo de corrida*, um best-seller publicado em 1977, morreu tragicamente de um ataque cardíaco durante uma corrida. Ele tinha 52 anos. A noção convencional é de que há algumas coisas que podemos fazer que seriam melhores para nós, mas nunca saberemos ao certo. Sabemos que os corredores de média e longa distância parecem ser muito saudáveis, mas talvez isso não se aplique a nós.

Uma ideia errônea quase universal acerca de nutrição e medicina moderna – partilhada por figuras de autoridade, médicos e os jornalistas que cobrem a área – está relacionada a quando os ensaios clínicos são necessários para guiar nossas decisões e quando não são. Você não precisa de um ensaio clínico (custando dezenas de milhões de dólares, com dezenas de milhares de pessoas) para lhe dizer se a alimentação cetogênica/LCHF, ou qualquer regime, de vegano a carnívoro, lhe permitirá emagrecer de maneira considerável e com facilidade, sem passar fome, e sentir-se mais saudável do que antes. Você pode tentar qualquer uma dessas dietas e descobrir por si mesmo. Não importa o que os ensaios clínicos concluam. O que importa é o que acontece com você. Tente mudar a maneira como se alimenta e vai descobrir, assim como você pode tomar um novo medicamento e descobrir relativamente rápido se ele ajuda a aliviar o que quer que o esteja afetando e se faz você se sentir melhor. Os ensaios clínicos são necessários para nos informar sobre os riscos e os benefícios de longo prazo de um tipo de alimentação em comparação com outro – por exemplo, vegano em comparação com carnívoro, os dois extremos –, e não no curto prazo. Estes podemos descobrir de maneira confiável por nós mesmos.

"É seguro?" é sempre uma das duas perguntas definitivas ao considerar uma mudança de dieta ou estilo de vida, em particular com o objetivo de evitar doenças crônicas. "Resolve o nosso problema?" é a outra. As duas perguntas estão tão intimamente relacionadas que não podemos discutir uma sem a outra.

Este é um dos muitos problemas óbvios com o argumento de que a alimentação cetogênica/LCHF é simplesmente arriscada demais – se não no curto prazo, no longo. As autoridades que defendem este argumento presumem, como discutimos, que temos alternativas viáveis, que podemos alcançar e manter um peso saudável via uma série de abordagens alimentares (contanto que comamos menos), como a dieta mediterrânea, que eles presumem ser segura. Para eles, a observação de que pessoas magras e saudáveis comem dessa maneira – embora nem todas – encerra o assunto. Para acreditar que se aplica a todos, você precisa acreditar que aqueles de nós que engordamos com facilidade, algo que discuti e que refutei com firmeza, não somos diferentes das pessoas magras em termos fisiológicos e hormonais.

De acordo com esse pensamento ortodoxo, a alimentação cetogênica/LCHF é apenas mais um dos muitos caminhos para fazer o que é necessário: restringir calorias e comer menos. É vista como uma maneira particularmente radical de alcançar isso, e maneiras radicais de fazer qualquer coisa não são naturais, envolvendo, por definição, risco considerável, daí uma probabilidade relativamente alta de causar danos. De acordo com o pensamento ortodoxo, seguir uma dieta convencionalmente saudável como as pessoas magras e saudáveis parecem fazer, mas em menor quantidade, é de fato uma alternativa para as pessoas que estão acima do peso, uma que podemos presumir ser segura.

Essas autoridades simplesmente não confrontam a possibilidade de que comer menos ou não comer demais em uma dieta convencionalmente saudável não corrigirá o que adoece a muitos de nós. Se seguir uma dieta convencionalmente saudável, mas em menor quantidade, e alcançar e manter um peso saudável dessa maneira não é uma realidade viável *para nós*, então este argumento cai por terra.

Também é de importância crucial entender a base da fé que sustenta esses argumentos. As autoridades que os apresentam – sejam os especialistas convocados para o *U.S. News & World Report* ou as diretrizes alimentares do Departamento de Agricultura dos Estados Unidos, ou os Katz e os Bittman do mundo ou os amigos bem intencionados ("cara!") que nos aconselham a maneirar no bacon – formam sua opinião não com base na experiência, mas com base em conceitos teóricos sobre uma dieta saudável. Meramente abraçaram, como quase todos nós fizemos um dia, as hipóteses convencionais sobre a natureza de uma dieta saudável. Esta maneira de pensar parece óbvia por intuição e *parece* funcionar para *eles*. Neste sentido, é útil pensar na controvérsia de meio século sobre a natureza de uma dieta saudável como um conflito entre a hipótese e a experiência.*

Por um lado, temos ideias sobre como comer melhor para ficarmos saudáveis, ideias que pensamos serem verdadeiras ou que parecem ser verdadeiras. Por outro lado, temos o que os médicos observam em suas clínicas e o que acontece conosco, o que vivenciamos, quando experimentamos dietas diferentes. O saber convencional sobre nutrição é dominado pela hipótese de que gorduras saturadas causam ataques cardíacos ao elevar os níveis de colesterol, especificamente o "colesterol ruim" nas lipoproteínas de baixa densidade (LDLs). Esta hipótese dominou o pensamento ortodoxo sobre dieta e saúde, assim como o Um Anel, em *O Senhor*

---

* Devo esta maneira de pensar sobre o conflito entre dieta e saúde a Martin Andreae, um médico na Columbia Britânica, que fez esta observação quando eu o entrevistei no outono de 2017.

dos Anéis, de J.R.R. Tolkien, "domina a todos". Daí decorre que comer gorduras poli-insaturadas de milho, soja ou óleo de canola, em vez de gorduras saturadas, nos fará viver mais. As ideias de que devemos evitar produtos de origem animal (carne vermelha, ovos e laticínios em particular), de que nos fazem mal e viveremos por mais tempo e de maneira mais saudável se adotarmos uma dieta composta exclusiva ou principalmente de vegetais também se baseiam, em grande medida, no temor às gorduras saturadas.

Espera-se que os médicos e os dietistas baseiem suas recomendações sobre dieta e estilo de vida nessas hipóteses, mas eles não têm como saber se seu conselho faz alguma diferença. Quando um paciente morre, e todos um dia morrerão, independente da idade ou causa de morte, independente de se seus níveis de colesterol mudaram ou não, o médico não está a par de informação alguma sobre que papel a dieta com baixo teor de gordura pode ter exercido. Pela mesma lógica, se eu morrer amanhã ou aos cem anos, meus familiares não saberão se minha alimentação pouco convencional com alto teor de gordura abreviou minha vida ou a prolongou. (Os que criticam minha nutrição insistirão que a gordura me matou prematuramente, de qualquer modo, mas estarão conjeturando.) Talvez Jim Fixx tivesse sofrido seu ataque cardíaco fatal uma década antes se não tivesse se dedicado à corrida. Talvez tivesse morrido aos cinquenta e poucos anos mesmo sem correr. Jamais saberemos.

Mesmo se tivéssemos sólidas evidências provenientes de ensaios clínicos para corroborar essas hipóteses, o que não temos, ainda assim não saberíamos a resposta para essas perguntas. As hipóteses e as evidências com base nas quais as autoridades chegam a essas conclusões – isto é, abraçam esses supostos – só indicam que temos mais probabilidade de viver mais tempo se adotarmos dietas convencionalmente saudáveis e praticarmos atividade física, e não que de fato viveremos mais tempo. Então, teremos de fazer uma análise dos riscos e benefícios quanto a se a probabilidade de vivermos mais tempo faz valer a pena adotarmos o comportamento em questão *pelo resto da vida*. Isso suscita outra pergunta óbvia:

se as autoridades estiverem certas, por exemplo, ao afirmar que comer gordura saturada abreviará nossa vida, podemos quantificar isso? Quantos anos a mais podemos esperar viver se restringirmos nosso consumo de gordura? Esta é outra pergunta que as autoridades parecem evitar, talvez porque a resposta não seja do seu agrado. Se o saber convencional estiver certo e ingerir gordura saturada aumentar seu colesterol LDL (como fará com muitos de nós) e, por isso, você tiver um ataque cardíaco e morrer de forma prematura, quantos anos de vida você teria ganhado se evitasse os alimentos ricos em gordura e, em particular, aqueles com gordura saturada, ou substituísse pelo menos parte dessa gordura saturada (de origem animal) por gorduras poli-insaturadas provenientes de óleos de sementes, como recomendam as autoridades preocupadas com a saúde do nosso coração? Em outras palavras, presumindo que os especialistas estejam certos, que tipo de sacrifício culinário vale o nosso temor à gordura saturada?

Como observei em meu artigo de 2002 para a *New York Times Magazine*, a resposta a essa pergunta foi encontrada há muito tempo por três grupos de pesquisadores, todos de acordo: em Harvard (publicado em 1987), na Universidade McGill, em Montreal, e na Universidade da Califórnia em San Francisco (ambos em 1994). Esses pesquisadores estimaram o benefício para a longevidade se reduzíssemos em um quarto o consumo de gordura, e em um terço o consumo de gordura saturada, com relação ao nosso consumo típico até então, baixando de forma significativa nosso colesterol, e todos eles concluíram que, na ausência de outros fatores de risco graves para doença cardíaca, viveríamos, em média, de alguns dias a alguns meses a mais.[110]

Conforme observou um dos pesquisadores quando o entrevistei, o tempo adicional não é no auge de nossa vida, mas no fim da vida. Isso parece óbvio, mas é um aspecto que merece ser ponderado. Em vez de morrer, por exemplo, em março de nosso 75º aniversário, morremos em abril ou maio. Uma pessoa de noventa anos provavelmente terá alguns meses a mais tendo noventa anos, ou talvez chegue aos 91. Isso poderia ser uma coisa boa quando você tem noventa anos, ou talvez não, dependendo da sua qualidade de vida na época. Uma pessoa de sessenta anos talvez ganhasse apenas algumas semanas a mais. Nem mesmo está claro se essa intervenção alimentar previne um ataque cardíaco. No melhor dos mundos, pode postergá-lo meramente por essas poucas semanas ou meses.

Depois da análise de Harvard de 1987 publicada nos *Anais de Medicina Interna*, Marshall Becker, professor de saúde pública da Universidade de Michigan, propôs que evitar gordura ou gordura saturada para prevenir doenças cardíacas é "análogo aos camareiros rearranjando as cadeiras no deque do *Titanic*".[111] Mesmo esta analogia, no entanto, presume que tudo que a dieta com restrição de gorduras faz é evitar doenças cardíacas e não nos prejudicar – por exemplo, nos fazer engordar e nos tornar mais diabéticos por causa de seu teor de carboidratos.

Há outra maneira de analisar essas estatísticas de médias populacionais, e esta é a que as autoridades parecem preferir. Com efeito, é possível que alguns de nós morreremos prematuramente, talvez aos cinquenta anos em vez de aos oitenta, como resultado direto do colesterol elevado. Se essas pessoas adotarem uma dieta para reduzir o colesterol, terão uma vida significativamente mais longa. Mas as autoridades não sabem quem são essas pessoas – ninguém sabe; portanto, todos temos de seguir uma dieta para reduzir o colesterol para que essas pessoas de sorte se beneficiem. O resto de nós não terá benefício algum. Podemos inclusive ser prejudicados por uma dieta como essa, como muitos médicos hoje acreditam. Em 1999, um dos grandes especialistas em pesquisa sobre colesterol, Scott Grundy, da Universidade do Texas, descreveu isso para mim como: "Tenho de seguir uma dieta com baixo de teor de gordura para o resto da vida para que meu vizinho não tenha um ataque cardíaco". Noventa e nove em cada cem de nós que evitamos manteiga e bacon durante a vida inteira talvez façamos isso em troca de nenhum benefício para a saúde, mesmo que o saber convencional sobre gordura saturada esteja correto.

Os médicos que abraçam e prescrevem uma alimentação cetogênica/LCHF acreditam que essas *hipóteses* de dietas saudáveis convencionais são refutadas diariamente em sua prática. Afinal, muitos deles e seus pacientes viveram e se alimentaram de acordo com essas diretrizes convencionais enquanto estavam ficando cada vez mais gordos e doentes (como eu). Alguns foram vegetarianos, até mesmo veganos, mas a alimentação cetogênica/LCHF foi o que finalmente lhes permitiu perder sua gordura em excesso e reverter qualquer progressão rumo à hipertensão ou à diabetes. Isso é o que eles observaram diretamente, e isso, por sua vez, é o que seus pacientes experimentam. Não é preciso fé para observar ou experimentar esses benefícios.

Recordemos o que os mais de cem médicos canadenses escreveram no *HuffPost* sobre suas observações, suas experiências, quando seus pacientes abraçaram uma alimentação cetogênica/LCHF: "O que vemos em nossas clínicas: o nível de açúcar no sangue diminui, a pressão arterial cai, a dor crônica diminui ou desaparece, o perfil lipídico melhora, os marcadores inflamatórios melhoram, a energia aumenta, o peso diminui, o sono melhora, os sintomas de SII [síndrome do intestino irritável] são amenizados etc. A medicação tem sua dosagem ajustada para baixo, ou é até eliminada, o que reduz os efeitos colaterais para os pacientes e os custos para a sociedade. Os resultados que alcançamos com nossos pacientes são impressionantes e duráveis".[112] Os médicos que hoje prescrevem essas dietas costumam dizer que raramente, se é que alguma vez, receitam medicamentos a seus pacientes para controle de glicemia ou hipertensão; em vez disso, deixam de receitar, tiram os pacientes dos medicamentos. Isso são testemunhos convincentes.

Uma médica que entrevistei colocou essa troca em sua perspectiva talvez mais contrastante. Caroline Richardson é médica de família na Universidade de Michigan e pesquisadora de serviços de saúde, e também trabalha para o Institute for Healthcare Policy and

Innovation da universidade. Ela iniciou a carreira fazendo pesquisa sobre atividade física, e então, pouco a pouco, passou para a prevenção de diabetes. Durante anos, segundo me contou, ela aconselhou seus pacientes a seguir o regime do Programa de Prevenção de Diabetes – dietas com restrição de calorias e baixo teor de gordura, mais atividade física. A maioria de seus pacientes, no entanto, eram extremamente obesos, e metade eram diabéticos. Pouco a pouco, ela passou a estudar e prescrever uma alimentação cetogênica/LCHF – tipicamente, depois de ver como uma dieta relativamente pobre em carboidratos funcionou para ela.

Hoje Richardson recomenda que seus pacientes leiam *Emagreça sem fome*, de David Ludwig, médico e professor de nutrição de Harvard, e estudem suas receitas com baixo teor de carboidrato. "Uma coisa que amo na dieta pobre em carboidratos e rica em gorduras, e que não canso de repetir para os meus pacientes, é que faz você se sentir melhor." A situação é similar à da atividade física, disse. Ela aconselha seus pacientes a praticar atividade física não porque eles ficarão mais saudáveis daqui a cinco anos. Ela propõe que façam isso porque se sentirão melhor agora. "Quando meus pacientes eliminam os carboidratos, todos eles voltam dizendo: 'Uau, eu me sinto uma nova pessoa'. E uma coisa que meus pacientes me dizem o tempo todo é: 'Eu não me importo se vou morrer daqui a dez anos, eu me sinto um lixo hoje, quero parar de me sentir um lixo hoje'."

Também vale a pena conhecer a visão de Dan Murtagh sobre essas perdas e ganhos. Murtagh é clínico geral na Irlanda do Norte, e seus pacientes são quase todos de famílias da classe média e trabalhadora. Ele me disse que, quando estava na faculdade de medicina – ele se formou em 2002 –, ouvia poucas discussões sobre uma epidemia de obesidade ou diabetes. Na época em que conversamos, quinze anos depois, ele estava diagnosticando um novo caso de diabetes tipo 2 por semana em sua clínica. Ele passou a se interessar por dieta e nutrição em 2009, quando um paciente lhe perguntou sobre a segurança e a eficácia de uma dieta paleolítica.

Murtagh fez a lição de casa e um novo mundo se abriu para ele. Primeiro ele leu *A dieta do Paleolítico*, de Loren Cordain, a fisiologista do exercício da Universidade Estadual do Colorado que fez o pensamento formativo sobre essa maneira de se alimentar. Isso levou Murtagh a livros sobre alimentação cetogênica/LCHF. Ele diz que os argumentos nesses livros (incluindo os meus) faziam sentido para ele, e então experimentou em si mesmo e depois tentou em seus pacientes. "Tudo bem discutir sobre o que você acha que vai acontecer com essas dietas", ele me falou, "mas no fim das contas você precisa arregaçar as mangas e colocar mãos à obra e ver o que acontece."

Quando entrevistei Murtagh, ele me falou sobre vários pacientes que havia aconselhado a evitar carboidratos e substituir essas calorias por gorduras naturais (ancestrais). Sobre um paciente diabético, "não particularmente obeso", ele disse, "eu não acho que *remissão* seja uma palavra forte o suficiente para o que aconteceu com sua diabetes". Ele descreveu outro paciente, com pouco mais de cinquenta anos, como um "obeso clássico": 1,85 m, 145 quilos, a caminho de se tornar diabético, mas já com doença hepática gordurosa, gota e hipertensão. Antes de mudar a maneira como se alimentava, esse paciente estava tomando dois medicamentos diariamente para controlar a pressão arterial, outro medicamento para gota, e um terceiro para azia e indigestão crônica. Depois de um ano de alimentação cetogênica/LCHF, ele havia perdido mais de cinquenta quilos e estava livre de medicação.

Com certeza ele estava mais saudável, mas os colegas médicos de Murtagh ainda atados ao pensamento convencional não ficaram tão entusiasmados. "Discuti com eles os mesmos pacientes que discuti com você", ele disse, e encontrou resistência. "Estou pensando, 'você está me dizendo que devo virar para esse paciente que perdeu cinquenta quilos e se livrou dos remédios e dizer para ele voltar a comer pão e se abster do bacon'."

O fato de que uma alimentação cetogênica/LCHF produz resultados tão notáveis na clínica sempre representou um desafio enorme ao pensamento convencional sobre nutrição. Cria um conflito essencial, uma dissonância cognitiva, entre duas definições, ao que parece, mutuamente excludentes de o que significa "comer de maneira saudável". Ao longo dos últimos cinquenta anos, uma alimentação saudável foi convencionalmente definida e institucionalizada como composta de frutas, vegetais, cereais integrais e leguminosas em abundância, rica em carboidratos – principalmente vegetais – e com um mínimo de gorduras animais e pouca ou nenhuma carne vermelha ou processada. A outra definição é o que muitas pessoas parecem necessitar para manter um peso "saudável": idealmente, pouca ou nenhuma fruta, nada de cereais integrais, nada de leguminosas, pouquíssimos carboidratos e muita gordura, que geralmente se traduz em muita carne vermelha e até mesmo carne processada. Como resolvemos a discrepância? Se para alcançar e manter um peso "saudável" devemos comer uma dieta "não saudável", ficamos mais saudáveis, ou não?

À medida que a experiência clínica com esses experimentos vem se acumulando, também se acumulam, por fim, evidências provenientes de ensaios clínicos. Quando fiz minha primeira reportagem sobre o assunto para aquele artigo de 2002 na *New York Times Magazine*, estávamos vendo apenas os primeiríssimos ensaios clínicos que avaliavam os benefícios e os riscos relativos desses padrões alimentares. Esses ensaios basearam minha decisão de adotar a postura não ortodoxa que adotei no artigo. Uma vez que os pesquisadores e as autoridades nos anos 1960 escolheram acreditar que toda obesidade era causada por comer em excesso e então abraçaram a noção de que a gordura saturada era a principal causa de doenças cardíacas, eles se empenharam em colocar o país inteiro – e, então, o mundo inteiro – em dietas que hipoteticamente preveniriam doenças cardíacas. Nenhuma pesquisa significativa foi feita nem mesmo sobre os efeitos de curto prazo da alimentação cetogênica/LCHF. E continuou assim até o fim do século. (No decurso da minha pesquisa, entrevistei pesquisadores na Alemanha que fizeram ensaios clínicos sobre dietas cetogênicas/LCHF até meados

dos anos 1980, e então pararam quando concluíram que a opinião consensual sobre os perigos da gordura devia estar correta, embora isso fosse o oposto do que sua própria pesquisa implicava.) Somente na virada deste século, com a consciência de uma epidemia de obesidade e tipicamente motivados por uma experiência de conversão pessoal, foi que os médicos começaram, mais uma vez, a realizar ensaios clínicos sobre a alimentação cetogênica/LCHF. Em meu artigo, observei que recentemente haviam sido concluídos (embora não publicados) cinco ensaios clínicos comparando a dieta Atkins cetogênica/LCHF com o tipo de dieta com baixo teor de gordura e restrição de calorias (as dietas de fome) recomendado na época e ainda hoje pela Associação Americana do Coração.[113] Os participantes do ensaio variavam de adolescentes com sobrepeso em Long Island, que seguiram as dietas por doze semanas, a adultos da Filadélfia, cujo peso era, em média, 133 quilos, e que seguiram essas dietas por seis meses.

Os resultados daqueles cinco estudos foram consistentes. Os participantes que seguiram a dieta cetogênica/LCHF, com alto teor de gordura, perderam mais peso, apesar da recomendação de comer até a saciedade, do que aqueles que seguiram a dieta recomendada pela Associação Americana do Coração, com baixo teor de gordura e especialmente de gordura saturada. Além disso, seus fatores de risco para doenças cardíacas mostraram mais melhora. Em outras palavras, os resultados desses ensaios eram o oposto do que os médicos e pesquisadores teriam previsto. E foi isso que eu relatei.

Desde então, até a primavera de 2019, cerca de uma centena, se não mais, de ensaios clínicos tiveram seus resultados publicados, e eles confirmam essas observações com consistência notável. Os ensaios ainda são incapazes de nos dizer se abraçar uma alimentação cetogênica/LCHF prolongará nossa vida (em comparação com outros padrões alimentares que as autoridades poderiam recomendar), mas continuam a desafiar, incansavelmente, o pensamento convencional sobre os perigos das dietas com alto teor de gordura, e nos dizem que, no curto prazo, essa maneira de se alimentar é segura e benéfica.

Seguir a alimentação cetogênica/LCHF pela duração desses ensaios clínicos (no máximo dois anos), ou pelo menos ser designado para se alimentar dessa maneira, resulta em igual ou maior perda de peso do que qualquer padrão alimentar ao qual foi comparada, e isso acontece sem requerer que os participantes do estudo contem e restrinjam calorias. E os benefícios à saúde são claros. Como com os primeiros cinco estudos e a experiência clínica, praticamente todas as medidas de saúde metabólica, todos os fatores de risco para doenças cardíacas e diabetes, melhoram com a alimentação cetogênica/LCHF. Além de alcançar um peso saudável, os participantes do estudo ficaram mais saudáveis no geral e mais saudáveis do que os participantes aconselhados a seguir dietas convencionalmente "saudáveis", mesmo com restrição de calorias.

Um ensaio particularmente persuasivo foi concluído recentemente na Universidade de Indiana, liderado pela dra. Sarah Hallberg, trabalhando com uma startup com sede em San Francisco chamada Virta Health, que foi fundada por Steve Phinney e Jeff Volek. Hallberg e seus colegas aconselharam os pacientes com diabetes tipo 2 a seguir uma alimentação cetogênica/LCHF. Eles forneceram orientação médica e de coaches de saúde 24 horas por dia, sete dias por semana, para lidar com quaisquer questões que surgissem e ajudá-los a se manter na dieta. Mesmo nos pacientes com diabetes tipo 2, a alimentação cetogênica/LCHF consistentemente produziu o tipo de resultado que devemos esperar: essas pessoas não foram aconselhadas a comer menos, mas emagreceram de maneira significativa. Seus fatores de risco para doenças cardiovasculares melhoraram consideravelmente. E, talvez o mais importante, em muitos dos 262 participantes designados para a alimentação cetogênica/LCHF no ensaio da Virta Health/Universidade de Indiana, sua diabetes efetivamente entrou em remissão. O controle do açúcar no sangue melhorou mesmo quando eles descontinuaram seus medicamentos para controlar a glicemia, incluindo a insulina. ("A terapia com insulina foi reduzida ou eliminada em 94 por cento dos usuários",[114] reportou a equipe da Virta Health.) A pressão arterial também melhorou, e, portanto, os medicamentos para controlar a pressão também foram suspensos. Em junho de 2019, Hallberg e a Virta Health publicaram um artigo sobre como dois anos de alimentação cetogênica/LCHF haviam influenciado os fatores de risco para doenças cardíacas nos participantes do estudo. O ponto principal foi que 22 dos 26 fatores de risco estabelecidos melhoraram (em comparação com o que esses pesquisadores chamam de "cuidado usual"), três permaneceram inalterados, e apenas um – o colesterol LDL –, em média, piorou.[115] Quando os pesquisadores da Virta Health estudaram os números para a chamada "classificação de risco de doença cardiovascular aterosclerótica agregada", uma medida do risco de ter um ataque cardíaco nos próximos dez anos, desenvolvida pelo Colégio Americano de Cardiologia e pela Associação Americana do Coração, os pacientes da Virta Health diminuíram seu risco de ter um ataque cardíaco em mais de vinte por cento, em comparação com o programa de tratamento usual para diabetes e todas as terapias medicamentosas que tipicamente são receitadas. Até mesmo com o aumento em seu colesterol LDL, esses pacientes ficaram significativamente mais saudáveis, bem como seu coração.

Portanto, esta é mais uma maneira de fazer a pergunta crucial: um padrão alimentar que tem tantos efeitos benéficos pode ser não saudável porque contém gordura saturada considerável ou porque permite o consumo de uma carne processada como bacon?*

---

* Não que bacon ou carne de qualquer tipo sejam necessários nas dietas cetogênicas/LCHF, mas, sendo alimentos que contêm (essencialmente) apenas proteínas e gordura, podem ser consumidos à vontade. Com a exceção de abacate, azeitona e óleos vegetais, os alimentos à base de vegetais vêm com carboidratos como fonte importante de energia disponível. Versões de dietas à base de vegetais mais pobres em carboidratos e mais ricas em gordura podem ser consumidas, mas exigem significativamente mais esforço e consideração e podem ou não ser tão eficazes. Estas são discutidas no capítulo 16.

Em uma das minhas postagens favoritas de Rachelle Ploetz no Instagram, ela observou que seus amigos nunca criticaram sua dieta quando ela pesava 172 quilos, mas, depois que ela abraçou uma alimentação cetogênica/LCHF e perdeu 54 quilos, eles frequentemente manifestavam preocupação sobre a quantidade de bacon que ela estava comendo, como se os perigos de comer bacon regularmente superassem os benefícios de perder 54 quilos com relativa facilidade. As evidências definitivas para responder a essa pergunta não existem. Possivelmente nunca existirão. Mas é difícil imaginar que uma maneira de se alimentar que torna as pessoas tão mais saudáveis no curto prazo, que pode inclusive reverter a diabetes, que é considerada uma doença crônica progressiva – que só piora com o passar do tempo –, seja nociva no longo prazo. As autoridades estão dispostas a pensar em termos de especulações e se aferram a crenças que tanto valorizam. Essas crenças já falharam conosco. Temos de abraçar a aposta e deixá-las para trás.

A condenação institucional da gordura alimentar e o pensamento por trás de prescrever dietas com base em hipóteses seriam mais compreensíveis se as evidências para corroborar essas hipóteses fossem de fato convincentes. Eu não acredito que sejam. Assim como, ao longo dos anos, foi-se acumulando um número considerável de evidências que corroboram a observação de que as dietas cetogênica/LCHF nos tornam mais saudáveis, as evidências que corroboram a ideia de que a gordura saturada é letal e de que devemos todos seguir dietas com baixo teor de gordura foram diminuindo, apesar de todos os esforços da ortodoxia para sustentá-la. Quanto mais pesquisas são feitas, menos convincentes se tornam. Isso é sempre um mau sinal na ciência, e uma razão persuasiva para acreditar que uma teoria ou crença está simplesmente errada. Fora da matemática, é impossível provar qualquer coisa definitivamente de uma maneira ou de outra. Sempre há evidências para corroborar hipóteses razoáveis (e inclusive algumas não razoáveis), porque sempre haverá estudos que obterão as respostas erradas ou que serão interpretados da maneira incorreta. É por isso que proponho que sigamos as tendências.

Os melhores cientistas e filósofos da ciência vêm aconselhando esta abordagem pelo menos desde que Francis Bacon (seu nome, obviamente, é mera coincidência) fundou o método científico há quatrocentos anos: a maneira de avaliar a viabilidade de uma hipótese é avaliar se as evidências ficaram significativamente mais sólidas com o tempo. Como Bacon propôs, podemos dizer o que *não* é correto na ciência – o que ele chamou de "ciência idealista", que se baseia em fantasias, opiniões, e na exclusão de evidências contrárias – porque estas são as proposições que "quase no mesmo estado permaneceram, sem qualquer progresso notável. Dessa forma, foram pouco a pouco declinando à medida que se afastaram dos primeiros autores que as fizeram florescer".[116]

A hipótese de que a gordura alimentar causa doenças cardíacas, aquela na qual baseamos nossas ansiedades com relação a comer gordura saturada, deveria ser um estudo de caso nesse tipo de progressão descendente. Em 1952, embora admitindo que não tinha evidências significativas para corroborar sua hipótese, Ancel Keys propôs que os norte-americanos deveriam comer um terço a menos de gordura do que comiam na época se quisessem evitar doenças cardíacas.[117] Em 1970, ainda sem evidências sólidas vindas de ensaios clínicos, a Associação Americana do Coração recomendou dietas com baixo teor de gordura para toda pessoa nos Estados Unidos que, literalmente, tivesse idade suficiente para caminhar.[118] Em 1988, após a publicação de ensaios clínicos de mais de 2 milhões de dólares, cujos resultados foram contraditórios, seguidos do que um administrador do NIH posteriormente descreveu para mim como um "salto de fé", o chefe de saúde pública dos Estados Unidos estava atribuindo dois terços dos 2 milhões de mortes anuais nos Estados Unidos ao consumo excessivo de alimentos ricos em gorduras, e defendendo que o "embasamento científico" para tal era "ainda mais impressionante do que aquele para o tabaco e a saúde".[119] Esse relatório foi parte de uma campanha de relações públicas orquestrada pelo governo federal para fazer tudo o que estava a seu alcance (aparentemente, com a melhor das intenções) para nos levar a temer o consumo de qualquer gordura que não fosse de origem vegetal. Funcionou. É por isso que compramos a ideia de que devemos evitar comer gordura saturada sempre que possível. O consumo de gordura animal nos Estados Unidos diminuiu; o consumo de óleos vegetais aumentou.

Hoje, trinta anos depois, a revisão *não tendenciosa* mais recente dessas evidências – da Colaboração Cochrane, uma organização internacional fundada para fazer tais revisões imparciais – concluiu que os ensaios clínicos não foram capazes de demonstrar qualquer benefício significativo de se adotar uma dieta com baixo teor de gordura e, portanto, implicitamente, qualquer prejuízo de se consumir alimentos ricos em gorduras. A revisão da Cochrane descreveu que as evidências meramente "insinuam"[120] que evitar gordura saturada em particular poderia evitar um único ataque cardíaco, e afirmou que é ainda "menos claro"[121] se isso prolongaria a vida de alguém.

Apesar de seu papel eminente em promover o frenesi antigordura, a Associação Americana do Coração admitiu recentemente (em uma avaliação, em outros aspectos, tendenciosa) que sua concepção de uma alimentação saudável com baixo teor de gordura se apoia, ainda hoje, primordialmente nos resultados ambíguos de um punhado de ensaios clínicos mal feitos, *todos* datando dos anos 1960 e 1970, e se essas evidências obscuras tiverem precedência, os resultados de estudos posteriores, incluindo o Women's Health Initiative, um estudo gigantesco (49 mil participantes) e com um custo exorbitante (pelo menos meio bilhão de dólares), têm de ser ignorados ou considerados inadequados.[122] Obviamente, os cerca de cem estudos que apontam que a alimentação cetogênica/LCHF nos torna mais saudáveis, apesar de rica em gorduras saturadas, também refutam a ideia de que deveríamos estar prestando atenção às autoridades. Ao longo do último meio século, as evidências que corroboram a ideia de que a gordura saturada em nossa dieta é uma causa de doenças cardíacas e morte prematura simplesmente foram se desgastando.

A noção (isto é, hipótese) de que os alimentos ricos em gordura causam câncer teve retrocessos similares. Em 1982, esta proposição foi considerada tão provavelmente verdadeira que a Academia Nacional de Ciências dos Estados Unidos publicou um relatório – *Diet, Nutrition and Cancer* – recomendando que, para evitar o câncer, os norte-americanos reduzissem o consumo de gorduras de quarenta por cento de nossas calorias, como então estávamos comendo, para trinta por cento. Afirmava que as evidências eram tão convincentes que "podiam ser usadas para justificar uma redução ainda maior".[123] Isso também é o que as pessoas preocupadas com a saúde cresceram acreditando e foram ensinadas. Em meados dos anos 1990, no entanto, os especialistas que reuniram um relatório de setecentas páginas sobre essa questão para o Fundo Mundial para Pesquisa em Câncer e o Instituto Nacional do Câncer dos Estados Unidos – *Food, Nutrition and the Prevention of Cancer* – não conseguiram encontrar razões "convincentes" nem "prováveis" para acreditar que as dietas ricas em gorduras eram cancerígenas.[124] Quando entrevistei Arthur Schatzkin, chefe do ramo de epidemiologia nutricional do Instituto Nacional do Câncer dos Estados Unidos, em 2003, ele descreveu as evidências dos ensaios clínicos concebidos para testar essa hipótese da relação entre câncer e gordura alimentar como "praticamente nulas". Em suma, a proposição de que a gordura causava câncer também foi enfraquecida com estudos posteriores, mas nosso temor à gordura não diminuiu.

Quanto à ideia de que uma dieta saudável deve ser à base de vegetais, de que deve incluir frutas, verduras, cereais integrais e leguminosas, não temos nem mesmo os estudos ambíguos dos anos 1960 para corroborá-la. Não temos qualquer ensaio clínico significativo para corroborar essa ideia, como Michael Pollan infere em *Em defesa da comida*, o livro que nos trouxe o mantra "Coma comida. Não em excesso. Principalmente vegetais".[125] O que temos, em vez disso, segundo ele observa, é a ideia de que as pessoas que comem muitos alimentos à base de vegetais tendem a ser mais saudáveis do que as pessoas que seguem a dieta padrão norte-americana, de restaurantes de fast-food e alimentos embalados de supermercado, açucarados e altamente processados, que Pollan apropriadamente chama de "substâncias comestíveis com aparência de comida", alimentos que as pessoas preocupadas com a saúde naturalmente evitam. Mais do que tudo, diz Pollan, temos o simples fato de que praticamente todos os nutricionistas acreditam que comer principalmente vegetais é uma boa ideia. No mundo extremamente controverso das crenças nutricionais, ele diz, isso é algo em que todos podem concordar.

Mas eles acreditam nisso, e Pollan defende, não porque tenham sólidas evidências experimentais (isto é, resultados de ensaios clínicos), e não porque tenham visto pacientes obesos e diabéticos passarem de dietas omnívoras ou ricas em carne (sem açúcar e substâncias comestíveis com aparência de comida) para dietas à base de vegetais (sem açúcar e substâncias comestíveis com aparência de comida) e ficar mais saudáveis por isso, mas porque, bem, todos eles parecem acreditar nisso. Isso é o que os psicólogos cognitivos chamariam de "cascata" ou "pensamento coletivo", e é muito comum nesse tipo de ciência branda. É comum até mesmo nas ciências duras – a física, por exemplo, em que o ganhador do Nobel Louis Alvarez o chamou de "bloqueio de fase intelectual".[126] As pessoas acreditam em alguma coisa porque pessoas que elas respeitam acreditam e, se estão fazendo pesquisa, reportam o que se espera que encontrem e veem o que esperam ver, esteja realmente lá ou não.

Comer principalmente vegetais, em outras palavras, *só parece* certo para aqueles que recomendam isso para nós. Parece certo, em parte, porque ouvimos isso a vida toda. É o que minha mãe, preocupada com a saúde, estava me ensinando nos anos 1960 cada vez que me dizia para comer meus vegetais (se não era verde ou couve-flor, em sua visão de mundo, não era um vegetal) e insinuava que carne em excesso causaria câncer de cólon. Agora estou importunando meus filhos para que comam suas verduras, ainda que eu acredite que devem comer porque foi isso que minha mãe me ensinou. Comer principalmente vegetais pode ser melhor para o meio ambiente do que as alternativas, e melhor para os animais que não terão uma morte prematura nem serão comidos para nosso prazer.* Quando as pesquisas epidemiológicas examinam o que comem as pessoas saudáveis e preocupadas com a saúde, não é de surpreender que esse pensamento de principalmente vegetais predomine. As pessoas preocupadas com a saúde não comem ovos e bacon no café da manhã todos os dias, porque foram ensinadas que comer bacon e ovos pode matar. Elas estão tomando *smoothies* de couve com amêndoas com sua granola de baixo teor de açúcar porque foi isso que lhes recomendaram, não importa quão fracas sejam as evidências. Não deveríamos fazer igual?

A resposta, mais uma vez, é: provavelmente não. Os últimos trinta anos de pesquisa médica resultaram em uma grande mudança em nossa compreensão acerca dos fatores de risco para doenças cardíacas e sua relação com obesidade, diabetes e a condição que discutimos antes chamada resistência insulínica. Um fator crucial no rechaço à alimentação cetogênica/LCHF sempre foi a crença de que a gordura animal causará doença cardíaca prematura – o argumento da gordura saturada "entupindo as artérias". A maioria das pessoas acredita que manteiga e bacon e laticínios com alto teor de gordura são letais porque fomos ensinados que esses alimentos ricos em gordura saturada aumentarão nosso colesterol, especificamente o colesterol nas partículas LDL conhecido como colesterol "ruim", e que isso levará à morte prematura por um ataque cardíaco.

Um dos muitos problemas com essa maneira de pensar é que foca toda a atenção da dieta em um estado de doença, doenças car-

---

* Sófocles aconselha, no fim de *Édipo rei*, que sempre devemos olhar para esse último dia, e não considerar nenhum mortal de sorte ou feliz até que ele (ou ela) viva seu último dia sem dor. Se o mesmo é válido para os animais, então este pressuposto também é questionável.

díacas, e em uma entidade biológica, o colesterol LDL. Isso é, na melhor das hipóteses, ciência médica equivocada dos anos 1970. Embora os médicos tenham sido ensinados a acreditar nisso com certeza dogmática, e uma grande parte deles ainda o faça, o conhecimento científico, como normalmente acontece, evoluiu ao longo dos anos.

Embora o LDL pareça exercer um papel no processo de aterosclerose, não é o colesterol na partícula o agente, e sim o próprio LDL e, especificamente, o número e talvez o tamanho das partículas em circulação. As autoridades em medicina e saúde pública pouco a pouco passaram a aceitar o que os médicos e pesquisadores iconoclastas argumentaram já nos anos 1960: que as doenças cardíacas são um processo complexo e o resultado final de uma perturbação metabólica que se manifesta em todo o corpo humano. Não podemos determinar se teremos uma vida longa e saudável com base em um único número e em uma única entidade biológica. (As melhores medidas para isso, em todo caso, são indicadores muito melhores do que o colesterol LDL.) Para a maioria de nós, o principal sinal de que temos risco elevado de doença cardíaca ou morte prematura causada por qualquer doença crônica, inclusive câncer, não é se o nosso colesterol LDL é elevado, mas se temos o conjunto de distúrbios metabólicos hoje conhecidos como síndrome metabólica, a qual parece ser uma consequência ou manifestação da resistência insulínica.

Os médicos são instruídos a diagnosticar a síndrome metabólica se seus pacientes têm pelo menos três de cinco sinais característicos. O mais importante, aquele que os médicos são orientados a investigar primeiro, é se o paciente está engordando, especialmente acima da cintura. Nesse sentido, o conceito de síndrome metabólica é, de modo perverso, um descendente direto do pensamento e das observações de Ancel Keys nos anos 1960, de que as pessoas com mais probabilidade de ter ataques cardíacos e morrer de forma prematura são homens gordos de meia-idade, aqueles a quem Keys implorava tanto para "pensarem". Alguns especialistas em coração referiam-se a esses homens como "cardíacos gordos", já há um século. Keys e a comunidade médica ficaram obcecados com a gordura alimentar e o colesterol, considerando-os fundamentais para resolver a relação entre homens gordos e ataques cardíacos e, por isso, focaram sua atenção no colesterol LDL e na gordura alimentar. Mas outros pesquisadores – nas universidades de Stanford, Yale e Rockefeller, nos Estados Unidos, e na Queens Elizabeth College e na Universidade Queen's em Belfast, entre outras – focaram nos carboidratos e em seu efeito não só sobre a insulina e o nível elevado de açúcar no sangue, como também sobre a pressão arterial e os "lipídios no sangue", em particular o colesterol HDL (o "bom colesterol") e os triglicérides (uma forma em que a gordura é encontrada na circulação). Era a isso que Edwin Astwood estava se referindo em sua palestra de 1962 quando observou que os distúrbios associados à obesidade – "em particular, aqueles envolvendo as artérias" – lembravam muito os da diabetes tipo 2, implicando "um defeito comum a ambas as condições".

No fim dos anos 1980, quando os Institutos Nacionais de Saúde (NIH), a Secretaria de Saúde Pública e até mesmo a Academia Nacional de Ciências dos Estados Unidos – sem falar do Serviço Nacional de Saúde do Reino Unido – estavam nos convencendo a evitar gordura e comer carboidratos, os pesquisadores liderados pelo falecido Gerald Reaven, então endocrinologista na Universidade de Stanford, começaram a convencer primeiro os especialistas em diabetes e por fim os cardiologistas de que seus pacientes deveriam se preocupar menos com o colesterol LDL do que com a síndrome metabólica.[127] Era a síndrome metabólica, segundo esses pesquisadores, a manifestação da perturbação fisiológica fundamental que acabaria matando seus pacientes (e a nós). É a isso que os jornalistas estão se referindo quando escrevem, como fez recentemente Trymaine Lee, um correspondente da NBC, que "a obesidade e a pressão alta [são] os principais fatores de doença cardíaca".[128] Lee estava escrevendo sobre seu próprio ataque cardíaco quase fatal aos 38 anos de idade. A obesidade e a pressão alta são manifestações da síndrome metabólica; elas andam de mãos dadas.

As revelações sobre a síndrome metabólica podem ser entendidas se pensarmos em obesidade, diabetes, doença cardíaca, hipertensão e até mesmo AVC, todos como consequências da mesma força perturbadora: desarranjos na sinalização da insulina, pouco controle do açúcar no sangue e todas as perturbações fisiológicas e metabólicas, incluindo inflamação sistêmica, que ocorrem. Todas essas condições estão intimamente associadas. Obesos têm alto risco de diabetes tipo 2, e a maioria das pessoas com diabetes têm sobrepeso ou são obesas. Todas elas estão propensas a doenças cardíacas (como Astwood observou), mas as diabéticas têm maior risco, e todas tendem a ter pressão alta. Os manuais médicos se referem a obesidade, diabetes, doenças cardíacas, gota e AVC (doença cerebrovascular) como distúrbios "hipertensivos", querendo dizer que a pressão alta é comum a todos eles. Além disso, todos esses distúrbios estão associados a anormalidades nos lipídios no sangue, especificamente o colesterol HDL baixo e o nível de triglicérides alto (e o número de partículas LDL alto, mas não o colesterol LDL alto).

Esses fatores de risco são os critérios diagnósticos da síndrome metabólica. Individualmente, cada um deles está associado a uma probabilidade aumentada de desenvolver uma doença cardíaca: conforme a circunferência da cintura se expande, o risco de doença cardíaca aumenta. À medida que a pressão arterial sobe, também sobe o risco de doença cardíaca, bem como o de AVC. Quanto pior o controle dos níveis de açúcar no sangue (intolerância à glicose), maior a probabilidade de ser diabético, e maior a tendência a deposição de placas nas artérias. Em 1930, Elliott Joslin, a principal autoridade em diabetes nos Estados Unidos, observou que "um a cada dois diabéticos hoje morre de arteriosclerose"[129], e a situação não mudou muito desde então. As artérias de uma pessoa de sessenta anos com diabetes não tratada parecerão as artérias de uma pessoa de noventa anos sem a doença. Por fim, a comunidade médica sabe, desde 1977 (se não vinte anos antes), que o colesterol HDL baixo é um indicador muito melhor de doença cardíaca do que o colesterol LDL alto – muitas vezes com mais probabilidade de estar certo, lamentavelmente –, e que triglicérides alto é pelo menos tão indicativo como o LDL alto. A probabilidade é de que, quando se tem um ataque cardíaco, a razão é a síndrome metabólica, e não o colesterol LDL elevado.

Se você tem síndrome metabólica, significa que sua saúde está decaindo rumo à doença crônica, e o primeiro sinal óbvio é que você está engordando e tem pressão alta. De acordo com as estatísticas do Centro de Controle e Prevenção de Doenças (CDC), um em cada três norte-americanos tem síndrome metabólica. Mas essa proporção inclui crianças, nas quais esta é relativamente rara. Quanto mais velhos e mais gordos ficamos, maior a probabilidade de termos síndrome metabólica, de sermos resistentes à insulina. Entre os adultos acima de cinquenta anos, um em cada dois tem. Se você está lendo este livro para ajudá-lo a controlar o peso (em particular, se você é homem), há boas chances de que tenha ou venha a ter síndrome metabólica.

Todas essas perturbações fisiológicas que caracterizam a síndrome metabólica, todos os fatores de risco que os médicos são orientados a investigar para diagnosticar a síndrome metabólica, estão diretamente associados aos carboidratos que comemos, e não à gordura. Se você tem síndrome metabólica, é a quantidade e a qualidade dos carboidratos que consome que, aos poucos, estão encurtando sua vida. A gordura saturada não é a responsável. Tanto os dados dos ensaios clínicos quanto os da experiência clínica nos dizem que essa perturbação da síndrome metabólica – a perturbação que parece começar com a resistência insulínica e, portanto, com níveis elevados de insulina e pouco controle dos níveis de açúcar no sangue – é normalizada ou corrigida removendo os carboidratos da dieta e substituindo-os por gordura. Estes são 22 dos 26 fatores de risco que melhoraram no ensaio clínico da Virta Health.

Tudo isso – o que acontece com o corpo humano quando os níveis de açúcar no sangue e de insulina entram e saem dos limites saudáveis – pode ser explicado pela medicina clássica. Com isso quero dizer que os efeitos benéficos observados quando os pacientes ou os participantes de ensaios clínicos restringem carboidratos e os substituem por gordura são o que os manuais de medicina nos dizem que deveria acontecer. Comer menos carboidratos, por exemplo, resulta, por definição, em níveis mais baixos de açúcar no sangue, pelo menos no curto prazo após uma refeição. Isso tem de ser benéfico, considerando que é o nível elevado de açúcar no sangue que causa muitos dos efeitos colaterais nocivos da diabetes. Os pesquisadores sabem, pelo menos desde os anos 1970, que o consumo de carboidratos diminui o colesterol HDL aparentemente benéfico em comparação com o consumo de gorduras, e que também aumenta o nível de triglicérides. Sua compreensão de como o fígado processa esses "lipídios" e lipoproteínas explica por quê.

Quanto à pressão sanguínea, a insulina induz seu rim a reter sódio. (O sal é cloreto de sódio, e o sódio é o agente aqui.) Esta é uma das muitas coisas que a insulina faz. Quando seus níveis de insulina estão altos, seus rins retêm sódio em vez de excretá-lo na urina. Agora a pressão arterial sobe, já que seu corpo retém água para manter constante a concentração de sódio em sua circulação. Quando as autoridades médicas atribuem a hipertensão e a pressão alta ao consumo excessivo de sal, estão pensando no mesmo mecanismo – aumentar a concentração de sódio na circulação leva à retenção de mais água e a pressão arterial elevada – mas, tipicamente, de maneira simplista. Eles estão colocando a culpa no consumo excessivo de sal – um problema de comportamento ou, talvez, culpa da indústria alimentícia por colocar sal em excesso na comida processada –, em vez de no fato de que excretamos de menos, resultante de níveis de insulina cronicamente elevados e de resistência insulínica. Baixar a insulina, evitando carboidratos e substituindo-os por gordura, reverte o fenômeno de retenção de sódio, e, portanto, a pressão arterial deve cair com uma alimentação cetogênica/LCHF, o que normalmente acontece.

Mais uma vez, conhecer a história da ciência da nutrição torna ainda mais perturbador o fato de que a medicina ortodoxa ignorou essa relação. Já nos anos 1860, os bioquímicos alemães pioneiros na ciência da nutrição comentavam que as dietas ricas em carboidratos elevavam a pressão sanguínea, e as dietas ricas em gorduras não. Nos anos 1970, os pesquisadores de Harvard passaram a entender o papel da insulina neste processo. Na época, no entanto, todos nos diziam que a pressão alta era causada pelo consumo excessivo de sal, outra hipótese especulativa que continua a sofrer de uma escassez de evidências experimentais, provenientes de ensaios clínicos. Ainda assim, foi abraçada. Soava correta, e por isso as autoridades acreditaram. Nós acreditamos porque eles acreditaram, e nunca deixamos de acreditar.

Enquanto isso, a indústria de medicamentos para pressão arterial cresceu rapidamente – dezenas de milhões de dólares por ano no mundo todo –, e a relação entre carboidratos, insulina e pressão arterial foi relegada aos manuais. Como a maioria das coisas relacionadas à insulina, presume-se que não tem relevância para ninguém além de, talvez, os diabéticos. Em meados dos anos 1990, os livros sobre diabetes, como *Joslin's Diabetes Mellitus*, descreviam níveis cronicamente elevados de insulina como talvez "o principal defeito patogênico iniciando o processo de hipertensão"[130] em pacientes com diabetes tipo 2. Os pacientes com diabetes tipo 2 estão só um pouco mais dentro do espectro da síndrome metabólica do que o resto de nós, mas a ideia de que os níveis cronicamente elevados de insulina poderiam ser o defeito patogênico iniciando o processo de hipertensão no resto de nós não foi considerada relevante. Mas ela o é – certamente para aqueles de nós que queremos ser magros *e* saudáveis.

As autoridades em nutrição (ou pelo menos aquelas citadas pela mídia) ainda argumentam, com a mesma certeza dogmática, que sempre estiveram certas e que, portanto, não se deve duvidar de sua credibilidade, mas o pensamento convencional sobre nutrição e sobre a natureza de uma dieta saudável claramente mudou de maneira considerável nos últimos vinte anos. A acumulação lenta e implacável de ensaios clínicos e evidências corroborando o que estou defendendo neste livro, e o que milhares de médicos passaram a acreditar, teve um efeito, que é como a ciência deve funcionar.

Há vinte anos, quando comecei a escrever sobre o assunto, o saber convencional era de que *a única maneira* de perder peso era conscientemente restringir calorias (ou praticar mais atividade física); que as dietas para evitar doenças cardíacas *tinham de ser* com baixo teor de gordura; e que a alimentação cetogênica/ LCHF era letal. Hoje, com a notável exceção de Katz e Bittman em seus humores hiperbólicos e do *U.S. News & World Report* (para o qual Katz exerceu um papel importante no comitê responsável), os que promovem a ortodoxia na mídia quase sempre defendem uma posição muito diferente: que as dietas com restrição de calorias e/ou com baixo teor de gordura são *tão boas* ou *tão saudáveis* como a alimentação cetogênica/LCHF, e não há nada de especial nisso. Esses especialistas da alimentação convencional querem que as pessoas saibam que ainda temos uma escolha quando se trata de perder peso (e, portanto, não estão totalmente errados, apenas parcialmente). O argumento apresentado já não é o de que a alimentação cetogênica/LCHF diminuirá nossa expectativa de vida, mas que outros tipos de alimentação também podem funcionar. A implicação é que esses outros padrões alimentares não são tão radicais, o que faz com que sejam mais fáceis de sustentar e, certamente, menos arriscados.

Um número considerável de médicos proeminentes e autoridades em nutrição ainda defende ativamente – como o fazem, por exemplo, no filme da Netflix *What the Health* – que, para todos nós, a maneira mais saudável de se alimentar é minimizar gorduras animais e produtos de origem animal. Não só consumir *principalmente* vegetais, como, talvez, comer *apenas* alimentos à base de vegetais, vegetarianos ou mesmo veganos. Mas esses médicos ou pesquisadores não compararam essas duas abordagens – seja em suas próprias clínicas ou em ensaios clínicos – para concluir que as dietas à base de vegetais funcionam melhor para seus pacientes ou que a alimentação cetogênica/LCHF é nociva. (Um lembrete: ensaios relevantes que possam fazer isso de maneira confiável não existem.) Esses médicos, nutricionistas e mesmo epidemiologistas que se dedicam a investigar populações acreditam firmemente que as dietas compostas principal ou exclusivamente de vegetais são benéficas, o que pode ser válido. Mas isso não nos diz nada sobre os benefícios ou prejuízos relativos da alimentação cetogênica/LCHF. Esses médicos não sabem, com efeito, se seus pacientes estariam melhor ou pior ao se abster especificamente de alimentos ricos em carboidratos, em vez de se abster de produtos de origem animal. Eles só estão conjeturando. Aqueles que insistem de forma tão veemente que essas dietas são perigosas o fazem não porque têm experiência clínica nesse sentido, e não porque estejam familiarizados com a literatura da pesquisa clínica, porque não estão.

Então, é segura? Você pode seguir um plano de alimentação cetogênica/LCHF por tempo indefinido sem temer estar se matando aos poucos? As evidências existentes mostram que, se você tem síndrome metabólica, se está engordando ou já está obeso, se é pré-diabético ou já diabético, evitar alimentos ricos em carboidratos e substituí-los por gordura possivelmente é a coisa mais saudável que pode fazer por si mesmo. É por isso que tantos médicos se tornaram evangelizadores.

Ninguém pode garantir o que acontece no longo prazo. As evidências para isso, como falei repetidas vezes, não existem – e possivelmente jamais existirão. Qualquer pessoa que ofereça uma garantia absoluta para qualquer tipo de alimentação – que afirme que uma dieta certamente o fará viver mais tempo do que outras –, como Gladwell propôs e tendo a concordar, provavelmente está tentando vender alguma coisa (embora, talvez, com a melhor das intenções).

Com o passar dos anos, tanto a mídia quanto a comunidade científica caíram no hábito de discutir os componentes de uma dieta saudável com base nos benefícios que podem oferecer. Comer frutas e hortaliças em abundância, como afirmou um artigo recente do *New York Times*, "pode promover a saúde"[131], como se esses alimentos contivessem ingredientes indispensáveis que atuassem para nos tornar saudáveis e nos manter assim. Segundo essa lógica, quanto mais frutas e hortaliças em uma dieta, melhor. Isso pode ser verdade, mas a única maneira de obtermos informações confiáveis é incluí-las em nossa dieta ou eliminá-las e ver o que acontece. Emagrecemos? Ficamos mais saudáveis? Nos sentimos melhor ou pior?

Uma maneira mais útil de discutir os prós e os contras das mudanças alimentares, como sugerido anteriormente neste capítulo e pela observação de Geoffrey Rose sobre fatores naturais e não naturais, é considerando o quão bem elas se saem em eliminar o que quer que nos deixa doentes, ainda mantendo as gorduras, os minerais e as vitaminas essenciais que sabemos ao certo serem necessários para a saúde. (Se nos alimentamos de uma maneira deficiente nessas gorduras, minerais e vitaminas, desenvolvemos doenças de deficiência.) Por esse padrão, sabemos que, quando os carboidratos são eliminados (incluindo frutas e hortaliças ricas em amido) e substituídos por gordura, as pessoas ficam mais magras e mais saudáveis. O que havia de errado com eles aparentemente foi corrigido com a simples remoção dos constituintes não essenciais da dieta.

Sendo assim, a alimentação cetogênica/LCHF pode ser entendida como uma dieta para corrigir nossa saúde em vez de melhorá-la. Estou propondo que é assim que devemos entendê-la.* Uma dieta que restringe carboidratos e substitui essas calorias por gordura *corrige* seu peso, reduzindo-o. *Corrige* sua pressão arterial, diminuindo-a. *Corrige* sua incapacidade de controlar o nível de açúcar

---

* Este é outro conceito pelo qual não posso levar os créditos. Estes vão para meu amigo Bob Kaplan, que não é pesquisador acadêmico, mas um amador (como eu, nesse sentido). Ele é dono de uma rede de academias de ginástica na área de Boston, tem educação formal em fisiologia do exercício, e dedica a vida a entender a ciência relevante. Ele fez um trabalho tão bom quanto o de qualquer um que conheço.

em seu sangue. Não é o equivalente a tomar um comprimido que o tornará saudável; em vez disso, elimina o que faz mal à sua saúde, substitui essas calorias por um macronutriente benigno (gordura) e, desse modo, corrige o que o adoece. Essas correções podem ser notadas em tempo real, pelo paciente, pelo médico e por todo indivíduo que experimente por si mesmo essa abordagem.

A aposta é que melhorar a saúde no curto prazo levará a melhoras no longo prazo. Estamos apostando que, se algo acontecer no futuro, se surgir um sintoma de má saúde, poderemos experimentar com o que estamos comendo para ver se esta é a causa, e então corrigi-la. Estamos assumindo a responsabilidade pela nossa saúde. No entanto, não há garantias absolutas. Nunca há.

Ao considerar a questão do que é seguro e do que não é, um aspecto mais vitalmente importante deve ser considerado. Já não é apenas a nossa saúde ou a dos nossos filhos o que nos preocupa – é a do planeta. Então, devemos perguntar se a alimentação cetogênica/LCHF é justificável se isso significa aumentar sua "pegada de carbono" em comparação com as alternativas. Considerando o que talvez seja uma troca entre o futuro da humanidade e a sua própria saúde (e a dos seus filhos), como decidir?

Nos últimos anos, tem-se aceitado que consumir alimentos de origem animal contribui mais para o aquecimento global do que consumir vegetais. Porque nos preocupamos, com boas razões, com o fato de que o aquecimento global é uma grande ameaça à saúde do planeta e ao futuro da humanidade, acreditamos que devemos fazer o que pudermos pessoalmente para mitigá-lo. Isso levou os jornais a publicarem análises de "como comprar, cozinhar e comer em um mundo cada vez mais aquecido"[132], como fez o *New York Times* em abril de 2019, e propor que quanto menos produtos de origem animal consumirmos (e certamente menos carne, cordeiro e laticínios, já que estes aparentemente têm a maior pegada de carbono) mais saudável será o planeta.

Isso pode de fato ser verdade. Mesmo admitindo que o gado possa ser criado de maneiras relativamente ecológicas e grande parte o seja (nos Estados Unidos, por exemplo, mais do que, digamos, no Brasil), a implicação é que o padrão alimentar mais ecológico é aquele que omite esses alimentos – uma dieta vegana –, e que é isso que devemos comer. Para aqueles que não acreditam serem capazes de se tornar veganos, o *Times* propõe, então, que "outra abordagem seria apenas comer menos carne e laticínios, e mais vegetais ricos em proteínas como leguminosas, nozes e cereais".

O problema, obviamente, é que esse pensamento, mais uma vez, presume que a dieta saudável convencional – ou mesmo uma dieta não convencional e, supostamente, não natural, segundo o pensamento de Geoffrey Rose, como a dieta vegana – é, de fato, saudável para todos nós. Baseia-se na má ciência da pesquisa em nutrição dos últimos cinquenta anos e mostra pouca preocupação com a ausência de ensaios clínicos que poderiam verificá-la. Também é a perspectiva das pessoas magras. Se aqueles de nós predispostos a ser resistentes à insulina, obesos e/ou diabéticos no ambiente alimentar moderno engordamos ou continuamos gordos comendo leguminosas e cereais, temos um conflito que precisa ser resolvido.

Certamente é possível fazer uma dieta cetogênica/LCHF vegetariana ou vegana, e muitas pessoas a fazem. Se no longo prazo é uma opção mais saudável para alguns de nós (e não para o meio ambiente) do que uma alimentação cetogênica/LCHF com alguns, ou mesmo a maioria, dos produtos de origem animal, é outra questão. Sou cético (esta é minha natureza). Sem os ensaios clínicos, as únicas evidências que temos nas quais basear nossas conclusões são como nosso peso e nossa saúde respondem a esses padrões alimentares. Ao tentar fazer o que pudermos pelo meio ambiente, o planeta e o nosso futuro, teremos de levar em consideração o que precisamos comer para continuar saudáveis e o quão importante isso é para nós. Até que conheçamos as perdas e os ganhos, tanto pessoalmente quanto como sociedade, infelizmente pode ser um erro custoso presumir que uma maneira de se alimentar que seja a mais saudável para o planeta seja também a mais saudável para nós.

13

SIMPLICIDADE E SUAS IMPLICAÇÕES

Tudo deveria ser tão simples como possível,
mas não mais simples do que isso.*

A mensagem deveria ser direta: os alimentos ricos em carboidratos engordam. Ou, para complicar um pouco de maneira que as pessoas magras por natureza possam entender: para aqueles de nós que engordamos e, particularmente, os que engordamos com facilidade, são os carboidratos que comemos – quantidade e qualidade – os responsáveis. O mecanismo em questão também parece ser simples: os alimentos ricos em carboidratos – cereais, vegetais ricos em amido e açúcares – atuam para manter elevados os níveis de insulina em nossa circulação, e isso armazena as gorduras que ingerimos em nossas células adiposas e inibe o uso dessa gordura como fonte de energia.

É isso o que a comunidade de pesquisa em obesidade deveria estar tentando resolver ou refutar com rigor ao longo dos últimos sessenta anos. É isso o que estou assumindo ser verdadeiro por causa das razões e evidências discutidas. É isso o que devemos ter em mente ao pensar em como comemos.

Esta verdade simples sobre os carboidratos parece tão difícil de entender porque ficamos presos em um contexto de senso comum ingênuo – comer menos ou não em excesso, evitar gordura e gordura

---

* Agradeço a Albert Einstein por este pensamento, embora ele estivesse falando sobre teorias científicas, e não sobre como comer, e esta provavelmente seja uma simplificação do que ele falou de fato, e não uma citação direta.

saturada, comer principalmente vegetais –, o que, por sua vez, deu origem ao fenômeno das dietas da moda. Eu discuti tudo isso. Ao relegar a realidade de lidar com a obesidade e o sobrepeso aos médicos em exercício, as autoridades em nutrição quase garantiram um futuro em que a realidade e os passos diretos requeridos para superar os distúrbios relacionados com a obesidade seriam difíceis de discernir.

Quando esses médicos escreveram livros de autoajuda sobre o que aprenderam durante suas experiências de conversão, livros que contradiziam o saber convencional, eles tinham algo novo para dizer, algo diferente dos autores médicos que os precederam. Esta é a natureza do mundo editorial. É difícil vender um livro ou website de dieta que recomende que as pessoas comam precisamente o que outros aconselharam no passado, embora, quase sempre, uma grande proporção desses livros não passe de pequenas variações sobre este tema.

A cada novo acréscimo à literatura dos livros de dieta, o foco da discussão foi reduzido àquilo que os livros acrescentavam ao conselho padrão – tipicamente, o que *devemos* comer para alcançar um peso saudável, em vez da mensagem simples sobre quais alimentos (nos) fazem engordar e o que devemos evitar. As discussões entre dieta paleolítica *versus* ceto *versus* South Beach *versus* The Zone ou mesmo *versus* Vigilantes do Peso e Jenny Craig ou a dieta da última conquista de emagrecimento de Oprah focavam nas maneiras sutis pelas quais essas abordagens difeririam em vez de no que todas elas têm em comum: o conselho para evitar, no mínimo, açúcares e cereais refinados. Enquanto os livros de dieta se esforçam para agregar valor e encontrar uma nova maneira de vender uma mensagem antiga – uma que ainda precisa desesperadamente ser vendida, propondo melhorar nossa saúde, proporcionando alguma vantagem hipotética, ou nos permitir expandir ao máximo nosso período de saúde física, ou mesmo mental (evitando a demência e mantendo a lucidez enquanto envelhecemos) –, eles adentram cada vez mais na literatura de pesquisa especulativa (talvez correta, provavelmente errada) e se afastam do conhecimento confiável.

O conselho simples e confiável é o mesmo que sempre foi durante a maior parte dos últimos duzentos anos. Remonta pelo menos a Jean Anthelme Brillat-Savarin em 1825 e *A fisiologia do gosto*, que nunca esteve fora de circulação, uma conquista que pouquíssimos livros de não ficção podem reivindicar depois de quase dois séculos. Brillat-Savarin também havia entendido. Ele teve sua própria experiência de conversão, como tipicamente a têm os autores dos livros de dieta da moda, e escreveu sobre ela. Passou trinta anos lutando contra o peso – ele chamou sua barriga de "inimigo temível" – e por fim chegou ao que considerou um impasse aceitável. Só fez isso depois de digerir a mensagem "dos muitos diálogos" que teve com seus "vizinhos de mesa, ameaçados ou afetados pela obesidade". Em todos os casos, escreveu, os alimentos por que ansiavam eram pães e amidos e sobremesas.[133]

Em consequência, Brillat-Savarin considerou indiscutível que os cereais e os amidos eram a principal causa da obesidade* – junto a uma predisposição genética ou biológica para engordar com facilidade, que nem todo mundo tem – e que o açúcar exacerbava o processo de ganho de peso. Mas ele viveu numa época em que o açúcar ainda era um luxo para os ricos, e as bebidas açucaradas eram extremamente difíceis de encontrar, pelo menos em comparação com sua onipresença um século depois. Então, ele centrou seus conselhos nos amidos e na farinha, presumindo que a abstinência de farinha implicaria abstinência de açúcar, visto que os açúcares, na época, vinham predominantemente em produtos de padaria e confeitaria e sobremesas.

Brillat-Savarin reconheceu que aqueles que desejavam perder peso necessitavam algo mais do que apenas o conselho usual de "comer moderadamente" e "fazer o máximo de exercício possível". O único sistema infalível, falou, tinha de ser a dieta, e essa dieta tinha de eliminar a causa da gordura corporal em excesso:

---

* Brillat-Savarin estava confundindo associação com causa, aqui.

De todas as prescrições médicas, o regime é a primeira, porque atua permanentemente, de dia, de noite, durante a vigília, durante o sono; seu efeito é reforçado a cada refeição e ele acaba por subjugar todas as partes do indivíduo. Ora, um regime antiobêsico deve ser indicado em função da causa mais comum e mais ativa da obesidade; e uma vez demonstrado que é à força de farinhas e féculas que as congestões gordurosas se formam, tanto no homem quanto nos animais; uma vez que, em relação a estes últimos, o efeito se produz diariamente sob nossos olhos, dando ocasião ao comércio de animais engordados, pode-se concluir, como consequência exata, que uma abstinência mais ou menos rígida de tudo o que é farinhoso ou feculento leva a uma diminuição da gordura.

Brillat-Savarin inclusive chegou ao ponto de imaginar seus leitores reclamando que uma abstinência mais ou menos rígida de tudo o que tem farinha ou amido significava deixar de comer os alimentos que mais desejavam. Em outras palavras, seus leitores, na época, possivelmente eram muito parecidos com os de hoje. "Sumariamente [Brillat-Savarin] proscreve tudo o que amamos", ele escreveu, "os pães brancos de Limet, os pães de ló de Achard, os biscoitos de... e tantas coisas gostosas feitas com farinha e manteiga, com farinha e açúcar, com farinha, açúcar e ovos! Ele não perdoa nem as batatas, nem os macarrões! Isto é o que se deveria esperar de um gastrônomo que parecia tão bom?" A resposta de Brillat-Savarin era simples (embora eu esteja censurando a tradução para a época mais sensível em que vivemos): então comam esses alimentos e engordem e continuem gordos!

Para muitos ou para a maioria de nós, esta lógica oferece pouca ou nenhuma escapatória, e, como afirmou Brillat-Savarin, a conclusão ainda pode ser deduzida como uma consequência exata. Se os alimentos ricos em carboidratos nos fazem engordar, então temos de nos privar do prazer de comê-los se quisermos evitar este destino ou possivelmente revertê-lo. Mas, como Brillat-Savarin também notou, mesmo com essas restrições havia muito por comer e tanto quanto desejado, o que significava que era possível fazer refeições ainda muito tentadoras, mas que não faziam engordar.

No início dos anos 1860, em Londres, o agente funerário William Banting, um ex-obeso, publicou várias edições do primeiro livro de dietas internacionalmente famoso.[134] Venderam tão bem em toda parte que, em alguns países, a palavra para "dieta" ainda é uma variação de "banting". Banting também teve uma experiência de conversão, e a discutiu. Ele também lutara contra o peso durante décadas antes de ser convencido – em seu caso, por um médico de Londres – a evitar açúcares, amidos e cereais, e, depois disso, emagreceu sem esforço. O panfleto que escreveu depois causou tal furor que *The Lancet*, uma publicação médica britânica, escreveu dois editoriais sobre a abordagem. O primeiro ridicularizou Banting por não ser médico e propôs que ele cuidasse de seus assuntos.[135] (Posso imaginar.) O segundo, cinco meses depois, adotou uma perspectiva mais equilibrada e argumentou que uma "avaliação justa" era necessária para verificar se "o amido e os açúcares dos alimentos eram realmente a causa principal da corpulência indevida".[136]

Esta é a questão simples, tal como definida pelo editor de uma revista médica há mais de 150 anos. Não é se uma dieta funciona melhor do que outra, ou se uma caloria é uma caloria (como este assunto frequentemente é discutido e debatido), ou se uma dieta oferece uma "vantagem metabólica" em comparação com outra. A questão é se o amido e os açúcares na dieta são a principal causa da corpulência indevida – de por que engordamos. Se forem, como sugere a medicina clássica há cinquenta anos, então estes são os alimentos que não podemos comer.

As implicações também são relativamente simples. Quanto mais rico em carboidratos o alimento e quanto mais fáceis de digerir esses carboidratos, maiores os níveis de açúcar no sangue e a resposta da insulina, e mais engordativo ele tende a ser. E, quanto maior o teor de açúcar, como Brillat-Savarin propôs, mais engordativo.

Embora os amidos e as farinhas sejam absorvidos em nossa circulação primordialmente como glicose, a substância do açúcar no sangue, o açúcar em nossa dieta (tecnicamente, sacarose ou xaropes com alto teor de frutose), a substância doce, tem uma composição química diferente e, por esta razão, causa danos via um mecanismo diferente. A sacarose é uma molécula de glicose (um carboidrato) unida a uma molécula de outro carboidrato chamado frutose. A frutose é o mais doce de todos os carboidratos, e é por isso que o açúcar que comemos é assim tão doce, e as frutas, que contêm um pouco de açúcar e um pouco de frutose, também são doces quando estão maduras.* Quando consumimos esses açúcares, a glicose entra na circulação, torna-se açúcar no sangue e estimula uma resposta de insulina, mas a frutose, na maior parte das vezes, não. É metabolizada primeiro no intestino delgado e depois no fígado. Esses órgãos, o fígado em particular, recebem então a tarefa de metabolizar uma quantidade de frutose, dia após dia, algo que aparentemente estão mal equipados para fazer.

Nosso fígado seria facilmente capaz de metabolizar a pequena quantidade de frutose que teria encontrado durante os poucos milhões de anos que precederam o advento da agricultura, há cerca de dez mil anos: um pouco de açúcar, um pouco de frutose, sazonalmente, nas frutas, combinado com fibras, lento de digerir (e não necessariamente frutas maduras). Nosso fígado talvez também tenha precisado lidar com a frutose do mel. Depois do século XII, dependendo de onde nossos ancestrais viviam e da sua riqueza, essa quantidade aumentou um pouco quando o açúcar refinado, agora separado da fibra que desacelerava sua digestão e absorção, foi importado pela primeira vez do Oriente Médio para

---

* Xarope de milho com alto teor de frutose, como mais comumente o consumimos, é uma mistura de 55 por cento de moléculas de frutose e mais de quarenta por cento de glicose e alguns outros carboidratos também. Para o que nos interessa aqui, é apenas outra versão de açúcar, então quando digo açúcar ou açúcares, estou falando de sacarose e de xaropes com alto teor de frutose.

a Europa. Então veio a Revolução Industrial, e a indústria do açúcar de beterraba foi lançada para se unir à indústria da cana-de--açúcar, e o açúcar se tornou abundante. No fim dos anos 1970, as refinadoras de milho entraram na jogada com o xarope de milho com alto teor de frutose, e a quantidade de açúcar ingerido passou a ser ainda maior; alguma variante de açúcar era consumida diariamente por todos, do café da manhã aos lanchinhos, às bebidas e às sobremesas após o jantar.

Dos primeiros anos do século XIX ao fim do século XX, a disponibilidade média de açúcar per capita (o quanto a indústria de alimentos torna disponível para nosso consumo) aumentou mais de trinta vezes nos Estados Unidos: do equivalente em açúcar a 354ml de Coca-Cola por *semana* ao de mais de cinco latas por *dia* para todos, dos recém-nascidos aos centenários.

Como todo dispositivo destinado a realizar uma função para a qual não foi concebido, o fígado tem um mau desempenho ao metabolizar essa enxurrada diária de frutose. As células do fígado usam tanta frutose quanto podem para gerar energia, mas convertem o resto, o excesso, em gordura. As pesquisas razoavelmente confiáveis indicam que essa gordura é armazenada nas células do fígado, levando a uma condição conhecida como doença hepática gordurosa não alcoólica, que está associada a obesidade e diabetes e também está se tornando uma epidemia no mundo moderno. Alguns excelentes bioquímicos pensam que a reserva de gordura nessas células hepáticas, seja temporária ou crônica, é uma provável causa inicial da resistência insulínica sobre a qual vínhamos falando e que estamos tentando prevenir e/ou reverter. Em suma, a resistência insulínica começa no fígado e depois se torna sistêmica.

Toda essa ciência ainda é especulativa, bem como a afirmação de que o açúcar é particularmente viciante (mas, se você tem filhos ou uma queda por doces, provavelmente não precisa de muita ciência para aceitar isso). Quando adolescentes com doença hepática gordurosa param de consumir açúcar agregado (como em um ensaio clínico financiado por minha organização sem fins lucrativos, a Nutrition Science Initiative, e publicado na revista médica *JAMA* em janeiro de 2019[137]), a gordura no fígado tende a desaparecer, o que indica que a resistência insulínica – em crianças, pelo menos – se resolveria com isso.

Todos os outros carboidratos em nossa dieta – a glicose, a lactose (no leite), a maltose (na cerveja) e outros – atuam mais ou menos diretamente para nos fazer armazenar gordura elevando o nível de açúcar no sangue e, assim, estimulando a secreção de insulina. O açúcar faz isso de maneira direta e indireta: a glicose eleva o nível de açúcar no sangue e estimula a secreção de insulina, a frutose sobrecarrega o fígado e causa fígado gorduroso e resistência insulínica, de modo que secretamos cada vez mais insulina para todos aqueles outros carboidratos.

A observação de Brillat-Savarin de que o açúcar torna tudo pior quando se trata de engordar continua sendo válida. Se existe um mal primário nessa história de nutrição, quase com certeza é o açúcar, e aprender a evitá-lo e ainda assim encontrar prazer na vida e na alimentação é fundamental. Talvez não devolva sua saúde nem corrija seu peso; isso provavelmente requeira também a abstinência mais ou menos rígida de Brillat-Savarin. Mas é o primeiro passo para evitar que o problema se agrave.

Embora eu esteja defendendo a abstinência, é importante compreender que esta não é uma panaceia. Não significa que todos os obesos ficarão magros, apenas que muito provavelmente ficarão mais magros e mais saudáveis, e que o farão sem passar fome. Outros hormônios influenciam a acumulação de gordura, em particular os hormônios sexuais, e eles não respondem de forma direta à maneira como nos alimentamos (embora possam responder indiretamente). A insulina é a conexão primária direta com nosso alimento. Muitos de nós teremos de minimizar nossa secreção de insulina para criar e prolongar esse estímulo negativo da deficiência de insulina, para mobilizar e queimar mais gordura do que armazenamos, para alcançar e manter um peso saudável. A abstinência mais ou menos rígida será, de fato, necessária e ideal. Por fim, seu sucesso dependerá do seu comprometimento. Embora isso possa ser dito a respeito de toda dieta, comprometimento, aqui, não é viver com fome. Os que precisam perder cinco quilos para alcançar aquilo que percebem como saúde e peso ideal podem ficar bem apenas cortando os alimentos mais obviamente engordativos e os carboidratos que eles contêm – por exemplo, bebidas açucaradas, cerveja ("Fujam da cerveja como da peste", escreveu Brillat-Savarin), sobremesas e lanchinhos doces. Essas pessoas ficarão bem ingerindo carboidratos de absorção lenta, com seu complemento de fibras para desacelerar a digestão e a absorção e manter baixos os níveis de insulina. A abstinência rígida não será necessária *para eles*.

Para a maioria de nós que lutamos contra o peso por anos ou décadas, no entanto, a abstinência rígida seria o ideal. Os médicos que recomendam uma alimentação cetogênica/LCHF dizem que se contentam com o melhor que seus pacientes puderem fazer, mas que acreditam que a referência de o quão saudáveis podemos ser só vem com a abstinência rígida. Os médicos que trabalham com pacientes obesos há mais tempo e cujas clínicas acumulam mais experiência, como Eric Westman, da Universidade Duke, são categóricos. "Dizem por aí que sou rígido demais", diz Westman. "Mas talvez seja preciso ser rígido."

Em uma conferência recente sobre diabetes em Aspen, no Colorado, tive a oportunidade de conversar com uma jovem que participara de um estudo sobre dieta financiado pela minha ONG em Stanford.[138] Ela fora obesa a vida toda, segundo me contou, e pesava 108 quilos no início do estudo. Foi selecionada aleatoriamente para estar entre os participantes que seguiriam um plano de alimentação cetogênica/LCHF durante um ano. Nos primeiros três meses, praticou abstinência rígida e perdeu 13 quilos sem os pensamentos obsessivos por comida e a fome que acompanhavam as dietas com restrição de calorias. (Ela havia registrado seu peso em um aplicativo para celular, e foi isso que me mostrou.)

Então, os pesquisadores de Stanford propuseram que ela e os outros participantes no estudo que estavam seguindo a alimentação cetogênica/LCHF pudessem, e talvez devessem, voltar a comer pequenas porções dos alimentos ricos em carboidratos dos quais sentiam falta especificamente. Os pesquisadores temiam que, se a dieta fosse restritiva demais, os participantes não seriam capazes de segui-la por muito tempo e desistiriam do estudo. E então essa jovem voltou a comer frutas vermelhas, que para muitos de nós seriam benignas, mas perdeu apenas 11 quilos nos três meses seguintes. Depois de seis meses, mais uma vez seguindo o conselho dos pesquisadores, ela incluiu um pouco mais de frutas na dieta, e nunca mais perdeu um quilo sequer.

Certamente é possível que seu peso tivesse se estabilizado mesmo sem as frutas vermelhas e depois as outras frutas; jamais saberemos. Mas ela também não – e este é o ponto. Se esta jovem tivesse continuado com a abstinência rígida, talvez tivesse emagrecido significativamente mais. Nesse caso, ela poderia ter decidido que a abstinência rígida claramente valia o esforço, e que valia a pena viver sem frutas vermelhas e outras frutas. Como muitas vezes afirmam os livros de autoajuda e de autogestão, estabelecer uma meta e se comprometer com ela é de crucial importância. Sem o comprometimento, jamais conseguiremos descobrir se a meta é alcançável. Ao diluir o comprometimento e nos permitir fazer concessões, jamais saberemos.

Abster-se de forma mais ou menos rígida de alimentos ricos em açúcar, amido e farinha significa que precisamos mudar a maneira como pensamos sobre o que comemos, os alimentos que consumimos e não consumimos, e o esforço que dedicamos a pensar em cada refeição. Como tudo o que requer disciplina, no entanto, fica mais fácil com o passar do tempo. Nesse caso, temos uma vantagem sobre outras intervenções similares concebidas para a vida toda: ao mudar o que comemos, estamos mudando nossa fisiologia, o próprio combustível que nossas células necessitam para sobreviver e gerar energia, e isso, por sua vez, deveria mudar o tipo de alimento por que ansiamos. À medida que nosso corpo aprende a queimar exclusivamente gordura para obter energia, é a gordura que devemos começar a desejar – a manteiga, em vez da torrada. As tentações nunca desaparecerão. Um doce açucarado possivelmente não será menos sedutor do que sempre foi. O açúcar talvez sempre tenha o poder de excitar nossas papilas gustativas (e nosso fígado) e nos fazer ansiar por mais. Mas o segredo é não sucumbir. À medida que nosso corpo passa a queimar gordura para obter energia, a capacidade de dizer não para os doces açucarados é reforçada. Muitos alimentos que contêm açúcar nos parecerão doces demais à medida que nosso paladar for mudando. Isso é comumente relatado. Também nos tornaremos mais adeptos de, e habituados a, manter nossa vida e nosso ambiente suficientemente livres de açúcar e, portanto, livres de tentações. Para ser capazes de superar qualquer vício, é preciso assumir um compromisso com um objetivo e, então, ser ao mesmo tempo pacientes e decididos a alcançá-lo e mantê-lo.

Muitos dos médicos que entrevistei para este livro falaram sobre sua própria saúde e abordagem à alimentação cetogênica/LCHF como quem fala de um vício. Robert Cywes, um cirurgião pediátrico que hoje administra programas de controle de peso e cirurgia bariátrica para adultos e adolescentes na Flórida, me disse: "Indo direto ao ponto, somos um programa de tratamento para o abuso da substância carboidrato, e não um programa de emagrecimento". Martin Andreae, um clínico geral em Powell River, no Canadá, logo ao norte de Vancouver, se descreveu como um ex-viciado em açúcar.

"Um brownie, e eu deveria estar satisfeito", Andreae disse. "Meu bom senso me diz para parar por aí, mas minhas ações, não. Eu entendo a sensação de vício, a impotência disso. Mas a alegria que obtemos com um vício está preenchendo o vazio criado pela ausência da própria substância. E você não pode curar um vício com moderação; você faz isso com abstinência. Em qualquer outro tipo de vício, é assim que o tratamos. Álcool: nós dizemos pare completamente e nem sequer tenha álcool em casa. É o mesmo com o cigarro. Com a diabetes e a obesidade, seu corpo é essencialmente viciado em açúcar ou carboidrato. Dizer a seus pacientes para moderar a ingestão é dizer a eles para fazer algo quase fisiologicamente impossível, e que mantém vivo o vício. O que estamos combatendo é o conceito de moderação. Não funciona."

Mark Cucuzzella, um médico e professor de medicina da Faculdade de Medicina da Universidade da Virgínia Ocidental, se referiu a si mesmo em nossa entrevista como um "pré-diabético em remissão", querendo dizer que ele é um viciado em carboidratos em recuperação. Cucuzzella é maratonista, autor de um livro sobre corrida e saúde (*Run for Your Life*), e segue e prescreve uma alimentação cetogênica/LCHF. Sua experiência de conversão foi impulsionada por um diagnóstico de pré-diabetes apesar de ele pesar apenas 61 quilos (tem 1,72 metro de altura) e correr 16 quilômetros por dia religiosamente. Ele diz que estava "literalmente" comendo carboidratos a cada três ou quatro horas, inclusive às duas da manhã. Ele descreveu sua vida, dia e noite, como "fome, comida, fome, comida, fome, comida. Minha última tigela de cereal e meu último pedaço de pão foram há mais de seis anos. Não sinto falta".

Usando a linguagem de *O projeto felicidade*, de Gretchen Rubin, Cucuzzella divide seus pacientes em "moderadores" e "abstêmios". "Um moderador pode comer um quadradinho de chocolate amargo e parar", ele diz. "Um abstêmio dá uma mordida e isso não termina bem – ele vai comer a barra inteira. Uma das mensagens que foi um grande desastre para os pacientes com obesidade e diabetes é a de que podemos fazer isso com moderação. Mas, se você realmente é viciado em carboidratos, dizer para você comer quatro donuts em vez de dez é simplesmente dizer para você pensar em donuts o dia todo. É raro o paciente que consegue ser um moderador quando se trata de carboidratos saborosos. A maioria de nós precisa ser abstêmia. Como as pessoas viciadas em álcool, drogas e cigarro, precisamos evitar completamente, e então teremos melhores chances de sucesso. Por que esse conselho é considerado 'extremo' está além da minha compreensão, já que diariamente testemunho pacientes que padecem essas doenças metabólicas."

14

Definindo abstinência

Abstinência de tudo o que é feculento ou farinhoso e açucarado significa: não coma estes alimentos.

Em minhas conversas sobre dieta e saúde, muitas vezes sou lembrado de que aquilo em que uma pessoa pensa (obsessivamente) por vinte anos não necessariamente é óbvio para os que estão pensando nisso pela primeira vez. Então, voltemos ao básico: o que nós não vamos comer, o que vamos nos abster de comer, e o que podemos comer à vontade.

Abster-se de carboidratos e de alimentos ricos em carboidratos significa que você não vai comer os alimentos na lista abaixo. Você não vai comê-los porque eles são primordialmente carboidrato e, portanto, elevam o nível de açúcar em seu sangue, estimulam a produção de insulina e promovem a acumulação de gordura e a fome.

- Nenhum cereal, o que significa nada de arroz, trigo, milho, ou mesmo cereais "ancestrais" como quinoa, milheto, cevada e trigo-sarraceno. Nenhum produto feito desses cereais: nada de massas, pães, roscas, cereais matinais. Nada de molhos que usem amido de milho como agente espessante, como muitos fazem.
- Nada de hortaliças ricas em amido; portanto, nada de raízes ou tubérculos. Nada de batata, batata-doce, pastinaca ou cenoura. Não coma vegetais que crescem debaixo da terra. Tudo bem comer os que crescem acima.

- Nenhuma fruta, com exceção de abacate, azeitona e tomate (tecnicamente, todos estes são frutas) e com a possível exceção de frutas vermelhas, como discutiremos.
- Nada de leguminosas, o que significa não comer feijão, ervilha, lentilha, grão-de-bico ou soja.
- Absolutamente nenhum alimento açucarado e, em particular, bebida açucarada, mesmo que o açúcar venha de fontes "naturais", como frutas: portanto, nada de refrigerantes, sucos de fruta, *smoothies*, bolos, sorvetes, doces, bombons ou até mesmo barras energéticas, em particular aquelas anunciadas como contendo baixo teor de gordura.
- Nada de leite ou iogurte adoçado, em particular a versão desnatada (em que o conteúdo de gordura é removido e substituído, quase sempre, por algum tipo de açúcar). Eu concordo com Michael Pollan que, se um produto alimentício faz alguma afirmação de ser saudável na embalagem, provavelmente é uma boa ideia evitá-lo.

Em geral, quanto mais fibras um alimento ou produto alimentício contiver e maior a proporção de calorias provenientes da gordura, mais baixa a resposta do açúcar no sangue, mais baixa a resposta da insulina, e possivelmente mais benigno o alimento. As pesquisas indicam que temos uma enorme variação individual quanto a como o açúcar em nosso sangue responde aos diferentes alimentos, o que implica também uma enorme variação na insulina. Talvez a batata seja benigna para alguns de nós, mas não para outros. O problema é que não sabemos e, se soubéssemos, "mais benigno" talvez não fosse bom o bastante. Então o melhor conselho, se estamos nos comprometendo a sermos saudáveis e idealmente magros, é nos abstermos de tudo.

A seguir estão os alimentos que você pode comer, os alimentos que têm baixíssimo teor de carboidratos e/ou alto teor de gordura.

- Carne: de animais ou de aves (frango, peru, pato, ganso), quanto mais gorda, melhor, e todas preferivelmente alimentadas com pasto, e não em sistemas de confinamento.
- Peixes e frutos do mar
- Ovos

Você pode preparar esses alimentos da maneira como quiser (cozidos, grelhados, salteados, assados), mas deve evitar usar farinha de trigo, de rosca ou de milho nos preparos. Você também pode comer:

- Manteiga, preferivelmente de animais alimentados com pasto, e óleos, preferivelmente de frutas em vez de nozes, sementes ou leguminosas, e, portanto: azeite de oliva, óleo de coco ou óleo de abacate.
- Hortaliças com baixo teor de carboidratos, o que significa todas as verduras, em particular, couve, espinafre e alface, mas também repolho, brócolis, couve-flor, aspargo, couve-de-bruxelas, tomate (tecnicamente, uma fruta, como já mencionamos), cogumelo, pepino, abobrinha italiana, pimentão e cebola.
- Frutas com alto teor de gordura: azeitonas e abacates
- Laticínios ricos em gordura: queijos, nata, iogurtes (sem açúcar), todos na versão integral.

Estes alimentos você pode comer com moderação, como discutirei.

- Chocolate com pouco açúcar (quanto menos, melhor).
- Frutas vermelhas.
- Nozes (e também castanhas, amêndoas, avelãs etc.) e pastas à base destas.
- Sementes (de abóbora, de girassol etc.) e pastas à base destas.

Eu disse "com moderação" para estes últimos alimentos porque eles estão no limite da aceitabilidade: a experiência clínica indica que podem ser um problema. Mais uma vez, a variação individual exerce um papel em como nosso corpo tolera esses alimentos. A gordura constituiu a maior parte das calorias nas nozes e sementes, o que é bom, mas elas ainda podem ter carboidrato suficiente para estimular a produção de insulina e, portanto, a acumulação de gordura e uma vontade irresistível de comer mais, o que é ruim. Quanto mais saborosas as nozes, maior tende a ser o conteúdo de carboidrato. A maioria das listas de alimentos permitidos nas dietas cetogênicas incluem nozes e sementes e as pastas feitas com esses alimentos. Hoje você pode comprar farinha de nozes ou de sementes e usar no preparo de bolos. Pode comprar granolas feitas predominantemente desses alimentos e consumi-las no café da manhã. E barras de cereais também, é claro. A maioria dos médicos que entrevistei pensa em nozes e sementes como alimentos ricos em gordura necessários para os momentos dos lanchinhos em uma alimentação cetogênica/LCHF. Este é o consenso geral, mas...

A permissão de nozes e sementes e a questão da variação individual vêm com um alerta óbvio: se você não está perdendo seu excesso de peso ao seguir uma dieta cetogênica/LCHF, estes alimentos podem ser um problema *para você*, e você deve ver o que acontece quando se abstém de consumi-los. Eric Westman é, mais uma vez, rígido a esse respeito: as nozes e sementes não estão incluídas entre os alimentos que ele recomenda a seus pacientes. Sua experiência lhe diz que os pacientes consomem esses alimentos em excesso com demasiada facilidade. Eles acham que estão consumindo uma quantidade modesta, quando não estão. E os consomem até mesmo quando não estão com fome.

Com exceção da azeitona e do abacate, em que as calorias vêm predominantemente das gorduras, as frutas vermelhas também se encontram no limite da aceitabilidade, ao passo que as frutas grandes – maçã, pera, laranja, toranja, abacaxi e melão – devem ser evitadas. Os carboidratos nessas frutas são menos concentrados do que no amido por causa do conteúdo de água presente na fruta. Mas, ainda assim, aumentam o nível de açúcar no sangue e geram uma resposta de insulina que tende a fazer ganhar peso. Uma maçã é doce ao paladar precisamente porque contém frutose e sacarose. Elas estão combinadas com fibras e, portanto, são muito mais lentas de digerir do que seriam em um refrigerante ou suco de frutas. Os magros do mundo poderiam tolerá-las sem esforço. O resto de nós, provavelmente não.

As frutas vermelhas, no entanto, são ricas em fibras e relativamente pobres em carboidratos e açúcares – talvez, pobres o suficiente para serem aceitáveis. Mas mesmo aqui há um porém: embora as frutas vermelhas estivessem disponíveis para os nossos ancestrais, que provavelmente as consumiram ao longo do último milhão de anos ou mais, o mais provável é que eles o tenham feito apenas sazonalmente, alguns meses por ano, e quase sempre ingerindo as frutas mais ácidas, antes de amadurecerem por completo. E, mesmo estando completamente maduras, essas frutas vermelhas provavelmente teriam sido menos doces do que as variedades disponíveis hoje no mercado.

Onde eu moro, no norte da Califórnia, a temporada de mirtilos dura cerca de seis semanas por ano. Eles aparecem em cestas no mercado do meu bairro e são indescritivelmente deliciosos (para mim). Eu os como em quantidades imoderadas. É bem provável que eu engorde um pouco durante esse período, mas então eles saem de temporada (quando a estação de cultivo se muda para o norte) e eu já não os compro e, espero, perco o peso que possa ter ganhado. (E então vem a temporada de amoras...) Coma-as o ano inteiro, e não há garantias.

15

Fazendo ajustes

Abster-se de carboidratos não significa comer menos; significa comer gordura e alimentos ricos em gordura.

O que significa para uma dieta de controle de peso ser consideravelmente sustentável? Os jornalistas de saúde e as autoridades em nutrição hoje insistem que a melhor dieta – a que eles dizem que "funciona" – é aquela que somos capazes de manter, à qual somos capazes de aderir para o resto da vida. Mas o que isso significa? Manter uma dieta que não nos ajuda a alcançar e manter um peso saudável é de pouca utilidade e claramente não funciona. E, para manter uma maneira de se alimentar durante a vida toda, quase por definição, precisamos ser capazes de comer até a saciedade. Isso implica que não estamos saindo das refeições com fome. Implica que não estamos contando calorias; estamos simplesmente comendo, como as pessoas magras o fazem. Qualquer coisa que requeira uma vida inteira de fome (num mundo em que o alimento é abundante) é uma promessa de fracasso.

É por isso que, fora do mundo da pesquisa acadêmica, no mundo das dietas da moda e dos médicos com experiência prática, as prescrições de uma alimentação cetogênica/LCHF vêm *sem* o conselho de contar calorias ou comer menos. O termo técnico é *ad libitum*: coma o quanto quiser. Coma quando estiver com fome, e coma até a saciedade. Os médicos que defendem esta maneira de se alimentar para seus pacientes, particularmente aqueles com mais experiência clínica, tendem a defender de maneira categórica que seus pacientes comam sempre que estiverem com fome. A expectativa é a de que, se não fizermos isso, acabaremos desistindo da dieta, ou passaremos a beliscar entre as refeições em resposta à privação, perdendo os benefícios à saúde.

Para fazer isso funcionar na prática, abster-se de alimentos ricos em carboidratos e ao mesmo tempo comer até a saciedade, temos de comer quantidades significativas de gordura. Os carboidratos tipicamente constituem metade das calorias que consumimos. Então, se estamos nos abstendo de alimentos ricos em carboidratos e da energia que eles fornecem, vamos precisar substituir uma boa parte dessas calorias comendo mais proteína ou mais gordura, e as verdadeiras fontes de proteína na alimentação invariavelmente vêm acompanhadas de uma quantidade considerável de gordura.

Embora uma alimentação nutricionalmente adequada requeira uma quantidade mínima de proteína para o crescimento e a reparação dos tecidos magros, a proteína é composta de aminoácidos, e estes podem ser convertidos em glicose no fígado e, então, estimular a secreção de insulina. Este é um processo mais lento do que comer cereais refinados ou tomar líquidos açucarados, mas o resultado ainda tende a ser pelo menos alguma secreção de insulina. Se suas células adiposas forem extremamente sensíveis à insulina, mesmo essa pequena quantidade pode ser excessiva. Um padrão alimentar que *minimize* a secreção de insulina não é rico em proteínas. Este não teria sido um problema nos anos 1960, quando a carne típica vendida nos supermercados e açougues era setenta por cento gordura, e as pessoas comiam seu frango com a pele. Mas, à medida que a mensagem antigordura se espalhou por toda parte e passamos a comer cortes de carne mais magros (como o peito de frango sem pele) e peixe magro, comer para evitar alimentos ricos em carboidratos pode facilmente significar comer proteínas em excesso.

Digamos que você come no almoço ou no jantar um peito de frango sem pele e verduras ou uma salada verde. Esse tipo de refeição parece ser um acordo eminentemente razoável entre paradigmas alimentares. Não tem vegetais ricos em amido, cereais nem açúcares e, portanto, é pobre em carboidratos e pode parecer adequado para uma alimentação cetogênica. O peito de frango sem pele também faz desta uma refeição com baixo teor de gordura. É fácil entender, em meio a esta controvérsia nutricional interminável, por que poderíamos querer minimizar nossos riscos desta maneira. Talvez as pessoas como eu estejam certas em defender que os maiores problemas das dietas modernas são os açúcares e cereais refinados, mas também é difícil acreditar que as autoridades antigordura tenham entendido *tudo* errado. Daí o que parece um feliz acordo: restringir o consumo de gordura e, ao mesmo tempo, obter carboidratos de fontes que todos concordamos que são benignas – especificamente, vegetais sem amido. O peito de frango sem pele tem muita proteína, e não tanta gordura. Os carboidratos na refeição são carboidratos "bons", carboidratos de absorção lenta. Estão combinados com fibras, e serão digeridos lentamente.

Mas o diabo, como sempre, está nos detalhes. Se as porções forem pequenas o bastante e se comermos de maneira suficientemente lenta, a secreção de insulina estimulada pelos aminoácidos nas proteínas e pelos carboidratos nas verduras pode, com efeito, ser insuficiente para ficar acima do limite. Ainda estaremos queimando mais gordura do que ingerimos. Não aciona o interruptor nesse limite de insulina. Mas, obviamente, este não é o caso com as porções grandes. Se escolhermos porções pequenas conscientemente, provavelmente sentiremos fome depois. Ao sentir fome, é provável que quebremos a dieta, ou a abandonemos por completo. Podemos conseguir comendo desta maneira enquanto estamos perdendo peso, porque também estaremos queimando nossa própria gordura, mas e quando alcançarmos um peso saudável? Se aumentarmos o tamanho das porções, no entanto, a resposta da insulina também aumentará. Ao ingerir calorias suficientes para sentir saciedade, é razoável esperar que armazenaremos mais gordura e teremos fome entre as refeições, e fome de carboidratos. Pode ser uma receita para o fracasso, por mais razoável que possa parecer.

A única maneira de fazer uma refeição que satisfaça e ao mesmo tempo minimizar a secreção de insulina é acrescentar gorduras. É o único macronutriente que não estimula uma resposta de insulina. Quando os pesquisadores australianos liderados por Jennie Brand-Miller, da Universidade de Sydney, estudaram os efeitos de refeições mistas sobre a secreção de insulina – os únicos a publicar um estudo tão abrangente (2009) até o momento em que escrevo este livro –, o melhor prognóstico para a secreção de insulina era o teor de gordura. Quanto maior o teor de gordura, *menor* a resposta de insulina. "Como as proteínas estimulam a secreção de insulina, em particular quando combinadas com carboidratos", escreveram, "as refeições com mais proteína e carboidrato (e, portanto, menos gordura) produzem as maiores respostas de insulina."[139]

E quanto às refeições que têm alto teor de gordura e de proteínas? Ouvi dos leitores ao longo dos anos que seguiram as orientações dos meus livros e de outros e as aplicaram fazendo três refeições de carnes gordurosas por dia – filé de costela no café da manhã, no almoço e no jantar. No mundo crescente de pessoas que se descrevem como carnívoras ou "zero carbers", elas não comem nem mesmo verduras. Steve Phinney e Jeff Volek, que fizeram mais pesquisas sobre dietas cetogênicas do que qualquer outra pessoa, acreditam que há um limite superior para a quantidade de proteína que podemos comer e permanecer em cetose – menos de dois gramas de proteína por quilo de peso corporal.

Se essa quantidade de proteína poderia inibir a mobilização de gordura das células adiposas e acabar encurtando nossa vida é o tipo de pergunta que continua sem resposta. O jovem que mencionei antes, que pesava quase 180 quilos quando tinha dezoito anos, perdeu mais de cinquenta quilos em quatro meses comendo nada além de carne gordurosa que o pai comprava para ele aos quilos por semana no atacado. Sua resposta a esse tipo de dieta pode ser relativamente rara, se não excêntrica, mas também poderia ser a norma. E até mesmo a resposta do meu amigo poderia mudar com o tempo e com a idade. Talvez esta seja a resposta de um jovem de dezoito anos predisposto à obesidade, mas não a de uma mulher de quarenta anos ou mesmo de dezoito. Hoje, não temos como saber. A enorme variação individual na maneira como nosso corpo processa tanto as proteínas quanto os carboidratos significa que você terá de experimentar e descobrir o que funciona para você. Não se realizou nenhum ensaio clínico significativo comparando a alimentação cetogênica/LCHF com o que poderíamos chamar de LCHP – pobre em carboidratos, rica em proteínas. Como discutimos, consumir proteínas também estimulará a secreção de dois hormônios – a glicalina e o hormônio do crescimento – que atuam para tirar a gordura das células adiposas. Essas respostas hormonais induzidas pela dieta não são tão bem estudadas como as da insulina. O que se perde com a proteína por causa da insulina secretada poderia ser recuperado pela resposta da glicalina e do hormônio do crescimento. Mas, mesmo se for assim e nossas refeições forem particularmente ricas em proteínas, substituir as calorias dos carboidratos que não estamos comendo ainda requer uma grande quantidade de gordura e de alimentos ricos em gordura.

É por isso que Sarah Hallberg, médica da Universidade de Indiana, diz a seus pacientes que as hortaliças verdes são um veículo para a gordura e nunca devem ser consumidas sem ela. Hallberg é diretora médica da Virta Health e supervisou os ensaios clínicos que a startup realizou sobre alimentação cetogênica/LCHF em pacientes com diabetes tipo 2. Os pacientes com diabetes no estudo da Virta Health receberam o mesmo conselho: ao preparar as verduras, usem quantidade abundante de manteiga ou azeite de oliva, e comam-nas com azeite de oliva ou manteiga derretida. O almoço pode ser uma salada, contanto que o molho da salada tenha alto teor de gordura e seja pobre em carboidratos. Coloque azeitonas e abacate na salada ou, talvez, sementes de cânhamo. Um bom molho para salada, segundo Hallberg, tem bastante azeite e menos de dois gramas de carboidratos por porção. Ela recomenda dividir tal molho em dois recipientes, acrescentar azeite de oliva a cada um deles e agitá-los para aumentar o teor de gordura. Ao usar as verduras como um

Fazendo ajustes

veículo para as gorduras, a alimentação cetogênica/LCHF pode ser à base de vegetais, ou mesmo vegetariana ou vegana. Pode ser mais difícil sem os produtos animais gordurosos, mas certamente é possível.

Como é comer até a saciedade à base de alimentos com pouquíssimo carboidrato, mas ricos em gordura? Esse tipo de alimentação é tão radical como normalmente se afirma? Vou usar imagens para responder a essas perguntas. No processo, vou aproveitar a oportunidade para demonstrar por que o controle de peso tem menos relação com o quanto comemos do que com o que comemos. Esta é a principal razão pela qual é tão útil parar de pensar em quantas calorias você está ingerindo e quantas está queimando com atividade física. Isso confunde o assunto; não esclarece, não se você quiser atingir e manter um peso saudável.

O que você vê na página seguinte é um dia de refeições em imagens, começando com o jantar e retrocedendo até o café da manhã. O prato do jantar na foto de cima – um peito de frango assado, brócolis e batatas – é engordativo para aqueles de nós que somos predispostos, por causa dos carboidratos nas batatas. O prato na foto de baixo – coxas de frango assadas (um corte com mais teor de gordura) e brócolis com manteiga (ou azeite de oliva, segundo orientação de Hallberg) – não é. É parte de um tipo de alimentação destinado à perda e à manutenção do peso. Os dois pratos de comida contêm calorias essencialmente idênticas – pouco mais de seiscentas. Um tem batatas e engorda; o outro, não – tem uma porção maior de frango (em termos calóricos, por causa do maior teor de gordura), mais brócolis, e manteiga nos brócolis. Não engorda. As porções maiores de frango e de brócolis e a manteiga (ou azeite de oliva) fazem a diferença em calorias. Se você estivesse comendo em um restaurante, pediria o frango assado e solicitaria ao garçom substituir as batatas por mais brócolis ou uma salada verde. Simples assim.

David Unwin, clínico geral na Inglaterra que, em 2016, ganhou o prêmio para inovadores do Serviço Nacional de Saúde por defender a alimentação cetogênica/LCHF para seus pacientes com diabetes, descreve isso como "transformar em verde tudo que era branco no seu prato". Mesmo com quantidade similar ou superior de calorias, o prato de baixo é parte de um programa de emagrecimento (uma dieta da moda, Atkins!); o prato de cima provavelmente é o que você vem comendo esse tempo todo e que contribuiu para você engordar.

Fazer refeições como essa no jantar deve ser fácil de manter. Tudo o que estamos fazendo de diferente é *não comer* uma batata e

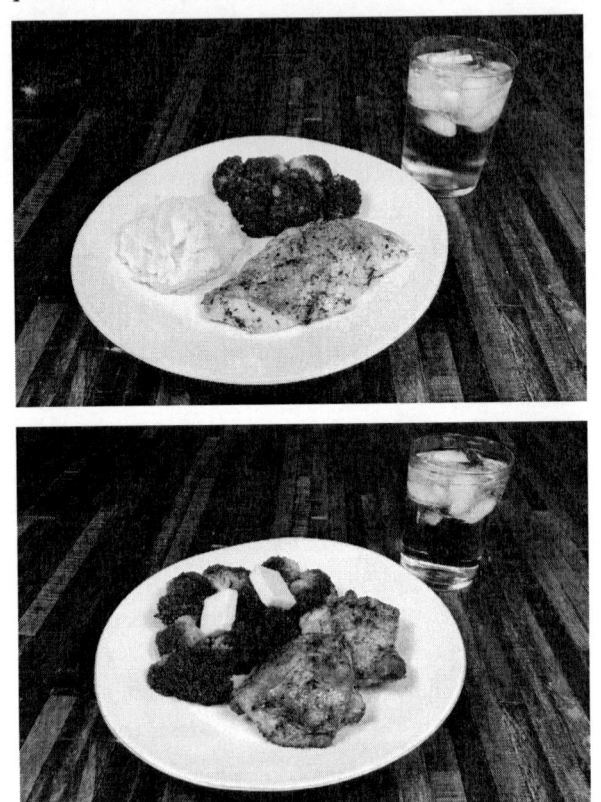

Duas versões de um jantar de pouco mais de seiscentas calorias. A refeição que engorda (acima): peito de frango assado, brócolis e batatas.

A refeição que não engorda/emagrece (abaixo): duas coxas de frango, mais brócolis, nada de batatas, manteiga.

comer os brócolis com manteiga ou azeite de oliva. Quanto à saúde do coração, praticamente todas as autoridades considerariam a segunda refeição tão saudável como a primeira, certamente se as calorias agregadas vêm do azeite de oliva. Então, esta seria a concessão. Se você escolher manteiga em vez de azeite de oliva, está assumindo que tudo o que falei neste livro está correto.

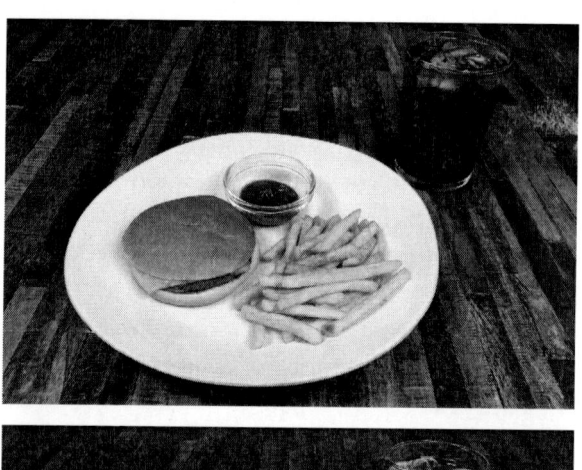

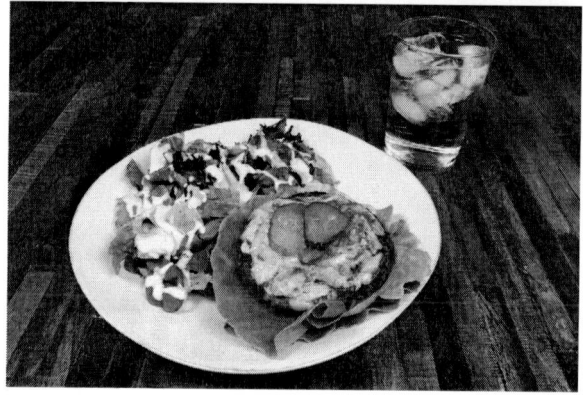

Duas versões de um almoço de setecentas calorias. A refeição que engorda (acima); um cheeseburger pequeno, batatas fritas, ketchup e uma Coca-Cola pequena.

A refeição que não engorda/emagrece (abaixo): um Duplo Quarterão com queijo (sem pão), uma salada verde com molho ranch e água gelada.

O almoço poderia ser idêntico ao jantar, com as mesmas implicações sobre sustentabilidade e saúde, mas demos um toque de dieta padrão norte-americana, estilo fast-food. O prato na foto de cima, por menos apetitoso que possa parecer, é uma típica refeição de fast-food: um cheeseburger do McDonald's no pão (com picles, cebola, ketchup e mostarda), uma porção pequena de batatas fritas e uma Coca-Cola pequena. Tem cerca de setecentas calorias (com o ketchup) e engorda aqueles que são predispostos por causa do pão, das batatas fritas, do açúcar do refrigerante e até mesmo por causa do açúcar e dos carboidratos no ketchup. O prato na foto de baixo é um Duplo Quarterão com queijo (com alface, tomate, cebola e picles), sem pão, com salada e molho ranch, sem batatas fritas e com água em vez de refrigerante. Tem o mesmo número de calorias, mas sem os cereais (o pão), o amido (as batatas fritas) e o açúcar no refrigerante e no ketchup. Não engorda. As duas refeições têm calorias equivalentes, mas teor de carboidrato diferente e criam respostas metabólicas e hormonais diferentes – efeitos diferentes sobre a acumulação de gordura.

A refeição de fast-food na primeira foto faz você engordar. A refeição de fast-food na segunda foto faz você emagrecer. Enquadra-se na alimentação cetogênica/LCHF. É raro o especialista em saúde, hoje, que afirme que uma refeição com dois hambúrgueres em vez de um, mas uma salada, é menos saudável do que uma refeição com um hambúrguer, mais batatas fritas e uma bebida açucarada. Se você mostrasse aos especialistas em saúde apenas a segunda imagem, eles poderiam resmungar sobre a carne vermelha, mas provavelmente aceitariam que é saudável até mesmo de acordo com suas predileções, contanto que você não comesse "demais". Se você substituísse os dois hambúrgueres por um belo pedaço de salmão ou hambúrgueres de salmão (ainda sem pão) ou mesmo por um Impossible Burger (sem carne, sem pão), quase todos estaríamos de acordo: uma refeição saudável.

O café da manhã parece ser o campo de batalha definitivo, a refeição que diverge mais radicalmente do pensamento convencional sobre alimentação saudável. Este é o problema dos ovos com bacon. As autoridades, ao longo dos últimos cinquenta anos, desempenharam um papel eficaz em nos convencer de que estes levavam à morte. Passamos a acreditar que o café da manhã com pouco mais de setecentas calorias, no topo da página a seguir – cereal, leite desnatado, banana fatiada, torrada (com manteiga) e suco – é ideal, mas esse café da manhã é engordativo para aqueles predispostos, por causa dos carboidratos em tudo isso (incluindo a lactose no leite). Por causa de seu efeito sobre o açúcar no sangue e na insulina, provavelmente fará com que os resistentes à insulina e predispostos a engordar tenham fome mais tarde. Vamos querer um lanchinho no meio da manhã, provavelmente rico em carboidratos. O prato na segunda foto – três ovos mexidos com queijo e linguiça, duas fatias de bacon, fatias de abacate e água em vez de suco – tem o mesmo número de calorias (aproximadamente setecentas) e não nos faz engordar. E, como o nível de insulina continua baixo, não teremos fome mais tarde; não teremos necessidade de um lanchinho.

Os três pratos na parte superior constituem a dieta americana padrão. Com a exceção do almoço fast-food, as autoridades em nutrição os considerariam parte de um estilo de vida saudável. Mas eles são o que tem feito a maioria de nós engordar, junto com os lanchinhos entre as refeições compostos praticamente dos mesmos macronutrientes, e então as bebidas ricas em carboidratos e açúcares, refrigerantes, cervejas e assim por diante. Os três pratos na parte inferior têm as calorias idênticas e são parte de uma dieta de emagrecimento, um padrão alimentar cetogênico/LCHF – isto é, Atkins ou ceto – que o levará a atingir um peso saudável e mantê-lo.

Não se trata das calorias que eles contêm. Embora alguns possam olhar para o almoço cetogênico/LCHF na parte inferior da página e dizer que não conseguem comer tudo isso de comida no almoço (ou pelo menos não sem que um número significativo dessas calorias venha na forma de açúcar no refrigerante), outros podem imaginá-lo sem esforço. Eles, muito provavelmente, ainda

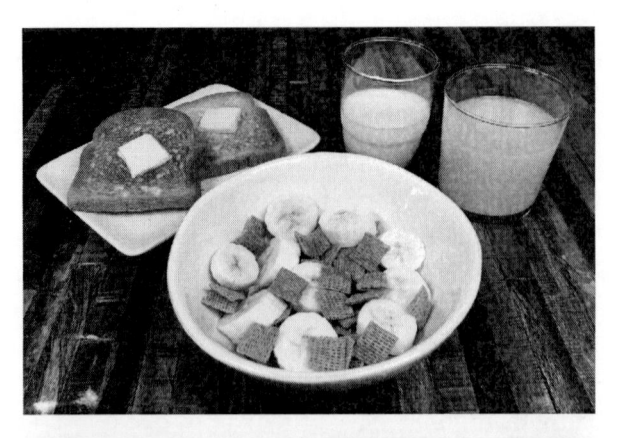

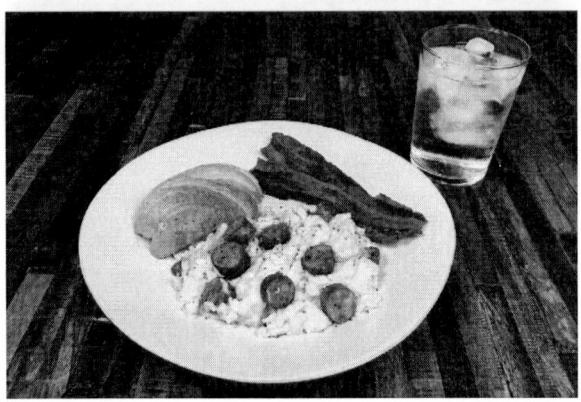

Duas versões de um café da manhã de pouco mais de setecentas calorias. A refeição que engorda (acima): cereal, meia banana, leite desnatado para o cereal (120 ml), torrada com manteiga e suco de laranja (240 ml).

A refeição que não engorda/emagrece: três ovos mexidos com queijo e linguiça, duas fatias de bacon, meio abacate (fatiado) e água gelada.

perderiam peso ou manteriam um peso saudável comendo dessa maneira, porque os quilos a mais vêm com os carboidratos, e não com as calorias.

Essas imagens também explicam nossa compreensão de sustentabilidade, necessária para que qualquer intervenção alimentar tenha sucesso. É verdade que o almoço cetogênico/LCHF requer um garfo e talvez até mesmo uma faca, e certamente não pode ser consumido enquanto você dirige sem que isso resulte em muita sujeira, o que não necessariamente é o caso com a dieta padrão norte-americana. Mas, à exceção disso, o que você está fazendo ao adotar uma alimentação cetogênica/LCHF é *não* comer certos alimentos, e, portanto, sustentabilidade tem relação com se você é capaz de manter isso. Quando os fumantes param de fumar, isso só é sustentável enquanto eles não fumam. A mesma lógica se aplica aos que seguem uma dieta cetogênica/LCHF e se abstêm de alimentos ricos em carboidratos.

Comer mais gordura para compensar as calorias dos carboidratos faz mal para nossa saúde? Nos anos 1960 e 1970, o nutricionista britânico John Yudkin observou que, quando restringimos alimentos ricos em carboidratos – especificamente cereais, amidos e açúcares –, estamos restringindo os alimentos que contribuem menos para nossa dieta no que concerne a vitaminas e sais minerais.[140] No caso do açúcar, não traz absolutamente nada além de energia (daí o termo "calorias vazias") e um ônus metabólico para o fígado que pode muito bem ser a causa da resistência insulínica.

A ciência da síndrome metabólica e sua relação com obesidade, diabetes e doenças cardíacas, como discutimos, significa que os alimentos ricos em carboidratos que precisamos evitar para alcançar um peso saudável são os mesmos que precisamos evitar para alcançar e manter uma boa saúde. As evidências associando gorduras alimentares com doenças cardíacas evaporaram ao longo dos anos. Uma vez que as refeições cetogênicas/LCHF mostradas nas fotos inferiores nos ajudarão a alcançar e manter um peso saudável, também estarão corrigindo a síndrome metabólica. Hoje, temos indícios importantes de que podem inclusive reverter a diabetes tipo 2. Esses alimentos, incluindo a gordura, são parte integral de uma dieta saudável.

Outro princípio que temos de aceitar, portanto, é que essas gorduras que ocorrem naturalmente podem ser boas para nós e constituir a grande maioria das calorias que consumimos. Estas são as gorduras de origem animal – sejam saturadas ou não, até mesmo banha de porco, sebo e gordura de frango – e as de origem vegetal, que incluem os óleos que consumimos há milhares de anos, em particular o azeite de oliva e óleo de abacate. Como espécie, ingerimos essas gorduras há tempo suficiente para considerá-las naturais, como Geoffrey Rose possivelmente as teria definido, e, portanto, para acreditar com razoável certeza que esses alimentos são benignos. Encurtaremos nossa vida comendo tanta gordura ou carne vermelha? Os ensaios clínicos existentes sugerem que a resposta é não, embora não existam garantias. Porém, o simples fato é que, no curto prazo, ficamos mais saudáveis.

16

LIÇÕES A DEVORAR

Você não tem bolo e sorvete quando terminar.

A vantagem de cobrir a área de obesidade, nutrição e doenças crônicas como jornalista em vez de como médico ou pesquisador (ou blogueiro), como observei antes, é que o trabalho consiste em aprender com as pessoas que fizeram observações diretas do assunto em questão. Quanto maior o número de pessoas com quem você conversa, mais você aprende. Como também já observei, eu passei meio ano entrevistando médicos que hoje prescrevem uma alimentação cetogênica/LCHF em suas clínicas e com dietistas que as prescrevem a seus clientes e também se alimentam dessa maneira, além de algumas dezenas de outros profissionais de saúde.

Entre os médicos, estavam aqueles que se esforçavam para que essa mensagem fosse comunicada nos quinze minutos que seu sistema de saúde lhes permitia dedicar a cada paciente, e outros que transformaram totalmente sua prática para focar no controle de peso e na prescrição de uma alimentação cetogênica/LCHF, e que só contrataram enfermeiras, dietistas e profissionais médicos que também abraçavam este paradigma. Charles Cavo, por exemplo, iniciou sua carreira médica como ginecologista/obstetra na região central de Connecticut. Em 2012, ele concluiu que não estaria cumprindo sua função se também não fornecesse a suas pacientes aconselhamento sobre obesidade e diabetes. Quando seus sócios "não se mostraram interessados e pensaram que [ele] estava louco", ele iniciou sua prática em medicina da obesidade secretamente: dando conselhos, segundo me contou, a "duas pessoas na cozinha". Até hoje, ele atendeu e prescreveu uma alimentação cetogênica/LCHF para mais de 15 mil pacientes, e teve de abrir mão de sua clínica ginecológica/obstétrica para continuar a exercer como médico da obesidade. Dois dos médicos que entrevistei – Sean Bourke, no norte da Califórnia, e Garry Kim, no sul da Califórnia – fundaram redes de clínicas de emagrecimento/controle de peso que originalmente aconselhavam os clientes a adotarem dietas tradicionais com restrição de calorias e até mesmo dietas com baixíssimo valor calórico para emagrecer e, com o tempo, passaram a prescrever uma alimentação cetogênica/LCHF.

Bourke, médico emergencista formado em Yale, é o cofundador das dezenas de clínicas JumpstartMD na área da baía de San Francisco. Ele me disse que cerca de 50 mil pacientes vieram a essas clínicas em busca de conselhos sobre como controlar o peso desde que ele abriu a primeira, em janeiro de 2007. Esta é, com efeito, sua experiência clínica. (Com seus colegas na JumpstartMD e um colaborador no Laboratório Nacional Lawrence Berkeley, nos Estados Unidos, Bourke recentemente publicou um artigo no *Journal of Obesity* sobre os resultados de mais de 24 mil desses pacientes obesos, dos quais ele tinha os dados clínicos completos.) O programa, segundo informou, recomendava dietas com restrição de calorias – "pobres em tudo" –, e seus pacientes alcançavam o que Bourke considerava resultados razoáveis no que se refere a perda de peso. Mas, como era de se esperar, os pacientes também estavam o tempo todo com fome, e teriam de lidar com essa fome para sempre se quisessem manter o peso sob controle. "Estávamos vendo melhores resultados com as dietas pobres em carboidratos e ricas em gorduras", Bourke falou. "Estávamos vendo pessoas que simplesmente sofriam menos e dependiam menos de remédios para diminuir o apetite. Se abraçavam uma dieta pobre em carboidratos e rica em gorduras, encontravam uma maneira muito mais sustentável de se alimentar, que lhes proporcionava mais sabor, mais saciedade e mais redução dos desejos incontroláveis. Com o tempo, os remédios já não eram tão necessários, e elas se sentiam mais capazes de manter esse estilo de vida, se o abraçavam."

Esta última frase, que Bourke repetiu duas vezes, sempre foi crítica em qualquer programa de dieta – *se* (eles, você ou eu) *o abraçarem, funciona*. Tentei apresentar a lógica, biológica e histórica, de por que uma alimentação cetogênica/LCHF vale o esforço, mas você precisa fazer o esforço. Acreditar no que está fazendo e fazê-lo pelas razões corretas são condições essenciais para o sucesso.

Antes de dar o conselho simples e prático que reuni ao longo das minhas entrevistas, quero partilhar seis lições que captam a essência da prática da alimentação cetogênica/LCHF: o que estamos tentando alcançar e como tratar de fazer isso. Em síntese, quero propor como você deveria pensar sua alimentação a fim de alcançar e manter a saúde e um peso saudável. Cinco das lições são de médicos que entrevistei para este livro; mas a primeira é de Michael Pollan e seu best-seller de 2008, *Em defesa da comida*.

Grande parte deste livro é um repúdio – quase sempre implícito, mas nem sempre – à relevância, para os que não são magros e saudáveis por natureza, do mantra aparentemente razoável de Pollan: "Coma comida. Não em excesso. Principalmente vegetais".[141] Para nós, "não em excesso" não significa nada. "Principalmente vegetais" não é ideal e pode ser prejudicial para nós (por mais ideal que possa ser para os animais e até mesmo para o meio ambiente, embora isso também não seja tão simples como geralmente é apresentado).

Até mesmo o conselho para "comer comida" em vez de substâncias comestíveis com aparência de comida é algo que muitas vezes me incomoda. Não porque eu não acredite que comer alimentos integrais seja um componente essencial de uma alimentação saudável – eu acredito.* Mas está longe de ser suficiente

---

* Eu fico nervoso quando vejo substâncias comestíveis com aparência de comida compatíveis com uma dieta paleolítica ou cetogênica aparecendo hoje nos mercados e on-line, adoçadas com açúcar de coco ou adoçantes não calóricos ou qualquer outra coisa. Elas podem ser benignas, mas também podem não ser.

insinuar que, se um alimento não é processado, é benigno, pelo menos para aqueles predispostos a engordar. Por mais inteligentes que sejam esses termos (e por mais que eu mesmo muitas vezes use a terminologia de Pollan, "substâncias comestíveis com aparência de comida" ao discutir/argumentar com a minha família sobre os prós e os contras dos lanchinhos), a implicação é que isto é suficiente para que os que não são magros e saudáveis restabeleçam a saúde. Não é. "'Coma apenas comida de verdade' é um conselho perfeitamente maravilhoso para a medicina preventiva", como me disse Jennifer Hendrix, médica de San Antonio, fundadora do grupo Women Physicians Weigh In no Facebook (com mais de 13 mil membros no outono de 2019). "Mas, quando a pessoa tem obesidade, em particular obesidade com comorbidades como diabetes e hipertensão, é muito mais complicado. Nunca vi alguém que sempre teve problema de peso conseguir emagrecer apenas adotando uma dieta de comida de verdade, porque parte dessa comida de verdade ainda faz engordar."

1. "Muitas das políticas também lhe parecerão envolver mais trabalho [...]. Para comer bem, precisamos investir mais tempo, esforço e recursos no provimento de nosso sustento, para recorrer a uma palavra antiga, do que a maioria de nós investe hoje."

Michael Pollan e eu discordamos em muitos aspectos, mas não quanto a esta mensagem de *Em defesa da comida*. Tornar-se saudável e manter-se saudável, independentemente do peso, requer trabalho e um compromisso para a vida toda. Isso é válido para todo conselho cuidadoso sobre dieta e saúde. A maneira como nos alimentamos exerce um papel crucial. Como os preparadores físicos bem informados dirão a seus clientes, não há como superar uma dieta ruim. Alimentar-se de maneira saudável requer reflexão, planejamento e mais trabalho do que apenas aceitar as escolhas óbvias que estão facilmente disponíveis em nossa vida diária.

Como Pollan sugere, com certeza não é o tipo de coisa que temos em mente quando estamos atrás de comida barata, rápida e fácil, como a dieta padrão norte-americana tipifica. Mesmo assim, não é impossível. Só requer mais esforço.

Os médicos que entrevistei foram unânimes na crença de que a alimentação cetogênica/LCHF tende a levar a uma melhora na saúde e a uma perda de peso considerável e sem fome para todos, com raras exceções. Mas precisamos estar dispostos a abraçá-la, a fazer o esforço de nos comprometermos a comer conforme prescrito. Aqueles que conseguem são os que passam a pensar em se abster de alimentos ricos em carboidratos como algo de crucial importância para sua saúde, da mesma maneira que os ex-fumantes consideram a abstinência contínua dos cigarros de vital importância e os membros dos Alcoólatras Anônimos encaram o ato de se abster de beber. Isso significa que você terá de decidir como evitar a tentação num mundo que a servirá, literalmente, em pratos cheios. "Vivemos num mundo carbocêntrico", como me disse Kathleen Lopez, dietista que leciona na Universidade Dominicana de Illinois. "A todo lugar que você vai, todos estão tomando sorvete e comendo batata frita, e você está lá, não fazendo isso. Para algumas pessoas, isso não é nem um pouco difícil; é uma troca justa pela melhora em sua saúde. Para outras, é torturante."

Para aqueles que abraçam esta nova maneira de se alimentar, alguns ficarão mais saudáveis e mais magros do que outros, mas todos devem ficar mais saudáveis – e chegará um momento em que isso lhes parecerá fácil. É assim com o processo de abandonar qualquer vício. Neste caso, a substituição dos alimentos ricos em carboidratos por outros ricos em gordura deve proporcionar o prazer e a alegria de comer que possivelmente não viriam com o tipo de refeição com restrição de calorias e baixo teor de gordura que desde os anos 1970 nos dizem que temos de comer para evitar doenças cardíacas e continuar magros. Não requer uma vida passando fome, apenas uma vida se abstendo de um grupo específico de alimentos que, para nós (mas não para todos), é nocivo.

2. "Isto não é algo que você vai fazer. Isto é o que você vai se tornar."

Isso é o que Ken Berry, médico que atua na área rural do Tennessee, diz a seus pacientes quando eles o procuram em busca de orientação. Berry exerce a profissão desde 2003, e começou a prescrever uma alimentação cetogênica/LCHF a seus pacientes obesos, resistentes à insulina e diabéticos seis anos depois. (Ele também é autor de um livro de 2017, *Lies My Doctor Told Me* [As mentiras que meu médico me contou], em grande parte sobre os benefícios de uma alimentação cetogênica/LCHF, sobretudo se comparada à dieta pouco calórica e com baixo teor de gordura que nossos médicos tradicionalmente recomendam.) Ao afirmar que "isto é o que você vai se tornar", Berry quer dizer que seus pacientes vão se tornar pessoas tão meticulosas com relação ao que comem e à maneira como se alimentam quanto possivelmente o seriam em qualquer outra área de sua vida profissional ou pessoal.

A experiência de conversão de Berry é típica de muitos dos médicos que entrevistei. Ele começou a acumular gordura em excesso aos trinta e poucos anos e acreditava (com base no que descreveu como as "quatro horas de formação em nutrição que recebemos na faculdade de medicina") que "se você quer perder peso, deve criar um déficit calórico". Ele presumiu que, se seguisse religiosamente esse conhecimento "avançado", isso resolveria. Não resolveu. "E então eu parecia um médico gordo e preguiçoso, com dor nas juntas, refluxo e alergias", relatou. "Eu me sentia um lixo o tempo todo, e se espera que eu entre num consultório com a barriga caindo sobre a minha calça e lhe diga o que fazer. Como isso funciona?"

Em vez disso, ele leu *The South Beach Diet*, o que o levou a Atkins e ao livro de Loren Cordain sobre a dieta paleolítica, e então a *The Primal Blueprint*, de Mark Sisson. Finalmente, começou a examinar as dietas cetogênicas e os benefícios do jejum intermitente. No caminho, mudou sua alimentação e viu "resultados imediatos". Até mesmo as alergias e o refluxo desapareceram, disse ele, o que atribuiu especificamente a abrir mão dos laticínios.

"Cheguei à conclusão de que tudo o que eu estava dizendo a meus pacientes para fazer e para não fazer estava errado. Esta não é uma percepção divertida ou confortável, sendo um profissional que deveria saber de que diabos está falando."

Hoje, Berry admite abertamente a seus pacientes que "soa como um médico bruxo com uma panaceia" quando os aconselha sobre como comer, mas acredita, com base em sua experiência clínica, que a alimentação cetogênica/LCHF resolve uma série de condições, incluindo obesidade, diabetes e hipertensão. O essencial, é claro, é fazer seus pacientes acreditarem nisso também.

Berry está entre os muitos médicos e dietistas que entrevistei que enfatizaram a importância de que os pacientes "pesquisem cada vez mais a fundo" ou "façam o dever de casa", como ele fez, que façam o esforço de aprender por que devem comer da maneira como ele aconselha e o que esperar. Esses médicos concordam que os pacientes que têm sucesso tendem a ser aqueles que puderam ser induzidos a ler pelo menos parte da literatura abundante sobre alimentação cetogênica/LCHF disponível atualmente. Precisaram se tornar pessoas que se importavam o suficiente para fazer o esforço. "Eu recomendo websites, livros para que leiam", Berry diz. "E, se alguém não está disposto a fazer isso, se não está pronto para fazer o dever de casa, talvez não esteja pronto para mudar. Está tudo bem, se esse é o caso, mesmo se estiverem se tornando diabéticos – e eu lhes digo isso. Mas também digo que nos veremos daqui a alguns anos, quando eles tiverem começado a usar insulina para tratar a diabetes e talvez estejam um pouco mais motivados."

3. "Você não tem bolo e sorvete quando acaba."

Nick Miller, um dentista nos subúrbios de Pittsburgh, disse isso para mim. É o que Miller diz a seus pacientes ao comunicar a ideia de que este é um compromisso para a vida toda.

A experiência de conversão de Miller foi outra comum. Ele concluiu o ensino médio com 86 quilos, um atleta de 1,88 metro. Oito anos depois de sair da faculdade de odontologia, seu peso havia chegado a 127 quilos. Aconteceu, segundo me contou, apesar de ele correr mais de oitenta quilômetros por semana "e tentar evitar os alimentos ruins". Um novo mundo se abriu para Miller depois que ele ouviu um podcast em que Vinnie Tortorich, preparador físico em Los Angeles e hoje autor e documentarista, estava discutindo a alimentação cetogênica. Então Miller começou a ler: *Gordura sem medo*, de Nina Teicholz, *O código da obesidade*, de Jason Fung, e os meus livros. Com formação em bioquímica, ele considerou que tinha capacidade de discernir o que era sensato do que não era, e a alimentação cetogênica/LCHF fez sentido para ele. Então ele experimentou. Três anos depois, havia baixado para 95 quilos, comendo ovos, carne e verduras. (Ele gostaria de chegar a 86 quilos novamente, embora, como admitiu, "isso talvez fosse utópico".)

Sendo dentista, Miller tem uma perspectiva única: ele vê os danos aos dentes e às gengivas que vêm com o consumo de açúcares e carboidratos processados. Muitos de seus pacientes, segundo ele, são pré-diabéticos ou têm diabetes; alguns têm gota e apneia do sono ou "uma lista completa de distúrbios metabólicos", e "sua cavidade oral está se deteriorando". Uma vez que Miller costuma ver esses pacientes pelo menos duas vezes por ano, e tem muito tempo para conversar com eles enquanto trabalha em seus dentes, ele faz isso. São uma audiência cativa e, segundo ele acredita, também são receptivos. Notam a perda de peso de Miller e perguntam como ele conseguiu. Não foi resultado de uma dieta, Miller diz a seus pacientes, mas de uma nova maneira de se alimentar que ele adotaria para o resto da vida.

No mundo tradicional da alimentação saudável, está tudo bem comer bolo e sorvete *com moderação*, sobretudo em uma celebração. Mas quando estamos comendo para tratar um distúrbio metabólico, devemos manter esse tratamento para a vida toda. A esse estado de remissão, seja de obesidade, diabetes, hipertensão ou um dos muitos outros distúrbios que a alimentação cetogênica/LCHF parece resolver, é necessário aderir sem limite – pelo menos é o que se observa na prática. Um pouco de bolo e sorvete não vai lhe fazer mal; este não é o ponto. Você precisa se esforçar para manter a disciplina. Ao ceder cedo demais, não importa o quão tradicionalmente "saudáveis" os petiscos, o quão integrais e orgânicos os alimentos, o quão poucos os ingredientes, você coloca em risco seu progresso pessoal. Esta, mais uma vez, é uma razão pela qual muitos dos médicos que entrevistei com clínicas dedicadas ao emagrecimento e à manutenção do peso e ao tratamento de diabetes com uma alimentação cetogênica/LCHF muitas vezes falam em termos de superar um vício em alimentos ricos em carboidratos. Como disse Miller, há uma boa razão para os alcoólatras não celebrarem o término bem-sucedido de um programa de reabilitação de 28 dias com um brinde de champanhe.

4. "Se você tiver uma recaída, pelo menos sabe como se reerguer."

Este conselho, obviamente, também vem do mundo do vício em drogas e álcool. Ouvi-o de Katherine Kasha, médica de família em Edmonton, no Canadá. Katherine é lactovegetariana – evita carne, peixe e aves, mas não ovos e laticínios – desde que nasceu. Ela descreve a si mesma como alguém que sempre teve problema com o peso. "Ainda tenho", ela me contou. Em determinado momento, perdeu 22 quilos pela abordagem convencional, e então teve o que chama de "ganho épico": cinquenta quilos em quatro anos. "Lembro-me de o meu marido dizer: 'Como isso está acontecendo com o que você está comendo?'"

Kasha chegou à alimentação cetogênica/LCHF por meio das redes sociais, e então ao ler a obra de Jason Fung. "Me deu um clique", disse. Ela desistiu de seu mingau de aveia no café da manhã e, no lugar, passou a comer "muitos ovos, um bom pedaço de queijo". Queijo cottage se tornou uma das principais fontes de proteína para ela, além de laticínios com alto teor de gordura e tofu. Ela come "muitas verduras". Faz seu próprio iogurte e "o incrementa com sementes de chia e de abóbora, e coco sem açúcar". Ela ainda assa bolos e pães, mas agora com farinha de amêndoas e de coco em vez de farinha de trigo. Ela os adoça com uma combinação de eritritol, estévia, xilitol e fruta-dos-monges. "Não sei bem quanto às outras coisas", ela diz, "mas tenho certeza de que açúcar faz mal para mim."

Kasha não necessariamente recomenda sua dieta vegetariana a seus pacientes. "Ainda vou lhe dizer que, se você não tem uma questão ética, coma a maldita carne", afirmou. "Você ganha bônus se for orgânica. É a maneira mais fácil de obter uma refeição rica em nutrientes. Mas há muitas maneiras de se conseguir isso. Não existe uma única maneira."

Com a LCHF, Kasha perdeu peso considerável, mas ainda acha difícil manter, uma luta contínua para evitar ter uma recaída, em particular durante os feriados e as celebrações familiares. Ela sabe que a alimentação cetogênica/LCHF funciona para ela e para outros. "Vi pacientes que se saem incrivelmente bem", relatou. "É fenomenal o que pode ser feito." Mas ela quer que eles entendam que o comprometimento não os impede de ter uma recaída de vez em quando. O importante é lembrar que o próximo passo é se reerguer. É voltar a se abster de açúcares, cereais e a maioria dos amidos.

Andrew Samis, um médico intensivista e professor assistente no departamento de cirurgias da Universidade Queen's, em Ontário, me contou que comunica a mesma mensagem a seus pacientes usando uma metáfora relacionada com o cigarro. "Uma das coisas sobre as quais você fala ao participar de um programa para deixar de fumar", disse ele, "é o que fazer quando você se pega fumando outra vez. O que tende a acontecer na natureza humana é as pessoas pararem de fumar por seis meses, então cometerem um deslize e voltarem a fumar. Um dos médicos do programa me apresentou uma metáfora que hoje uso com meus pacientes: todos os dias eu dirijo até o meu trabalho e tento acertar tantos semáforos verdes seguidos quanto puder. Mas, se eu parar em um semáforo vermelho, ou mesmo em cinco seguidos, eu não dou meia-volta e vou para casa. Eu simplesmente tento de novo a partir dali. Ainda tento ver quantos semáforos verdes consigo acertar. Para parar de fumar, dizem que, assim que você conseguir reunir a força de vontade para apagar um cigarro, faça isso, e continue tentando ser um não fumante. O que estamos falando aqui é algo similar. Quando as pessoas entendem que ainda é a cognição sobre o desejo, elas podem voltar a ser alguém que não come esses alimentos."

5. "Não é uma religião; é sobre como eu me sinto."

Esta mensagem vem de Carrie Diulus, cirurgiã de coluna em Akron, Ohio. "Ganhei na loteria genética", ela me disse, em tom de brincadeira. "Tenho doença celíaca. Deveria ser uma pessoa de 160 quilos, insone, cheia de acne, mas descobri como cooperar com a minha genética." A obesidade severa é uma característica da família de Diulus. Ela se tornou vegetariana quando tinha doze anos. Sua motivação foi uma combinação de preocupação com o bem-estar animal e o pensamento de que uma dieta com baixíssimo teor de gordura, como a prescrita por Nathan Pritikin, era a melhor coisa que ela poderia fazer por sua própria saúde. Desde então, sua vida é uma série contínua de experimentos pessoais à medida que ela procurava uma maneira de se alimentar que a mantivesse saudável e com um peso saudável. A experiência de Diulus é um exemplo extremo do desafio.

Ela me disse que entrou na faculdade com um peso normal, mas ganhou cerca de vinte quilos só no primeiro ano. Ao longo dos vinte anos seguintes, estava sempre entrando e saindo da obesidade e das dietas. Estava 45 quilos acima do peso quando terminou a faculdade e entrou para a especialização em medicina. Conseguiu baixar de peso seguindo uma dieta à base de vegetais e com restrição de calorias e praticando atividade física obsessivamente, até chegar a correr maratonas. "Eu estava me exercitando cerca de vinte horas por semana", ela conta, "e limitando de maneira significativa minha ingestão de calorias, e consegui me manter magra naquele momento, mas, cara, qualquer desvio daquilo e eu voltava a ganhar peso com muita facilidade." Ela engordou 27 quilos quando engravidou de sua filha, e "um monte" durante a gravidez de seu filho, quatro anos depois. Experimentou uma dieta vegana, com baixo teor de gordura e pouco calórica, mas não conseguiu perder peso, nem mesmo enquanto amamentava. "Eu poderia ter ganhado uma competição olímpica em contagem de calorias", declarou, "mas tem toda essa questão hormonal quando você está amamentando. Há mulheres para quem o peso simplesmente diminui quando estão amamentando. Não foi o meu caso. Isso não é uma questão termodinâmica, era realmente algo hormonal."

Quando estava com quase quarenta anos, trabalhando na Cleveland Clinic, Diulus foi diagnosticada com diabetes tipo 1. Seus médicos, seguindo o plano de tratamento convencional, aconselharam que ela tomasse insulina e então comesse carboidratos para equilibrar as injeções. No entanto, se ela não equilibrasse a insulina com os carboidratos de maneira precisa, o açúcar em seu sangue despencava, e isso impactava sua capacidade de funcionar. Para uma cirurgiã, "isso é um desastre", admitiu.

Sua solução foi parar totalmente de comer cereais, amidos e açúcares, acrescentar gordura à dieta (que, na época, era exclusivamente à base de peixe e vegetais), entrar em cetose e permanecer ali. Então, ela fez uma transição para uma dieta cetogênica mais convencional, comendo carne de vez em quando. Mas, por fim, percebeu que seus marcadores de saúde melhoravam de maneira considerável quando ela evitava carne e outros produtos de origem animal e seguia uma dieta cetogênica vegana. Tendo diabetes tipo 1, ela ainda teria de tomar insulina, mas sua dieta minimizaria a dose necessária, bem como as oscilações em seu nível de açúcar no sangue que vinham com os carboidratos. Como Katherine Kasha, ela recomenda que seus pacientes comam carne se não tiverem questões éticas com relação a isso, mas ela mesma não come. Sua decisão ainda é motivada por questões éticas e ambientais, bem como pelo simples fato de que ela não se sente saudável quando come carne. O mesmo é válido para ovos e laticínios.

Diulus mantém sua dieta cetogênica vegana porque funciona para ela. Sente-se saudável assim. "Se sinto que preciso comer carne ou peixe", disse ela, "eu volto a comê-los. Mas, neste momento, me sinto ótima. Estou tomando menos insulina do que nunca, mantendo os níveis de açúcar no sangue normais a maior parte do tempo e meus exames clínicos estão todos na faixa que quero que estejam. Não tenho motivo para fazer alguma coisa diferente."

Como muitos dos médicos que entrevistei, Diulus não toma mais café da manhã. Ela percebe que não tem fome de manhã e funciona bem sem isso. No almoço, ela geralmente come chips caseiros de couve e couve-de-bruxelas com macadâmia e cumaru ou um smoothie que ela mesma prepara, feito de couve, acelga, folhas de dente-de-leão, rúcula, brotos de girassol, brotos de brócolis (ela mesma os cultiva), meio abacate, suco de meio limão, o adoçante estévia, e uma colher de sopa de óleo MCT (triglicérides de cadeia média). Ocasionalmente acrescenta proteína em pó feita de proteína de ervilha ou sementes de sacha inchi moídas. Também acrescenta vinte gramas de fibra pura – casca de psílio em pó –, que desacelera a digestão dos carboidratos. "Eu nunca mais tenho fome durante uma cirurgia", ela me disse. "Estou funcionando em cetose, minha cabeça é mais clara do que nunca. Tenho fome quando chego em casa à noite, mas não estou esfomeada."

Para o jantar, sua fonte de proteína é tipicamente tempeh, tofu (feito de soja ou de cânhamo), soja preta, tremoço ou pastas de nozes e sementes, especificamente pasta de amêndoas. Ela usa óleo de abacate e óleo de coco para cozinhar e azeite de oliva para as saladas e os pratos frios. Ela elabora um pão de tahine e farinha de amêndoas e faz seu próprio chocolate com óleo de coco, pó de cacau e especiarias chai. Seus lanchinhos costumam ser folhas de nori (algas marinhas) com azeite de oliva e sal. Arroz de couve-flor também é um alimento essencial. Pela primeira vez na vida, segundo me contou, ela precisa se esforçar para não perder peso. "Isso é chocante, porque estou na perimenopausa e já tive obesidade mórbida. Então isso está funcionando muito, muito bem no momento para mim. Se mudar, eu ajusto. Não é uma religião."

Pouquíssimos dos médicos e dietistas que entrevistei são vegetarianos que encontraram uma maneira de se alimentar que funciona para eles, que consideram eticamente defensável ou de acordo com seus preceitos religiosos, mas que também, de maneira crucial, como Diulus colocou, permite que se sintam saudáveis. Eles chegaram a esse ponto por meio de um processo de eliminação e experimentação pessoal fundamentado. O que torna isso interessante é que alguns dos médicos que entrevistei hoje são exclusivamente carnívoros, não por uma crença de que esta é a dieta mais saudável, mas porque permite que *eles* se sintam saudáveis. Funciona para eles de uma maneira que uma dieta onívora ou vegetariana não funcionava. Uma delas é Georgia Ede, que trabalhou como psiquiatra na Universidade de Harvard e na Smith College. Abster-se de cereais, vegetais ricos em amido e açúcares pode ser cem por cento da solução para algumas pessoas, disse Ede em nossa entrevista, mas apenas de oitenta a noventa por cento para outras, como foi o caso dela. "O resto de nós ainda enfrenta dificuldades, temos coisas que precisamos ajustar."

Como Diulus, Ede vem de uma família que é predisposta à obesidade severa. Sua avó por parte de mãe pesava 180 quilos, segundo me contou, e todas as mulheres em sua família imediata lutaram contra o peso. Ede foi uma criança acima do peso e disse que até por volta dos quarenta anos "sempre estava em um regime com restrição de calorias, baixo teor de gordura e muita atividade física". Com o passar dos anos, ela sentia que era cada vez mais difícil manter um peso saudável, mesmo comendo cada vez menos calorias e correndo cada vez mais quilômetros. Durante sua residência médica, ela já não tinha tempo nem energia para manter a combinação de corrida e fome, e seu peso chegou a 86 quilos.

Depois que sua mãe perdeu quarenta quilos seguindo as recomendações de Atkins, Ede começou a explorar variações da alimentação cetogênica/LCHF, começando com a dieta South Beach, que lhe parecia ser a mais saudável. Finalmente, ela percebeu que poderia manter um peso saudável com uma alimentação cetogênica/LCHF, contanto que evitasse laticínios. "Eu descobri que os laticínios me deixam com fome e me fazem engordar", ela me falou. "E eu não podia comer o quanto quisesse. Ainda tinha que tomar cuidado e ainda tinha que fazer atividade física. Mas consegui fazer meu peso parar de flutuar se comesse os alimentos certos. Encontrei meu ritmo com uma alimentação pobre em carboidratos."

Mas, quando chegou aos quarenta anos, o que funcionava para Ede parou de funcionar. Seu peso continuava estável, mas ela passou a ter enxaquecas, fadiga e problemas de concentração, além de síndrome do intestino irritável. Ela me disse que aos poucos foi ficando incapacitada. Então começou a manter um diário de alimentos e sintomas. Ela estava trabalhando em Harvard na época, com acesso, segundo me contou, a "médicos excelentes, especialistas de todo tipo". Mas nenhum deles perguntava o que ela comia. Então ela começou uma série de experimentos com sua dieta, evitando, durante semanas, alimentos específicos que achava serem problemáticos e registrando como se sentia. Finalmente, ela chegou ao ponto em que "estava se sentindo fantástica, melhor do que nunca, até mesmo do que quando era criança, sem dores de cabeça, com muita energia, ótima digestão, excelente vigor mental".

Naquela época, Ede estava comendo quase que apenas carne. "Era completamente o oposto do que me diziam para fazer", falou. "Eu estava desconcertada. Tinha medo de que a dieta que corrigia minha saúde fosse me matar. E, sendo psiquiatra, eu estava fascinada com a outra peça do quebra-cabeças: por que meu humor estava melhor, minha concentração, energia mental, produtividade? Por que minha depressão e ansiedade desapareceram? Nunca passou pela minha cabeça que os alimentos pudessem afetar o cérebro dessa maneira, mas, para mim, pelo menos, afetavam." Ao ler a literatura sobre o assunto, ela se convenceu de que sua dieta à base de carne era segura e saudável.

Aos cinquenta e poucos anos, Ede, mais uma vez, fez pequenas revisões ao que comia em resposta a mudanças em sua saúde. "Eu passei a apresentar alguns sintomas de perimenopausa", ela me escreveu em um e-mail, "e alguns dos meus antigos sintomas familiares também voltaram, incluindo ganho de peso. Num esforço para resolver esses problemas, eliminei todos os alimentos à base de vegetais que ainda restavam na minha dieta." Seguir uma alimentação sem vegetais, segundo me contou, até o momento resolveu todos os seus problemas de saúde, e ela perdeu dez quilos, todo o peso que havia ganhado e mais um pouco. "Cada pessoa é tão diferente", Ede falou. "É verdade que há princípios básicos que se aplicam a todos, mas muitos de nós temos alimentos aos quais somos sensíveis. E precisamos identificá-los por conta própria."

6. "Emagrecer e manter o peso são habilidades adquiridas. É preciso praticar."

Esta é a mensagem que Sue Wolver tenta reforçar para seus pacientes. Wolver é a médica de Richmond, na Virgínia, que encontramos no começo deste livro, a que passou a prescrever uma alimentação cetogênica/LCHF depois de visitar a clínica de Eric Westman em Duke e ver os resultados. Esta mensagem necessita pouca elaboração. Wolve me contou que muitas vezes pergunta a seus pacientes se eles esperariam ser bons em alguma coisa na vida sem praticar, e se eles esperariam continuar sendo bons nisso sem continuar a praticar. "Para sermos bons em alguma coisa, precisamos praticar", Wolver diz. "E, quanto mais praticamos, melhores ficamos e mais fácil se torna. Você precisa dedicar tempo e esforço a desenvolver as habilidades necessárias para fazer isso bem a vida toda."

Não se trata de praticar ficar com fome e conviver com isso, como o pensamento convencional sempre sugeriu. Trata-se de praticar as habilidades necessárias para evitar os alimentos que nos fazem engordar e adoecer enquanto cozinhamos e comemos de uma maneira que nos dê prazer. É praticar as habilidades necessárias para identificar os alimentos que podemos comer e os alimentos que não podemos, os alimentos que desencadeiam desejos incontroláveis e os alimentos que desencadeiam ganho de peso. É praticar as habilidades mentais necessárias para lembrar, quando estamos com fome de carboidratos, o quanto nos sentíamos mal quando os comíamos, quantos quilos a mais pesávamos, o quão menos saudáveis estávamos, e se a gratificação de um donut ou de uma cerveja vale o risco de revisitar essa experiência.

17

O PLANO

Abster-se de amidos, cereais e açúcares (e substituí-los por gordura) requer prática, preparação e, idealmente, a ajuda de um bom médico.

Eu gostaria de poder dar uma receita detalhada e bem específica de como se abster de maneira mais ou menos rígida de amidos, cereais e açúcares durante a vida toda – uma série de passos que garantam o sucesso, de preferência testados e aprovados para todos –, mas isso não existe. Todos nós temos muito em comum, mas partimos de bases diferentes, culturas culinárias e práticas familiares diferentes, e temos necessidades diferentes. Cada um de nós terá de fazer ajustes diferentes. Os fundamentos são claros – que alimentos não comer –, mas os detalhes variam. Tenha em mente que o objetivo não é pensar nisso como seguir uma dieta específica – isto é, "fazer" dieta cetogênica/LCHF ou paleolítica ou alguma outra variação –, mas entender como comer para que você possa corrigir seu peso e sua saúde colaborando com sua fisiologia, e não lutando contra ela.

A vantagem que temos hoje é que a alimentação cetogênica/LCHF já não é algo alternativo. Os ortodoxos talvez ainda a vejam como uma dieta da moda perigosa, mas está se popularizando porque funciona. Tornou-se tão comum que hoje há alimentos cetogênicos (arroz de couve-flor, macarrão de abobrinha italiana) amplamente disponíveis nos mercados, em restaurantes e em distribuidores on-line. Alimentos processados compatíveis com uma dieta cetogênica também estão se tornando cada vez mais comuns

– shakes, barras de chocolate, petiscos que também são compatíveis com uma alimentação paleolítica ou vegana –, embora eu seja menos animado quanto aos benefícios de consumi-los com regularidade. A internet em todas as suas formas tornou fácil obter informações, receitas e conselhos (alguns confiáveis, outros nem tanto). Pensar em uma alimentação cetogênica/LCHF – abster-se de carboidratos e substituir essas calorias por gordura – em geral se divide em cinco elementos essenciais. Para muitos, esses conceitos de alimentação cetogênica/LCHF serão intuitivamente óbvios, e o processo de mudar a maneira de se alimentar será fácil. Você se sentirá melhor. Terá fé de que está fazendo a coisa certa e de que poderá manter essa alimentação durante a vida toda, uma vida longa e plena. Para aqueles que necessitam de mais orientação, estes são os pontos principais:

1. Orientação. Encontrar um médico com quem você possa trabalhar.

Abster-se de alimentos e bebidas ricos em carboidratos e fazer uma transição para uma alimentação cetogênica/LCHF literalmente muda a fonte de energia que abastece seu corpo, de uma maioria de carboidratos a uma maioria de gordura. Esta não é uma transformação menor. Você está, literalmente, mudando a maneira como seu corpo é abastecido, e é de grande ajuda contar com a orientação de um profissional médico bem informado. Com sorte, este processo será fácil, mas não há garantia. No entanto, há boas chances de que seu médico ainda esteja pensando na obesidade e na acumulação de gordura (e em sua relação com as doenças crônicas associadas) em termos convencionais. Então, é melhor encontrar um médico que seja bem informado sobre uma alimentação cetogênica/LCHF, ou que pelo menos tenha a mente aberta e esteja disposto a fazer a lição de casa necessária.

Você talvez esteja tomando remédios – em especial para controlar a glicemia e a pressão arterial – que terão de ser descontinuados ou reduzidos quando mudar de dieta. Se este for o caso, você com certeza precisa da ajuda de um médico para fazer um check-up completo e exames de sangue preliminares – não só para monitorar o colesterol LDL como também para fazer todas as avaliações relacionadas a resistência insulínica, síndrome metabólica e outras questões de saúde. Se você está depressivo, ou seu cabelo está caindo, ou você tem eczema ou mesmo micose nos pés, ajudaria ter isso documentado previamente para que esteja ciente de tudo que poderia mudar com esta alteração em sua alimentação. Um check-up cuidadoso pode dar a você (e ao seu médico) os marcos de referência a partir dos quais medir seu progresso. Você pode buscar no Google "médicos cetogênicos [ou LCHF] perto de mim" e ver o que aparece.

Se você não conseguir encontrar um médico ou dietista favorável a uma alimentação cetogênica/LCHF, uma possibilidade é usar um programa como o oferecido pela Virta Health, para que pelo menos tenha um médico bem informado disponível do outro lado do telefone.

2. Objetivos. Estabeleça metas razoáveis.

Estabelecer uma meta razoável é uma necessidade para qualquer projeto de sucesso. Se você vai mudar sua alimentação para a vida toda, identificar seu objetivo antes tornará isso mais fácil. O que você está tentando conseguir, e por quê? Tenha em mente que isto é algo para a vida toda, então seus objetivos têm de ser realistas. Perder peso e ficar saudável não têm uma correlação direta com felicidade, por exemplo. Podem ter, mas não serão suficientes. Para aqueles que têm diabetes tipo 2, controlar a doença com um mínimo de medicamentos, ou mesmo nenhum, poderia ser um objetivo importante, mesmo sem perda de peso significativa. Não ter de lidar com uma doença crônica – com todos os medicamentos e custos associados, tanto humanos quanto financeiros –, ou pelo menos poder lidar com ela da maneira mais fácil possível, deve valer uma vida inteira se abstendo de pães, doces e cerveja. (Em sua memória de 1962, *Strong Medicine*, o cardiologista de Nova York e defensor de uma alimentação cetogênica/LCHF, Blake Donaldson, coloca isso à sua maneira tipicamente direta: "Você está louco", escreveu, "quando toma insulina para comer pães doces dinamarqueses".[142])

É preciso estabelecer previamente uma quantidade mínima de tempo que dedicará por completo a esta nova maneira de se alimentar. Precisa acreditar que aquilo de que está abrindo mão vale o que vai ganhar em saúde e talvez em perda de peso. Algumas semanas não são o suficiente, assim como não o são para saber se deixar de fumar ou de beber álcool vale o esforço. Eu diria que três meses é o mínimo, idealmente seis – tempo suficiente para ter uma sensação realista do que é possível.

Sem ensaios clínicos para nos informar sobre os riscos e os benefícios no longo prazo, o melhor que você pode fazer é experimentar e ver o que acontece. Minha afirmação favorita no que se refere a isso vem do médico Martin Andreae, da Colúmbia Britânica. Ele diz a seus pacientes para abraçarem a mudança por pelo menos um mês, idealmente mais. "Se isso for ruim para você, não vai lhe fazer mal em um ou dois meses. Se você não comer chips de batata por alguns meses, não vai morrer por isso. E, se não houver benefícios à doença depois desse tempo, então pare, se quiser. Mas eu nunca vi pessoas voltarem e dizerem que se sentem piores. Hoje, tenho confiança nesta mudança alimentar da qual todos se beneficiam."

Mas uma coisa é certa: se um dia você concluir que não vale a pena e voltar a comer açúcares, cereais e amidos, os benefícios que obteve serão perdidos. Uma vida inteira de benefícios só virá com uma vida inteira de comprometimento.

3. Abstinência.

A melhor maneira de começar dependerá das metas e dos objetivos que você estipulou. Se vai tratar os alimentos ricos em carboidratos que come como um vício, o que é razoável para muitos de nós, há várias maneiras de parar. Em 2014, por exemplo, quando percebi que meu vício em cafeína havia se tornado contraproducente, decidi que era hora de colocar um fim nisso. Eu poderia ter optado pela abstinência repentina, mas não achei que pudesse lidar com os sintomas da abstenção de cafeína – não só as dores de cabeça, como também a fadiga e a confusão mental que persistiriam até que meu cérebro e meu corpo reaprendessem a gerar a clareza mental necessária sem cafeína.

Então, fui eliminando devagar. Meio quilo de café em grãos costumava durar uma semana e meia para mim. Comprei dez pacotes de meio quilo e pedi que o barista os misturasse de maneira que o pacote número um tivesse apenas noventa por cento de café cafeinado e dez por cento de café descafeinado; o pacote número dois tinha 80-20 e assim por diante, até o pacote número dez, que era todo descafeinado. Usei os pacotes do um ao dez em ordem, e funcionou. Fiquei bem durante a transição e, quando terminei, podia passar um dia inteiro sem cafeína. Não foi tudo um mar de rosas, mas funcionou. Adotei um processo de correção/recuperação que *poderia* ter requerido apenas algumas semanas difíceis e se prolongou por três meses e meio mais fáceis. Qual é melhor? Nunca saberei. Eu fiz o que funcionava para mim.

Embora os médicos e dietistas que entrevistei tendessem a preferir a abstinência repentina no caso dos carboidratos, eles não eram tão categóricos. Muitos disseram que tomavam a decisão sobre o que propor a seus pacientes ou clientes com base em sua avaliação do que consideravam que esses pacientes ou clientes eram capazes de lidar, tanto do ponto de vista emocional como psicológico. Eles podem abraçar facilmente a necessidade e o conceito de uma alimentação cetogênica/LCHF?

Se você quiser adotar este novo tipo de alimentação devagar, um passo de cada vez, o primeiro passo óbvio é começar com um requisito essencial para qualquer abordagem racional à perda de peso, controle de peso e alimentação saudável, independente do sistema de crença: pare de comer e beber açúcar. Isso inclui sucos de fruta, bebidas esportivas e bebidas supostamente saudáveis como kombucha, kefir, chá gelado e água fortificada com vitaminas, se forem adoçados com açúcar. Os médicos e dietistas que entrevistei também formulam essa recomendação como "pare de beber suas calorias", o que também significa nada de bebidas alcoólicas e nada de leite, seja de vaca, de amêndoas, de soja ou de outro tipo.

Ao afirmar que este é um primeiro passo óbvio, não quero dizer que seja fácil. Mas seu grau de dificuldade indica a intensidade do seu vício nessas bebidas açucaradas (e na cafeína ou no álcool que possivelmente as acompanha). Mais razão para combater o vício.

Todas essas bebidas açucaradas são fontes de energia para o corpo que tendemos a consumir entre as refeições. Elas estimulam a secreção de insulina, e nós queimamos os carboidratos (ou o álcool) presentes nessas bebidas para obter energia durante períodos em que deveríamos, idealmente, estar queimando a gordura mobilizada de nossas células adiposas. Este único passo – *nada de calorias líquidas* – deve melhorar a resistência insulínica, a composição corporal e, talvez, também o nível de energia e de humor. É difícil imaginar um médico e dietista, independente do sistema de crença, que não aplaudisse e apoiasse este passo.

Um médico que entrevistei que normalmente recomenda a seus pacientes abster-se de carboidratos aos poucos é William Curtis, médico de família em Corpus Christi, no Texas. Como Curtis me contou, Corpus Christi tem um dos índices de diabetes e obesidade mais altos do Texas e, portanto, não é de surpreender que muitos de seus pacientes padeçam esses distúrbios. Curtis conheceu a alimentação cetogênica/LCHF por meio de um amigo quiroprata que o convidou a assistir a uma palestra sobre isso, o que o levou a participar de uma conferência inteira sobre o assunto – e por fim estava convencido. Ele ficou fascinado com a ideia de que vários problemas médicos podiam ser tratados exclusivamente por meio da nutrição. "Fui pensando que era charlatanismo", admitiu, "mas quanto mais eu ouvia e quanto mais experimentava, melhores resultados obtinha. Por exemplo, eu tinha pacientes com refluxo gastroesofágico que me disseram sempre tê-los tido. Quando propus que eles começassem cortando cereais e açúcares, não os tiveram mais. Eu tinha pacientes diabéticos que pararam de comer amidos e açúcares e sua [hemoglobina] A1c foi de quinze [diabetes severa] para abaixo de seis [um nível saudável de glicemia no sangue] em três meses. Como isso acontece? Não há qualquer medicamento que possa fazer isso. Então, comecei a me aprofundar cada vez mais."

Agora Curtis inicia seus pacientes com o que chama de princípio 80-20: 20 por cento do que comemos constitui 80 por cento do problema. Os 20 por cento com seus pacientes são refrigerantes, chá adoçado, suco de frutas e cerveja. "Devo ter dito isso doze vezes hoje", ele me disse quando o entrevistei, em julho de 2017. "Eles perguntam: 'E quanto a isso? E quanto àquilo?' e eu digo: 'Simplesmente não tome refrigerante, chá, suco de frutas e cerveja, faça só isso e volte para me ver daqui a três semanas'. Tive uma paciente que perdeu quatro quilos em três semanas só porque parou de tomar os dois Dr. Pepper [um refrigerante] que ingeria todos os dias." Quando um paciente percebe o quanto se sente melhor sem o fluxo constante de açúcares e carboidratos líquidos, torna-se mais assertivo. "Você precisa dizer às pessoas: 'Simplesmente não faça mais isso. Não é talvez, não é às vezes. Simplesmente não faça'. E eles confiam em você. Você se relaciona com eles e lhes diz, você parou com isso, você percebe como se sente agora. Você fez isso! Você causou isso por escolha própria. Você alimentou seu corpo de uma maneira diferente e ele se comportou diferente. Gosta disso? Sim? Então venha comigo e vamos fazer mais algumas coisas.'"

Outra abordagem ao processo de desmame é remover os amidos, cereais e açúcares uma refeição por vez. Neste caso, o café da manhã é crucial. Uma frase que ouvi mais de uma vez em minhas entrevistas é que o típico café da manhã rico em carboidratos –

cereais, torrada (com ou sem geleia), suco, leite desnatado, iogurte desnatado adoçado – fará você (e o seu pâncreas) "perseguir o açúcar em seu sangue" o dia todo, influenciando o humor, os níveis de energia e a fome por lanchinhos ricos em carboidratos. Substitua por um café da manhã de proteínas e principalmente gorduras – seja ovos com bacon ou salmão defumado com abacate ou alguma outra combinação – e seus níveis de insulina e de açúcar no sangue permanecerão baixos, permitindo que metabolize sua própria gordura, como vinha fazendo durante a noite. Você vai se surpreender de como sentirá saciedade ao longo da manhã e até o meio da tarde. Uma vez que você tenha alterado a rotina do seu café da manhã e aceitado que os benefícios valem aquilo do que você está abdicando, pode prosseguir com o almoço, o jantar e os lanchinhos. Estes devem ser todos relativamente fáceis.

No entanto, para muitos de nós, se não a maioria, esta parte fácil está postergando o inevitável. Também posterga os benefícios maiores e, especificamente, a perda de peso significativa. Os especialistas do *establishment* muitas vezes ridicularizam Atkins por dizer que "cetose é melhor do que sexo", mas há muito a ser dito a favor da energia que as pessoas experimentam quando estão mobilizando gordura e queimando-a como combustível. Até tentar se abster totalmente de açúcares, amidos e cereais – de uma só vez –, você não tem como saber o quão fácil poderia ser para você. "No fim das contas", me disse Laura Reardon, uma médica da Halifax e ex-triatleta mundial, "você quer que seus pacientes tenham um estilo de vida sustentável, mas você também quer que eles experimentem essa mudança de paradigma, esse, 'Aaaah, entendi, então isso é saúde'. Dessa maneira, você está dando a eles as ferramentas e a motivação para continuar para sempre."

4. Contingências. Faça a coisa certa e espere o inesperado.

Toda iniciativa bem-sucedida requer que você espere e esteja preparado para circunstâncias adversas. Neste caso, você quer prevenir, se possível, ou pelo menos minimizar os sintomas adversos da abstinência de carboidratos que poderiam impedir seu progresso ou parecer uma razão para desistir. Quando os médicos e os pesquisadores falam de uma dieta cetogênica/LCHF "bem formulada", um conceito popularizado por Steve Phinney, Jeff Volek e sua empresa Virta Health, eles se referem a uma que minimize os efeitos colaterais e maximize os benefícios. Se você vai adotar uma alimentação cetogênica/LCHF, quer ter certeza de fazer isso bem.

A transição de queimar basicamente carboidratos para queimar gorduras tem efeitos fisiológicos que vão além de mobilizar gordura de suas células adiposas e estimular a produção de cetonas. Historicamente, as autoridades ortodoxas apresentaram quaisquer efeitos colaterais adversos como razões para evitar uma alimentação cetogênica/LCHF, mas estes são, quase sempre, sintomas do processo de abstinência. Esses sintomas não são uma razão para voltar a comer açúcares, amidos e cereais, assim como *delirium tremens* não seriam uma razão para que um alcoólatra voltasse a beber. Apenas uma minoria parece ser afetada por eles, mas se preparar para a eventualidade e compreender os mecanismos o ajudará a enfrentar a situação. Como um médico desejaria que você soubesse o que esperar de qualquer medicamento que ele receitasse, e o que fazer para minimizar os efeitos colaterais (por exemplo, tomar o comprimido de estômago cheio), o mesmo é válido ao abraçar uma alimentação cetogênica/LCHF.

O efeito colateral mais comum é aquele que costumava ser conhecido como "gripe Atkins", hoje bem conhecido como "gripe cetogênica". Como falei antes, quando você baixa o nível de insulina, seus rins secretam sódio (sal) na urina, em vez de retê-lo. Isso vai junto com vários quilos de água que já não estão combinados com a glicose na forma como esta é armazenada, o glicogênio. Esse "peso de água" é perdido no início de toda dieta, seja uma dieta com restrição de calorias ou com restrição de carboidratos, mas é mais extremo na alimentação cetogênica/LCHF; a ausência de carboidratos significa que os depósitos de glicogênio se exaurem mais depressa. A combinação de perda de água e de sódio parece ser a principal causa desses sintomas similares aos da gripe, talvez de todos eles, incluindo dor de cabeça, fadiga, náusea, tontura e constipação.

Nos piores casos, a gripe cetogênica pode ser debilitante. Barbara Buttin, oncologista ginecológica nos subúrbios de Chicago, me disse que, da primeira vez que experimentou uma alimentação cetogênica/LCHF, ela logo desistiu por causa da gripe cetogênica. "Eu não consegui tolerar", disse, "porque não conseguia funcionar durante uma cirurgia. Então tentei novamente alguns meses depois, e consegui. Da segunda vez, foi como alguns dias sem tomar café." Outros médicos disseram que alguns de seus pacientes "se sentiam um lixo" por alguns dias ou semanas enquanto seu corpo se adaptava a mobilizar gordura e usá-la como fonte de energia.

Não há números objetivos sobre a probabilidade de você sentir esses sintomas de abstinência. Alguns médicos que entrevistei disseram que esses sintomas eram comuns entre seus pacientes; outros disseram que eram incomuns. "Não consigo apontar ainda a razão por que alguns sentem isso mais do que outros", Kelly Clark, uma enfermeira que tem e administra duas clínicas médicas de emagrecimento e bem-estar no sudeste de Wisconsin, me disse em um e-mail. "No meu caso, tive uma dor de cabeça de matar, durante três dias, sonhei que comia as coberturas dos muffins (eu nem gosto de muffins) e, em um dado momento, quase atravessei três faixas de trânsito para entrar num supermercado que vendia meus scones com chips de chocolate favoritos! Uma loucura!"

A lição que vem da experiência clínica e dos relatos é que você pode evitar a gripe cetogênica ou reduzir os sintomas tratando de comer gordura suficiente e, mais especificamente, repondo o sódio e a água que está perdendo. Portanto, "coma sal, beba água" é hoje o conselho que vai junto com se abster de carboidratos, ainda que "coma sal" seja mais um aspecto no qual a alimentação cetogênica/LCHF diverge da noção convencional de uma dieta saudável. Nos últimos cinquenta anos, nos disseram para evitar sal, porque as autoridades em nutrição acreditam que são nossas dietas com excesso de sal que elevam nossa pressão arterial e causam hipertensão. Esta é outra hipótese que repetidos experimentos foram incapazes de confirmar, mas ainda assim foi aceita como verdadeira. A explicação provável pela qual a hipertensão está associada a obesidade, diabetes e síndrome metabólica (isto é, resistência insulínica) – porque a pressão alta é um dos critérios diagnósticos da síndrome metabólica – é que a insulina e a resistência insulínica influenciam todos esses estados. Reverta a resistência insulínica e baixe os níveis de insulina na circulação por meio de uma alimentação cetogênica/LCHF e a pressão arterial cairá, independentemente do consumo de sal. Acrescente sal e água para evitar os sintomas da gripe cetogênica e a pressão arterial ainda deve permanecer baixa e em uma faixa saudável. Naqueles que têm hipertensão, a pressão arterial diminui visivelmente – nos ensaios clínicos e na observação clínica –, apesar do uso generoso do sal na dieta.

Phinney e Volek, que têm a maior experiência em pesquisa nessa área, além da experiência clínica adquirida com a Virta Health, recomendam consumir de quatro a cinco gramas de sódio por dia, que é cerca de duas colheres de chá de sal, ou cerca de o dobro do que um norte-americano consome, em média (tipicamente, nos produtos com aparência de comida, processados e ricos em carboidratos, que você não estará comendo mais). Você pode alcançar isso salgando sua comida a gosto ao comer e cozinhar. Eles também recomendam uma suplementação de magnésio – de 300 a 500 mg por dia, inicialmente – para ajudar com as câimbras musculares, que são comuns com uma alimentação cetogênica/LCHF e um sinal de falta de magnésio.

A perda de sódio é a principal razão pela qual os médicos e dietistas que prescrevem uma alimentação cetogênica/LCHF propõem que você tome um ou dois copos de caldo todos os dias – feito dos ossos de carne ou de frango. (É também uma razão pela qual um artigo de 2015 do *New York Times* chamou o caldo de ossos de "bebida da moda, considerado, ao lado do suco verde e da água de coco, a próxima poção mágica na busca pela saúde perfeita".[143]) Um cubo de caldo industrializado dissolvido em água quente serve. Para aqueles que são avessos a beber um dos dois, suco de picles é outra solução rica em sódio e eletrólitos.

Dois outros possíveis sintomas de abstinência também estão relacionados com a falta de sódio: a hipotensão postural e o ritmo cardíaco anormal. A hipotensão postural significa que, quando você adota uma alimentação cetogênica/LCHF, sua pressão arterial pode ficar tão baixa que não se ajusta de maneira adequada quando você passa da posição deitada à sentada ou em pé. É possível sentir vertigem ou mesmo desmaiar. Acrescentar sal à dieta, tomar caldo e, idealmente, ingerir suplementos de potássio e magnésio deve resolver tanto o problema de hipotensão postural como o de um ritmo cardíaco anormal. (Hoje, você pode comprar suplementos de eletrólitos cetogênicos que combinam todos esses minerais em forma de cápsula.) Ainda assim, é essencial, com ambas as condições, que você procure seu médico ou cardiologista para ter certeza de que não é nada mais grave.

A maioria dos médicos também recomenda um multivitamínico com a alimentação cetogênica/LCHP para tomar as devidas precauções. Carne e ovos, no entanto, são fontes ricas de vitaminas e sais minerais essenciais, bem com, obviamente, as verduras, que você tenderá a comer em abundância pelo menos uma vez por dia. (O fato de que existe hoje um movimento "carnívoro" ou "zero carbo" promovido por Georgia Ede e outros que parecem ser saudáveis comendo nada além de produtos de origem animal é forte indício de que até mesmo as verduras talvez não sejam um componente necessário de uma dieta saudável. Essas pessoas e suas dietas sem vegetais incitaram controvérsia considerável, mas sua experiência não pode ser ignorada.)

Outro sintoma de abstinência que parece relativamente raro é a exacerbação de gota preexistente. Os sintomas terrivelmente dolorosos da gota são causados por um excesso de ácido úrico, e armazenamos ácido úrico em nossas células adiposas. O ácido úrico também é mobilizado quando o nível de insulina é baixo, e a excreção de ácido úrico em nossa urina usa o mesmo sistema de transporte renal que as cetonas. ("Ao competir com o ácido úrico pela excreção tubular renal, o nível elevado de cetonas no sangue pode promover hiperuricemia"[144], foi a descrição técnica na crítica a Atkins da Associação Americana do Coração em 1973.) Eleve o nível de cetonas, e o ácido úrico pode se acumular na circulação e levar a um ataque de gota. Seu médico pode lidar com isso, como faria com qualquer ataque de gota. Por fim, o ácido úrico na circulação deve retornar a um nível saudável, e a gota também deve ser temporária.

Experimentar algum desses efeitos da abstinência de carboidratos pode parecer uma razão para voltar a comer amidos e cereais. Mas os sintomas não devem durar. O pior caso é, em geral, "algumas semanas sentindo-se um lixo", como Patrick Rohal, um médico em Lancaster, na Pensilvânia, me contou. A solução é tomar água e caldo, acrescentar sal, tomar suplementos de magnésio (se necessário) e ter paciência. Se os sintomas de abstinência não passarem, procure seu médico para descobrir por quê.

O único efeito colateral de uma alimentação cetogênica/LCHF que pode ser duradouro é aquele que talvez deixe os médicos mais ansiosos. É o efeito sobre o colesterol LDL, o colesterol "ruim", como é conhecido no pensamento convencional. Como discutimos antes, o senso comum sobre uma dieta saudável é motivado de forma desproporcional por uma consideração deste único número – o colesterol LDL – e pela crença injustificada de que ele é um forte indicador de risco de doença cardíaca. Os médicos aprendem na faculdade que, se o colesterol LDL está elevado, os pacientes devem tomar medicamentos para baixar o colesterol, chamados estatinas. E, é claro, se seus pacientes estão se alimentando com quantidades até mesmo moderadas de gordura, devem parar de fazer isso.

O papel do próprio colesterol LDL ainda é controverso. (Pode ser controverso inclusive dizer que é controverso.) O ponto relevante

O PLANO

é que algo nas dietas ricas em gorduras e isentas de açúcares, amidos e cereais refinados pode elevar o colesterol LDL e também elevar o número de partículas LDL, que é um indicador muito melhor de risco de doenças cardíacas, como falei. Não existem dados para dizer qual a proporção de pessoas que terão LDL elevado (colesterol ou número de partículas) ao se abster de carboidratos, mas esta não é uma experiência rara. Pode ser causada pelo teor de gordura saturada, embora se saiba que quem segue dietas paleolíticas, que tendem a não ser ricas em gordura saturada (laticínios e manteiga não são estritamente das dietas paleolíticas), também experimenta níveis elevados de LDL. No mundo da alimentação cetogênica/LCHF, esses indivíduos são hoje conhecidos como "hiper-responsivos", e a única maneira confiável de saber se você é um deles é abster-se de comer alimentos ricos em carboidratos e descobrir.

As perguntas mais importantes são se isso é nocivo e, caso seja, o quão nocivo é: (1) se o LDL (colesterol ou número de partículas) elevado significa que você realmente tem mais risco de ter um ataque cardíaco, ainda que esteja se abstendo de carboidratos, (2) se esse risco é significativo e (3) se os benefícios de corrigir obesidade, diabetes e todos os distúrbios metabólicos associados a elas e à resistência insulínica (portanto, síndrome metabólica) são anulados por esse aumento no colesterol LDL.

Não é raro que um médico, ao se deparar com um paciente que está seguindo uma alimentação cetogênica/LCHF e cujo colesterol LDL aumentou, diga para ele voltar aos carboidratos – proponha, de fato, que volte a comer batatas e torradas, nas palavras do médico irlandês Daniel Murtagh –, independente de quanto peso perdeu e de o quão significativa tenha sido a melhora em sua pressão arterial e no seu nível de açúcar no sangue. Para várias gerações de médicos, manter o colesterol LDL baixo é o mais importante e o objetivo final da saúde do coração. Hoje, no entanto, conforme os médicos estão ficando mais informados sobre os benefícios de uma alimentação cetogênica/LCHF, ou pelo menos mais abertos, esse tipo de resposta conservadora e automática é menos comum.

No momento, essa questão das perdas e ganhos – perder peso, controlar o açúcar no sangue e baixar a pressão arterial, mas elevar o LDL no processo – está atolada em controvérsias, e não há ensaios de longo prazo capazes de resolvê-las. Os médicos e pesquisadores bem informados que entrevistei (e por "bem informados" quero dizer os que fizeram um esforço de entender ambos os lados da ciência) argumentariam que mesmo no pior cenário, em que o LDL importa muitíssimo e aumenta, ainda se pode baixá-lo reduzindo o consumo de gordura saturada e substituindo-a por gordura monoinsaturada (substituindo manteiga por azeite de oliva, por exemplo) ou usando um medicamento relativamente benigno para baixar o colesterol, ou ambos. De um jeito ou de outro, ainda é possível manter todos os outros benefícios que vêm ao se abster de alimentos ricos em carboidratos.

Se seus médicos são inclinados ao pensamento convencional, defenderão que você tome estatina ou outro remédio para baixar o colesterol se o seu LDL estiver elevado. Se não fizerem isso, talvez seja porque presumem, como eu, que os possíveis efeitos colaterais do remédio, que se espera que você tome diariamente pelo resto da vida, não valem quaisquer pequenos benefícios em longevidade e saúde que poderiam oferecer. (Sarah Hallberg, que realizou o ensaio clínico para a Virta Health na Universidade de Indiana em indivíduos com diabetes tipo 2, afirma que, em sua experiência, os "hiper-responsivos" que estão em cetose nutricional podem baixar seu colesterol com estatinas genéricas de baixa intensidade que custam dólares por mês e parecem benignas.)

Da última vez que fiz exame de "lipídios no sangue", o que foi vários anos atrás, meu colesterol LDL estava elevado, bem como o número de partículas LDL na minha corrente sanguínea. Alguns anos antes disso, não estavam. Mas eu não tenho nenhum outro fator de risco para doenças cardíacas. Escolho viver com o colesterol alto e evitar tomar um medicamento pelo resto da vida que não teria qualquer benefício de curto prazo sobre a maneira como me sinto. É uma aposta fundamentada. Não gosto de ser dependente de um medicamento, em particular um que supostamente evitará uma doença no futuro, e que não alivia sintomas no presente. Estou disposto a assumir o risco. Tenho amigos médicos que são muito bem informados sobre uma alimentação cetogênica/LCHF, cujas opiniões eu respeito e que têm LDL-P (o número de partículas) elevado, e tomam estatinas de baixa intensidade. É uma decisão necessária de ser tomada e que dependerá da sua compreensão das evidências e da confiança no seu médico e no que quer que ele ou ela recomende.

5. Adesão. Continuar o que você começou num mundo que torna isso tão difícil como possível.

Quando entrevistei Jeff Stanley, médico em Portland, Oregon, que hoje trabalha com a Virta Health, foi assim que ele descreveu os dois principais desafios de prescrever uma alimentação cetogênica/LCHF a seus pacientes: "O maior desafio quando se trata de fazer as pessoas conseguirem bons resultados com essa maneira de se alimentar é fazer com que experimentem. Quando o fazem, elas percebem os benefícios. Mas, então, o segundo maior desafio é conseguir que continuem". Isso não é porque os benefícios diminuem ou desaparecem – os pacientes continuam perdendo peso sem passar fome e se sentem saudáveis –, mas porque, como ele disse, "as circunstâncias da vida interferem". Stanley relata ter pacientes que se abstêm de carboidratos, perdem sete quilos em um mês, "sentem-se incríveis" e então entram em férias, saem dos trilhos e têm dificuldade para voltar. "O importante é conseguir que as pessoas adotem isso como um estilo de vida. As pessoas precisam perceber o quanto se sentem melhor quando o adotam, o quanto ficam mais saudáveis, mesmo que isso signifique ficar longe de pão e dos cupcakes."

Um desafio de se abster de carboidratos que não existe com tanta intensidade no caso dos cigarros, por exemplo, é que o mundo conspira para tornar a abstenção de carboidratos tão difícil como possível. Você não pode sair de casa ou ligar a TV (ou navegar na

Internet) sem ser tentado a sair dos trilhos. Todo feriado, toda vez que você vai jantar fora, toda ocasião com amigos, toda reunião ou mesmo cafezinho no escritório é uma experiência em dizer não para comidas e doces que você não come mais, mas que seus amigos, sua família e seus colegas de trabalho, sim. Esta experiência tende a ser movida pelas respostas pavloviana e da fase cefálica, que criam uma ânsia por comer esses alimentos e então se manifestam como uma racionalização para comê-los "só desta vez".

Quando você para de fumar, seus amigos provavelmente o ajudam e o encorajam no processo. Se eles fumam, tentarão não fumar perto de você. Não se recusarão se você pedir que fumem do lado de fora (ou pelo menos seus amigos verdadeiros não farão isso). Muitos governos hoje ajudam a implementar regras contra fumar em lugares públicos. Mesmo que a lógica declarada seja nos proteger contra o fumo passivo, uma consequência é que torna mais fácil para um fumante deixar de fumar. Mas, se você está se abstendo de carboidratos, não pode esperar que seus amigos não peçam massa ao comer num restaurante italiano – eles não estão se abstendo – ou que digam não para uma sobremesa porque você não come, ou que não tenham um bolo de aniversário na festa de aniversário *deles*. Poucos de nós gostamos de ser a pessoa na festa que está dizendo não para os doces ou o bolo, mas é uma habilidade que temos de aprender.

Quando perguntei a Garry Kim, médico que administra uma rede de clínicas de controle de peso na área de Los Angeles, como ele lida com esse desafio com seus pacientes, a resposta foi que, não tendo controle sobre isso, tenta demonizar o ambiente dos alimentos. "Tento incutir uma mentalidade nós contra eles", relatou. "As pessoas estão conspirando para nos fazer engordar, e precisamos lutar contra isso. Precisamos estabelecer um limite e não deixar que eles ganhem."

Perder a batalha pode ser extremamente fácil. Uma das editoras de jornal com quem trabalho ocasionalmente descreveu este fenômeno para mim com base em sua experiência pessoal depois que começou a alimentação cetogênica/LCHF. "Um pequeno deslize e estou de volta aos carboidratos", admitiu. "É tipo, eu não como nada, daí como um grão de arroz e antes de perceber estou devorando um donut."

Para muitos de nós, a sensação de estar à beira de ser carregado por uma bola de neve está sempre presente. É por isso que eu, pessoalmente, considero mais fácil evitar totalmente o açúcar do que tentar comer com moderação. Comer alguns bocados de uma sobremesa saborosa não me satisfaz (como, aparentemente, satisfaz minha esposa); em vez disso, cria uma vontade irresistível de comer tudo e mais um pouco. Se me permito comer cereais e amidos com moderação, também fico com fome de mais. Comer alimentos ricos em gordura "ajuda a extinguir o comportamento de beliscar entre as refeições", nas palavras do pediatra e nutricionista de Harvard David Ludwig (autor de *Emagreça sem fome*), "em oposição a alimentos ricos em carboidratos, que o exacerbam". A dinâmica da insulina discutida anteriormente ajuda a explicar este fenômeno.

Qualquer que seja o mecanismo, se o objetivo é evitar o tipo de escorregão que leva do "só desta vez" ou "só um bocado" ao comportamento de beliscar entre as refeições e de volta a uma dieta rica em carboidratos e açúcares, as mesmas técnicas que foram usadas inicialmente no campo da dependência de drogas para evitar recaídas deveria funcionar neste cenário também. Os princípios básicos evoluíram ao longo das décadas, e os especialistas em dependência química acreditam que podem funcionar para qualquer um que ficou "limpo e sóbrio" e queira continuar assim.

Muitos dos princípios são questão de bom senso, o tipo de conselho que daríamos a nossos filhos se estivéssemos tentando mantê-los longe de problemas. Se estamos tratando de evitar uma tentação, faremos o máximo que pudermos para garantir que esteja longe da vista, para que tenha uma chance razoável de estar longe dos pensamentos também. "Os alcoólatras que se importam em ficar sóbrios não arranjam emprego em um bar nem caminham pelo setor de bebidas alcoólicas em um supermercado", me disse Laura Schmidt, especialista em dependência química da Universidade da Califórnia em Berkeley quando a entrevistei para uma reportagem sobre superar o vício em açúcar.[145] É mais difícil evitar os carboidratos que desencadeiam nossos desejos incontroláveis porque eles são mais onipresentes em nosso ambiente, mas ainda assim precisamos nos esforçar para fazer com que isso aconteça.

Para os iniciantes, ajudará a fazer uma limpeza no meio imediato – a cozinha e os armários, talvez as gavetas do escritório –, eliminando os alimentos ricos em carboidratos que costumam tentá-lo. Em 2013, David Weed, psicólogo em Fall Rivers, Massachusetts, começou um programa de saúde comunitária que recebeu um prêmio de Cultura da Saúde pela Fundação Robert Wood Johnson. Seu programa incluía um curso de dez semanas sobre alimentação cetogênica/LCHF como parte de um desafio anual de atividade física que atraía mais de mil pessoas por ano. Mais de cem pessoas fizeram o curso ao longo dos cinco anos em que foi oferecido. Ele disse que aqueles que tiveram sucesso no curso – os que "se saíram melhor" – foram os que literalmente eliminaram todos os carboidratos de casa primeiro. Então, abasteceram a geladeira e o freezer com os alimentos compatíveis com uma dieta cetogênica que poderiam preparar e comer a qualquer momento. Ele disse aos participantes que eles tinham de respeitar o poder de seu ambiente: "Se trouxer qualquer comida para casa, você vai comê-la, não importa se deveria ou não. Não pense que você terá a força de vontade para não consumir os carboidratos que leva para casa. O ponto de decisão tem de ser no supermercado". "Comprou, usou", ele costumava dizer.

Isso significa que é preciso se planejar com antecedência para experiências e ambientes que tendem a enfraquecer sua resolução. Entre os hábitos a formar e reforçar está o de pensar com antecedência sobre o pode e não pode comer nas reuniões do escritório, em aeroportos e nos voos, nas férias e em datas festivas. Se você imagina que não haverá alimentos disponíveis que sejam compatíveis com uma dieta cetogênica/LCHF, planeje levar sua própria refeição. Se fosse vegano ou vegetariano, seria assim que lidaria com tais situações, sem pensar duas vezes. *O que posso comer?* É uma pergunta natural a se fazer se o que você come não é o que todos os outros tendem a estar comendo. Como Carrie Diulus me contou, ela não entra em um avião sem um pacote de macadâmias. Se todos os demais estão comendo e não há opções cetogênicas/LCHF disponíveis, ajuda ter um na bolsa. Esse tipo de pensamento e esforço é parte de toda tentativa de se alimentar de maneira saudável. Simplesmente requer um foco diferente, mais estreito.

Uma implicação maior desse fenômeno do poder do ambiente é que haverá mais probabilidade de sucesso se sua família comer da mesma maneira. Se você acredita que este é o jeito mais saudável de se alimentar, ajudará se todos em casa concordarem com você. Um fumante tem menos probabilidade de deixar o cigarro em uma casa cheia de fumantes do que em uma em que todos estão deixando de fumar ao mesmo tempo ou em que nenhum dos outros fuma. O mesmo é válido com a alimentação cetogênica/LCHF. "As pessoas que têm mais sucesso em implementar a mudança", Weed afirmou, "são aquelas cujo cônjuge também se convenceu. As que enfrentam mais dificuldade são as que têm em casa uma família cheia de viciados em carboidratos, incluindo crianças e um cônjuge que insiste em consumir refeições ricas em carboidratos. Para muitos, é difícil demais administrar, e eles desistem não porque uma dieta pobre em carboidratos não esteja funcionando, mas porque é difícil demais mantê-la nesse tipo de ambiente."

Uma vez que seu ambiente inclui sua rede social – seus amigos e colegas de trabalho –, ajudará se eles pelo menos entenderem o que você está fazendo e o apoiarem. Mudar de rede social também pode ser necessário. Além de convencer sua família e seus amigos a investirem em sua saúde, assim como eles fariam se você estivesse tentando parar de fumar ou de beber álcool, você talvez precise encontrar um grupo de alimentação cetogênica/

LCHF do qual participar (on-line, se necessário) para ter uma comunidade que o apoie no que você está fazendo, que ajude a esclarecer dúvidas ou oferecer orientação, e que possa ajudá-lo a se reerguer quando tiver uma recaída. É a mesma razão pela qual os alcoólatras participam de reuniões do AA e as pessoas com outras questões psicológicas e de dependência química participam de sessões de terapia em grupo. "Nunca conheci ninguém que tenha tentado isso e não tenha obtido bons resultados", Weed me falou, "ninguém. Conheço um monte de gente que tem bons resultados e então tropeça. Eu sempre pergunto, 'Por que você parou?'. Recebo todo tipo de resposta vaga, mas na maioria das vezes se resume ao fato de que as pessoas têm pouco apoio. Elas se saem bem quando são parte de um grupo. É mesmo uma parte importante da prática: ao fazer em grupo, as pessoas aprendem o suficiente sobre isso e, o que é mais importante, aprendem de colegas que também estão fazendo."

Isso tudo é parte do processo de se aprofundar cada vez mais. Não só você pode seguir discussões no Twitter e no Instagram sobre alimentação cetogênica/LCHF como também pode seguir websites como Dietdoctor.com e Diabetes.co.uk e participar de grupos no Facebook. Mesmo quem não come nada de carne e produtos de origem animal pode participar de vários grupos de veganos no Facebook que seguem uma alimentação cetogênica/LCHF, um dos quais tem mais de 50 mil membros enquanto escrevo, e assim obter apoio, orientação, receitas e ajuda quando necessário.

6. Experimentação. Saber que ajustes fazer quando a alimentação cetogênica/LCHF não corrige sua saúde o suficiente.

A alimentação cetogênica/LCHF funcionará "como num passe de mágica" para uns e não tão bem para outros. Alguns perdem toda a gordura em excesso, e outros não chegam nem perto de perder o que gostariam. Alguns resolvem todos os seus problemas de saúde, outros não. Alguns ficam magros e saudáveis por um tempo, até mesmo por anos, e então a boa saúde e um peso saudável se tornam mais difíceis de alcançar.

É aqui que a variação individual é o fator crucial. Parte disso sem dúvida se deve à ação de outros hormônios sobre a acumulação de gordura (embora a insulina continue sendo o elo dominante com o que comemos). É por isso que os homens parecem perder o excesso de gordura com mais facilidade do que as mulheres, e que homens e mulheres mais jovens tendem a ter mais facilidade do que os mais velhos. Esta observação foi feita pela primeira vez pelo médico britânico Robert Kemp em uma série de artigos nos quais relatou sua experiência clínica recomendando uma alimentação cetogênica/LCHF a mais de 1,4 mil pacientes com sobrepeso entre 1956 e 1972.[146] Muitos dos médicos que entrevistei, embora não todos, concordaram com isso. Tanto a testosterona quanto o estrogênio suprimem a formação de gordura, a testosterona acima da cintura, e o estrogênio abaixo. À medida que envelhecemos e secretamos menos desses hormônios, essa inibição é enfraquecida e nossas células adiposas respondem acumulando gordura. Alguns só conseguirão perder uma parte dessa gordura em excesso; outros se sairão muito melhor. A insulina é o hormônio dominante na acumulação de gordura, aquele que podemos manipular mais visivelmente ao modificar nossa dieta, mas isso pode não ser o bastante.

Ao longo das minhas entrevistas, ao perguntar quando e por que uma alimentação cetogênica/LCHF não funciona, por que algumas pessoas não perdem peso e algumas podem inclusive ganhar, muitos com quem conversei tinham uma história – se não sobre seus pacientes, sobre si mesmos. Carrie Diulus, por exemplo, disse que ela mesma ganha peso quando consome muita manteiga. Ela revelou não ter um "botão de desligar" com a manteiga, então aprendeu a evitá-la. Ela também limita seu acesso a "gostosuras" cetogênicas (assim como eu), tais como bolos, cookies e outras sobremesas com baixo teor de carboidrato, e só os come ocasionalmente. É simplesmente fácil demais, acredita ela, consumir esses alimentos em excesso. Uma psicóloga que entrevistei e que conduz uma série de ensaios clínicos comparando a alimentação cetogênica/LCHF com dietas mais tradicionalmente "saudáveis" (e que pediu anonimato) me disse que muitas vezes se percebe tendo uma vontade exagerada de carboidratos se come uma porção de não mais do que quatro morangos. Portanto, ela evita morangos, embora ainda coma outras frutas vermelhas quando estão em temporada. Eu percebo que, quando começo a comer nozes, quero comer mais e mais, então minha melhor estratégia e meu peso mais saudável vêm quando eu as evito. Como tenho confiança de possuir as habilidades e os hábitos necessários para me manter estável a um peso saudável no longo prazo, e como amo nozes, me permito comer de vez em quando, mesmo sabendo que isso me fará sair dos trilhos momentaneamente.

Tais relatos falam sobre o que esses médicos descrevem como a necessidade de "descobrir seus desencadeadores", não só os ambientais que o colocam em risco de ter uma recaída, como também os alimentos que despertam desejos incontroláveis e que outros poderiam conseguir comer impunemente, mas que você, aparentemente, não. Embora os fundamentos da alimentação cetogênica/LCHF sejam óbvios – abster-se de cereais, vegetais ricos em amido e açúcares, substituir essas calorias por gordura –, a variação individual é onde entra o efeito platô, e então será necessário fazer pequenos ou grandes ajustes ao que comemos (e deixamos de comer).

Sem a ajuda de um médico ou dietista experiente, temos de examinar nossas próprias dietas e experimentar alguns ajustes para ver qual poderia ser o problema e o que funciona (ou não). Os experimentos devem ser de pelo menos várias semanas de duração para que tenham tempo de fazer alguma diferença. Os problemas caem em três categorias principais, ou três alavancas que devemos considerar acionar quando uma alimentação cetogênica/LCHF deixa de funcionar ou não está funcionando bem.

Em primeiro lugar, o mais óbvio: determinar se você ainda está comendo carboidratos demais. Com pacientes que têm um peso estável e juram que estão evitando carboidratos religiosamente, os médicos pedirão que mantenham um diário detalhado de sua alimentação por três dias – hoje, há aplicativos que tornam essa tarefa relativamente fácil – para que possam ver se é verdade. Este também seria um bom momento, segundo os médicos me disseram, para verificar se o paciente está em cetose mensurável, não tanto porque a cetose é necessária para obter saúde e um peso saudável, mas porque será um sinal confiável da restrição de carboidratos. Se o paciente estiver em cetose, o médico pode ter fé de que ele ou ela está mesmo se abstendo de carboidratos e então prosseguir, se necessário, para outras possíveis explicações.

É importante examinar como os carboidratos poderiam estar se infiltrando em sua dieta sem que você perceba: a maçã diária que você ainda considera um lanchinho saudável, o amido de milho usado para engrossar molhos, a acumulação de carboidratos presentes nas nozes e sementes e nas pastas à base destas. (Sue Wolver me contou de uma paciente com diabetes cujo nível de açúcar no sangue "maravilhosamente controlado" com uma alimentação cetogênica/LCHF se desregulou subitamente. Essa paciente, em determinado momento, começou a ter indigestão e a tomar TUMS quase de hora em hora. TUMS é um antiácido para refluxo, e cada tablete contém cerca de 1,5 gramas – o equivalente a seis calorias – de carboidratos. Isso foi suficiente para piorar de maneira significativa o nível de açúcar no sangue dessa mulher. Quando Wolver descobriu o que estava acontecendo e sua paciente descontinuou o uso de TUMS, seu nível de açúcar no sangue voltou ao normal.) Outro problema comum, como Ken Burry afirmou, é confundir o conceito de "menos ruim" com "bom". "Tenho pacientes", falou, "que comem batata-doce porque ouviram dizer que não é tão ruim como batata branca. Ou que me dizem que não estão comendo pão, mas estão consumindo *tortillas* de farinha no lugar, ou pão integral em vez de pão branco. Tudo isso pode ser menos ruim, mas não é bom o bastante."

Sem dúvida, muitas coisas, no fim das contas, são questão de bom senso. (Ou, pelo menos, bom senso num mundo em que a obesidade é um distúrbio hormonal/regulatório e a relação entre a acumulação de gordura e o que comemos passa pela insulina e os carboidratos.) Se você está comprando produtos com baixo teor de carboidratos no supermercado, por exemplo, e não está perdendo peso, esses alimentos industrializados podem ser o problema. Brian Sabowitz, um especialista em medicina da obesidade em Spokane, descreveu isso para mim como "você acha que está seguindo uma dieta pobre em carboidratos, mas não está". Sabowitz disse que seu exemplo favorito era salada de atum comprada pronta no supermercado. "Se você não ler o rótulo, pensa que está comendo atum e maionese e, talvez, pedacinhos de aipo. Quando examina o rótulo, vê que um dos ingredientes é xarope de milho com alto teor de frutose. Você está colocando um monte de açúcar na sua dieta, e acha que a dieta sem carboidratos não funciona porque você fez e não deu certo."

Poucos dos médicos que entrevistei acreditam que o conceito de "carboidratos líquidos" seja útil. Os carboidratos líquidos são uma medida apenas de carboidratos digeridos e absorvidos na circulação; não inclui carboidratos que não digerimos e metabolizamos (as fibras). Os carboidratos líquidos podem ser úteis para garantir que você os esteja consumindo abaixo de um limite diário predeterminado – digamos, os cinquenta gramas geralmente estipulados como limite para as dietas cetogênicas. Mas se a perda de peso estagnou enquanto você ainda tem gordura corporal em excesso, pode ser uma boa ideia confiar no seu corpo em vez de na determinação de carboidratos líquidos do fabricante. O objetivo é a abstinência mais ou menos rígida, e seu corpo lhe dirá se você está sendo liberal demais.

Em segundo lugar, gordura demais na dieta também, ironicamente, é uma possível razão para a estagnação da perda de peso. Agora que as dietas cetogênicas/LCHF estão em alta, elas vêm acompanhadas de novas maneiras de abastecer o corpo de gordura que seriam fisiologicamente não naturais. Até pouco tempo atrás, os humanos quase nunca, se é que alguma vez, tinham a oportunidade de beber gordura sem pelo menos um pouco de proteína ou carboidrato acompanhando. Agora podemos. O bulletproof coffee [café à prova de balas], por exemplo, popularizado por Dave Asprey, um empreendedor do Vale do Silício, é uma mistura de café, manteiga (ou ghee) e óleo MCT, tipicamente derivado do óleo de coco. Como o MCT (triglicerídios de cadeia média) é metabolizado primordialmente no fígado, pode aumentar a síntese de cetonas mesmo com alguns carboidratos na dieta. É por isso que esse café pode dar uma injeção de energia além daquela fornecida pela cafeína, mas também inunda o corpo de gordura, ou pelo menos a faz gotejar como uma infusão intravenosa no decurso de horas.

Alguns podem ficar bem com isso. Alguns podem queimar a gordura que estão comendo (ou, neste caso, bebendo) e ainda ter gordura em excesso que continua armazenada no tecido adiposo ao fim do dia. "Posso comer meio quilo de óleo de coco agora mesmo", me disse Ted Naiman, médico de Seattle que vem defendendo a alimentação cetogênica/LCHF há quase vinte anos, "entrar na cetose mais profunda que você já viu e não emagrecer nada. Vou estar queimando gordura, mas é a gordura que comi, e não a que armazenei." Se o seu corpo queima ou armazena essas infusões de gordura é algo que também pode mudar com o tempo. O que podemos tolerar enquanto estamos emagrecendo pode ser diferente daquilo que toleramos quando nosso peso está estável. A ideia de que podemos comer tanta gordura quanto quisermos sem armazenar parte como excesso pode ser verdadeira para alguns, mas não para todos.

Em terceiro lugar, você pode estar consumindo proteína demais. É uma tendência comum, como discutimos antes, tentar conciliar paradigmas saudáveis seguindo uma dieta com baixo teor de carboidratos que também é uma dieta com baixo teor de gordura. (É isso o que muitos médicos costumavam prescrever para obesidade, antes dos anos 1970, porque acreditavam que o corpo precisa de proteínas, mas pode viver sem as calorias dos carboidratos e das gorduras agregadas.) O resultado, apesar das refeições insuficientes, é a restrição de calorias ou uma grande proporção de proteínas no que você está comendo. Os aminoácidos nas proteínas podem elevar o nível de insulina em resposta a isso, o que poderia ser suficiente para estimular a acumulação de gordura e a fome, incluindo desejos incontroláveis e o comportamento de beliscar entre as refeições. A solução é acrescentar mais gordura: manteiga ou azeite de oliva nas verduras; coxas de frango com a pele em vez de peito de frango sem pele; cortes gordos de carne, e peixe gordo em vez de magro.

O uso de adoçantes artificiais pode ser outra razão pela qual uma alimentação cetogênica/LCHF pode funcionar mal. A maioria dos médicos e dietistas que entrevistei consideram esses adoçantes, como eu considero, uma muleta útil ao fazer a transição para uma alimentação cetogênica/LCHF e superar o vício em açúcar – "a metadona do açúcar", como Sue Wolver os chama. Os adoçantes artificiais de fontes "naturais" – estévia, por exemplo, que vem de um arbusto na América Central, ou fruta-dos-monges – podem ser mais benignos do que os adoçantes inventados ou descobertos em um laboratório químico nos tempos modernos. Mas esta é uma suposição para a qual não temos qualquer evidência experimental significativa. A sacarina, que foi descoberta em derivados do alcatrão de hulha, é usada como adoçante desde os anos 1890. É de trezentas a quinhentas vezes mais doce que o açúcar, o que significa que para obter a doçura equivalente é necessário de 1/300 a 1/500 da dose. Também passa pelo corpo sem ser metabolizada, o que é bom. As evidências de que esses adoçantes artificiais são nocivos por si sós não são convincentes (para mim). No entanto, existem alguns indícios de que podem enganar nosso corpo e fazê-lo pensar que estamos consumindo açúcares e responder de uma maneira que poderia interferir no metabolismo da gordura e no uso de nossa gordura armazenada como fonte de energia. Poderia fazer isso simplesmente nos levando a ter cada vez mais fome de carboidratos.

Quando a perda de peso estagna e você ainda tem uma quantidade considerável de gordura em excesso para perder, é preciso bom senso. Pergunte-se o que você está comendo ou bebendo que poderia estar interferindo no metabolismo da gordura. Se você está usando adoçante artificial, este é um suspeito óbvio: faz sentido ver o que acontece quando você o evita. Deixe de consumi-lo por algumas semanas. Quanto mais difícil parecer para você, maior a probabilidade de que deixar de consumi-lo seja uma boa ideia. Se fizer uma diferença na maneira como o seu corpo responde a uma alimentação cetogênica/LCHF, se você começar a emagrecer novamente, saberá que os adoçantes artificiais desencadeiam uma resposta no *seu corpo* que é problemática. O adoçante que você escolheu pode funcionar para alguns, mas não para você. Você também pode devolvê-lo à dieta para ver se a perda de peso estagna novamente. Se isso acontecer, fica claro que seu corpo não pode tolerar esses adoçantes.

O bom senso também determina que você supere seus desejos incontroláveis ou sua necessidade de doces. Idealmente, quando você adota uma alimentação cetogênica/LCHF, o prazer que encontrará nos alimentos virá dos elementos saborosos – o sal e a gordura. Mas tenha paciência, pois essas mudanças no paladar e na preferência podem levar tempo.

O álcool apresenta uma questão similar, em que o bom senso é um bom mediador. Se você está mantendo uma quantidade considerável de gordura em excesso mesmo com uma alimentação cetogênica/LCHF, sua ingestão de álcool pode ser o problema. O álcool pode ser visto como um quarto macronutriente. Sua densidade calórica (7 kcal/g) está entre a dos carboidratos e a das proteínas (4 kcal/g) e a da gordura (9 kcal/g). Tomar coquetéis com bebidas açucaradas (água tônica) ou álcool rico em açúcar (por exemplo, brandy) provavelmente o fará engordar. As calorias presentes na cerveja vêm dos carboidratos (maltose), bem como do álcool. Até mesmo o carboidrato presente nas cervejas low-carb poderia ser suficiente para fazer você ficar acima do limite de insulina. Alguns serão capazes de tolerar isso; outros, não. O vinho tinto é melhor do que o vinho branco, porque tem menos calorias e menos açúcar, mas várias taças de vinho por dia (ou mesmo por semana) poderiam frustrar a perda de peso. Isso fica claro com base em relatos e em experiência clínica.

O álcool é metabolizado nas células do fígado de maneira similar à frutose, e pode causar problemas similares – em particular, fígado gorduroso. O fígado queima álcool e gera energia ao fazer isso, e o músculo do coração e o rim queimarão o subproduto metabólico desse processo (o acetato). Mas, se estão fazendo isso, não estão usando a gordura como fonte de energia, e esta pode estar se acumulando. Se você não descobrir como o seu metabolismo funciona sem o álcool, jamais saberá se a troca vale a pena.

Há muito a ser dito a favor de viver bem, como quer que o definamos. Mas se você está ingerindo álcool de qualquer tipo enquanto adota uma alimentação cetogênica/LCHF e ainda mantém gordura em excesso e resistência insulínica, experimentar por um mês ou dois sem álcool parece valer a pena. (Se a perspectiva de passar um ou dois meses sem tomar álcool parece intolerável, como com os adoçantes artificiais, praticar a abstinência pode ser mais importante do que você imagina.)

Você poderia tentar praticar atividade física, mas não com a finalidade de queimar calorias. Como com tudo neste mundo que envolve gordura e metabolismo energético, precisamos mudar nossa perspectiva. Desse ponto de vista, a atividade física é o tipo de coisa que você quer fazer quando está metabolicamente flexível, sensível à insulina e queimando sua própria gordura. Não é uma maneira eficaz de forçar o seu corpo a reduzir os depósitos de gordura. Queimar calorias por meio de atividade física, como discutimos, provavelmente o deixará com mais fome; dificilmente o fará emagrecer de maneira significativa.

Uma possibilidade, no entanto, é que ganhar músculos pode ajudar, o que implica treinamento de resistência (pesos) em vez de queimar calorias por meio de atividades aeróbicas. Alguns ensaios clínicos indicam que o treinamento de resistência aumenta a perda de peso com uma alimentação cetogênica/LCHF. Um período de treinamento de resistência (ou aeróbico) deve exaurir seus depósitos de glicogênio e torná-lo mais sensível à insulina enquanto suas células tentam substituir o glicogênio perdido. Se você está adotando uma alimentação cetogênica/LCHF, esse aumento na sensibilidade à insulina pode ser significativo. O médico de Seattle Ted Naiman conta que viu alguns de seus pacientes – "mulheres mais velhas, que eram muito sedentárias e estavam totalmente paradas" – voltarem a perder a gordura em excesso indo à academia e fazendo treinamento de resistência. Vale a pena tentar. Do contrário, faça atividade física simplesmente porque faz você se sentir bem, se for o caso. Isso é razão suficiente.

Um dos experimentos que fiz, começando em agosto de 2017, foi o jejum intermitente ou a alimentação com restrição de tempo (*time-restricted eating*, ou TRE, na sigla em inglês). A maneira mais simples de explicar isso, no meu caso, é que parei de tomar café da manhã. Todas as minhas refeições, incluindo lanchinhos, agora ficavam entre o almoço, por volta da uma da tarde, e o jantar, que normalmente acabava antes das oito da noite.

As definições técnicas do jejum intermitente e da alimentação com restrição de tempo se sobrepõem, e isso pode ser confuso. Ambos os termos podem se referir a comer apenas duas refeições por dia, como fiz, e não comer mais nada depois da segunda refeição: seja café da manhã e almoço, e então pular o lanche da tarde e o jantar, ou só almoçar e jantar, evitando os lanchinhos após o jantar e pulando o café da manhã. Daí o termo *alimentação com restrição de tempo*, que se refere à janela de tempo durante o dia em que você *está se alimentando* – por exemplo, no meu caso, sete horas, do almoço até o fim do jantar. *Jejum intermitente* se refere ao tempo em que você *não está* comendo: as dezessete horas, no meu caso, entre o jantar e o almoço do dia seguinte.

Com qualquer um dos termos, você está estendendo o tempo em que tem de contar com seus depósitos de gordura para obter energia. Está prolongando a quantidade de tempo em que fica abaixo do limite de insulina e em que a gordura está sendo metabolizada ou oxidada. As pessoas que abraçam a prática (com qualquer um dos nomes), como eu fiz, dizem que consideram fácil pular uma refeição por dia se já estão seguindo uma dieta cetogênica/LCHF, embora possa levar alguns dias para que se acostumem. Em outras palavras, elas não sentem mais fome por pular o café da manhã ou o jantar.

No início, eu fui cético com relação ao jejum intermitente/TRE, presumindo que era uma moda passageira. Daqui a alguns anos, pensei, todos estaremos dizendo: "Lembra de 2018, quando todo mundo estava fazendo jejum, pulando refeições, passando dias sem comer?". Então eu tive três dias de viagem, todos voos matinais, que me apresentaram uma oportunidade fácil para tentar. Tudo o que eu precisava fazer era dizer não para a comida no avião, o que nunca é tão difícil. Quando voltei para casa, não tomar café da manhã foi surpreendentemente fácil. Nos meses seguintes, perdi mais de cinco quilos que não achei que precisasse perder, e fiz isso sem sentir fome. Mantive a prática, e ainda mantenho, porque me sinto melhor quando não tomo café da manhã. Tenho mais energia e clareza mental. Já não sinto fome de manhã, e fazer minha primeira refeição do dia no começo da tarde agora parece normal para mim. Eu não penso no que estou fazendo como uma moda passageira. Simplesmente não sou mais alguém que toma café da manhã, e é assim que falo sobre isso.

Hoje, os pesquisadores em nutrição estão fazendo ensaios clínicos para testar os benefícios do jejum intermitente/TRE, quase sempre comparando-o com outras maneiras de reduzir calorias. Os pesquisadores, em outras palavras, presumem que o jejum funciona porque comemos menos durante esses períodos, o que fazemos mesmo, e por isso perdemos peso. Como observei, a prática também prolonga o período no qual nossas células adiposas estão abaixo do limite de insulina, experimentando "o estímulo negativo da deficiência de insulina" e, portanto, mobilizando gordura. De qualquer forma, é razoável pressupor que o jejum intermitente/TRE se tornou comum porque para muitas pessoas funciona, como funcionou comigo. Elas ficam mais magras e mais saudáveis, e alcançam isso sem passar fome. Não é uma religião, como Carrie Diulus diria, é sobre como nos sentimos. Não é preciso um ensaio clínico para saber se o jejum intermitente/TRE funciona para você. É só experimentar e descobrir por si mesmo.

O termo *jejum intermitente* também pode ser usado para se referir ao plano de dieta 5:2, popularizado pelo médico britânico Michael Mosly, hoje jornalista de TV, no qual, por dois dias na semana, você restringe suas calorias para menos de oitocentas por dia (e seus carboidratos para menos de quatrocentas). Também pode implicar jejuar regularmente durante dias, ou durante uma semana ou mais, como popularizado pelo nefrologista de Toronto Jason Fung. (Muitos dos médicos canadenses que entrevistei pra este livro atribuíram ao livro de Fung, *O código da obesidade*, de 2016, sua introdução à alimentação cetogênica/LCHF.)

Quando entrevistei Fung, ele me disse que muitos de seus pacientes tinham obesidade e/ou diabetes e que esta era a razão para seus problemas renais. Por volta de 2012, ele começou a recomendar uma alimentação cetogênica/LCHF, mas com pouco sucesso. Muitos de seus pacientes eram imigrantes das Filipinas ou do Sudeste Asiático, e, segundo me contou, teve dificuldade de comunicar a ideia, que dirá convencê-los de que não deveriam mais comer arroz ou macarrão, os alimentos essenciais de sua dieta. Ele começou a pensar em outras maneiras de fazê-los baixar seus níveis de insulina sem uma terapia farmacêutica – e chegou ao jejum.

"O que há de errado com essa ideia de jejum intermitente ou mesmo jejum prolongado por sete dias?", Fung perguntou. "Eu comecei a examiná-la, e realmente não há nada de errado. As pessoas vêm fazendo isso há milhares de anos, com o mesmo objetivo das dietas cetogênicas/LCHF, que é baixar os níveis de insulina por períodos prolongados de tempo. Tudo vai ser minimizado ao máximo. Eu li toda a literatura, não há nada ali me dizendo que as pessoas não possam fazer isso. Não estou falando de pessoas magras ficando sem comer por quarenta dias. Estou falando de pessoas de 130 quilos ficando sem comer por 24 horas."

Fung teve mais facilidade de convencer seus pacientes a jejuar regularmente – fosse por 24 horas, de um jantar a outro, duas a três vezes por semana, como ele mesmo faz, a uma semana ou mais para seus pacientes mais pesados. Ele ainda tenta fazer seus pacientes adotarem uma dieta *relativamente* pobre em carboidratos e rica em gorduras, mas acrescenta o jejum. Ele me contou histórias de pacientes que dependiam de 150 unidades de insulina por dia – doses elevadas – com diabetes tipo 2 severa livrando-se da insulina em dois meses. De acordo com seus registros, ele consegue convencer cerca de metade de seus pacientes a experimentar, e a maioria deles fica mais saudável. "Trato casos gravíssimos de diabetes tipo 2", disse, "então a alternativa é melhorar zero por cento." Nesse contexto, seu índice de sucesso "é muito bom".

O jejum intermitente como uma ferramenta comum para o controle de peso hoje está muito à frente das pesquisas capazes de estabelecer sua segurança para além de qualquer dúvida. É mais uma aposta bem informada. Como os médicos que hoje prescrevem o jejum, os poucos pesquisadores que o estudam concordam que jejuns regulares de até um dia podem ser benéficos e apresentam pouco risco. Muitos deles o praticam pessoalmente. (Num encontro ocorrido em 2018, em Zurique, entre médicos e pesquisadores que estudam a alimentação cetogênica/LCHF para tratar diabetes tipo 2, organizado pela empresa resseguradora Swiss Re, fiz uma pesquisa com os cinquenta presentes: mais de quarenta pulavam pelo menos uma refeição por dia.)

Ao jejuar por períodos superiores a 24 horas, no entanto, os riscos aumentam gradativamente, e você precisa torcer para que não superem os benefícios. Jason Fung, que tem grande experiência clínica no assunto, acredita que jejuns mais longos são métodos eficazes de resolver obesidade e diabetes tipo 2. Steve Phinney e Jeff Volek, da Virta Health, ambos pesquisadores bem informados, são menos empolgados. Eles se preocupam especificamente com a perda de massa magra (músculos em vez de gorduras) em jejuns por períodos mais longos de um dia ou dois, ou jejuns de um dia inteiro mais de uma ou duas vezes por semana. Para os que sofrem de diabetes, jejuns mais longos requerem que a medicação seja ajustada para os momentos sem comida e então reajustada quando o jejum termina. "A administração inadequada de medicamentos apresenta riscos significativos para a saúde"[147], afirmam.

O uso de medicamentos também pode estagnar a perda de peso com a alimentação cetogênica/LCHF, e esta é outra questão que requer a assistência de um médico bem informado. Sabe-se que certos medicamentos promovem o ganho de peso, e outros poderiam fazer o mesmo. Os mais óbvios são os remédios para diabetes – injeções de insulina, por exemplo –, mas, se você está evitando carboidratos, terá reduzida a necessidade desses medicamentos. Alguns ansiolíticos e antidepressivos podem causar ganho de peso e, portanto, inibir o emagrecimento. Medicamentos para epilepsia podem causar ganho de peso. Alguns remédios para pressão arterial também – em particular a família conhecida como betabloqueadores –, bem com alguns anticoncepcionais e até mesmo anti-histamínicos para alergias.

"É preciso olhar para os benefícios e os riscos de parar com os medicamentos ou alterá-los", como Charles Cavo me falou. Apesar de sua experiência com 15 mil pacientes, ele ainda chamava o processo de deixar de depender dos remédios de "mexer num vespeiro". Para um médico como Cavo, prescrever uma alimentação cetogênica/LCHF também pode requerer uma discussão com o médico que receitou os medicamentos originalmente e uma compreensão da parte do médico sobre a eficácia e a filosofia da alimentação cetogênica. Tudo isso tem de ser considerado e tratado seriamente se o objetivo é alcançar e manter um peso corporal saudável e ficar tão saudável como for possível.

18

Cuidados com as crianças

Como as crianças devem comer?

A alimentação cetogênica/LCHF é sustentável para crianças? Funciona? É segura? Como todas as questões que venho discutindo, há poucas pesquisas para responder a essas perguntas de maneira definitiva. Mais uma vez, precisamos nos guiar pelo bom senso. Uma ansiedade razoável com relação a tratamentos alimentares para crianças com obesidade diz respeito a como o tratamento e a atenção obsessiva a como e o que elas comem resultarão em um transtorno alimentar permanente ou quase permanente. A definição convencional de transtorno alimentar inclui "alimentação extremamente restritiva", e abster-se de quase tudo de um grupo inteiro de alimentos certamente entra nessa categoria. A maioria das autoridades prefere que as crianças e os adolescentes não se abstenham de carboidratos por todas as razões pelas quais preferem que os adultos não se abstenham: é melhor continuar acima do peso ou obeso com uma abordagem alimentar convencional e equilibrada que não funciona – restrição moderada de todas as calorias por igual, mais atividade física – do que ficar obcecado com um tipo de alimentação que poderia funcionar.

O melhor é avançar com cuidado. Sugiro que as crianças e os adolescentes que desejam mudar o que comem para alcançar e manter um peso mais saudável o façam de uma maneira que seja baseada na fisiologia humana em vez de na física (energia consumida, energia gasta) e que tenha a melhor chance de alcançar seus objetivos.

Desde o trabalho de James Sidbury Jr. na Universidade Duke, em 1975, está claro que a alimentação cetogênica/LCHF também funciona para crianças com obesidade, como funciona para adultos.[148] As crianças podem perder peso sem passar fome e comer até a saciedade. A literatura de pesquisa acadêmica inclusive inclui evidências de que a alimentação cetogênica/LCHF induz à perda de peso sem fome naqueles com distúrbios genéticos como a síndrome de Prader Willi, que é caracterizada por acúmulo de gordura extrema e fome voraz. ("Comida é uma sentença de morte para essas crianças", é como uma manchete de 2015 de um artigo da *New York Times Magazine* descreveu o problema.[149]) Já em 1989, William Dietz, na época um pesquisador em nutrição no MIT e, posteriormente, diretor de nutrição e atividade física no Centro de Controle e Prevenção de Doenças, relatou que uma dieta cetogênica de baixa caloria era "especialmente bem-sucedida" em pacientes com síndrome de Prader Willi, que perderam peso significativo ao comer dessa maneira e "cujo apetite voraz característico parece ter sido suprimido".[150]

Mas, assim como os adultos têm de abraçar a alimentação cetogênica/LCHF para que funcione, e mantê-la para a vida toda, as crianças muito provavelmente também. Para qualquer pessoa fazer isso, entender a lógica é fundamental. É demais pedir isso a uma criança, em particular quando essa razão é controversa e as autoridades estão argumentando que a abstinência de carboidratos é mais nociva do que benéfica. Certamente, também ajudará se os pais e os outros irmãos abraçarem a alimentação cetogênica/LCHF.

Entre os clínicos e outros profissionais que entrevistei, só consegui encontrar alguns que se especializavam no tratamento de crianças com obesidade. Jenny Favret, dietista registrada, trabalha com o Programa Estilos de Vida Saudáveis (HeLP, na sigla em inglês) no Centro Médico da Universidade Duke desde 2006, quando este foi fundado por Sarah Armstrong, especialista em obesidade infantil. Com raras exceções, o programa só admite crianças nos cinco por cento superiores do índice de massa corporal, que com frequência também têm outros problemas relacionados com o peso (comorbidades), como diabetes ou doença hepática gordurosa. Treze anos depois, o programa atendeu mais de 13 mil crianças e famílias (mais de 100 mil consultas), e sua equipe se expandiu para incluir vários pediatras, assistentes médicos, enfermeiras, fisioterapeutas, dietistas e um especialista em comportamento infantil.

Favret me contou que, durante os cinco primeiros anos, o programa forneceu às famílias aconselhamento em dieta convencional: refeições estruturadas, porções controladas, alimentos com baixo teor de gordura, nada de açúcar. Alguns anos depois, Favret ouviu Eric Westman e, depois de seu ceticismo inicial – "Do que esse cara está falando?" –, pouco a pouco começou a entender. Ela leu a literatura disponível e concluiu que a lógica por trás da alimentação cetogênica/LCHF fazia sentido.

Em 2011, Favret, Armstrong e seus colegas haviam criado uma dieta cetogênica/LCHF como opção de tratamento para as crianças. Como Favret descreve, o plano de alimentação foi cuidadosamente concebido para fornecer um equilíbrio de alimentos reais, extremamente focado em vegetais com baixo teor de carboidratos (isto é, verduras), fontes generosas de proteína e gordura considerável via manteiga, azeite de oliva, óleo de coco, creme de leite integral, queijos gordos, nozes e sementes – e pastas à base destas – e abacate. Recomendam-se fontes de proteína gorda, em vez de magra: peixe de água fria, frango com pele, tofu e carne marmorizada. (Hoje, disse Favret, ela "se encolhe" só de pensar que costumava dizer às famílias para comer alimentos com baixo teor de gordura.) Todos os alimentos obviamente ricos em carboidratos são eliminados, incluindo leite e sucos de frutas. "Para ajudar a administrar os desejos incontroláveis pelos alimentos favoritos à base de carboidratos (e também minimizar a monotonia da dieta)", Favret explicou, "as famílias recebem receitas para preparar alternativas deliciosas, como purê de couve-flor cremoso, 'macarrão' de abobrinha, pizza com massa de queijo e até mesmo vários tipos de bombas de gordura", cujo ingrediente principal é a manteiga de coco.

A fase cetogênica é continuada por tanto tempo quanto desejado, até que alguns carboidratos de digestão lenta, como leguminosas e aveia integral, são reintroduzidos de maneira gradual, assim como frutas inteiras. O foco do plano de alimentação continua sendo grandes porções de vegetais pobres em carboidratos junto com proteína adequada e muita gordura. Favret, Armstrong e seus colegas também ensinam a prática da atenção plena na alimentação: comer apenas em resposta à fome real e dedicar tempo a comer com prazer, dando à criança o tempo de reconhecer quando está satisfeita. Se as famílias escolhem seguir um plano de alimentação cetogênica/LCHF ou simplesmente focar em comer o que Favret descreveu como "uma dieta de alimentos (reais) com alto teor de gordura e carboidratos controlados", todos são encorajados a desfrutar de seu alimento e a comer com consciência.

Como Favret me explicou, muitas das famílias e crianças no programa observam perda de peso significativa simplesmente eliminando os alimentos e bebidas obviamente ricos em carboidratos. Mas aquelas que abraçam o plano completo de alimentação cetogênica/LCHF veem que funciona melhor do que qualquer uma das alternativas. Isso acontece sem que as crianças e suas famílias sejam advertidas a restringir conscientemente o quanto comem ou a controlar as calorias. "Essas crianças simplesmente não têm tanta fome", Favret falou, "o que pode ser algo que elas nunca experimentaram antes. Ouvimos que elas têm mais energia. Certamente temos muitas crianças cujo índice de massa corporal está diminuindo, o que é um sucesso. Temos muitas crianças cujos exames de função hepática se normalizam. Isso é um sucesso. Temos crianças cujas anormalidades nos lipídios no sangue melhoram. Elas não só emagrecem, como ficam mais saudáveis."

A experiência de Duke não é a única. David Ludwig, que dirigiu a clínica Optimal Weight for Life no Hospital Infantil de Boston durante vinte anos, teve sucesso similar. De todos os pacientes que ele e seus colegas atenderam em sua clínica, Ludwig me contou que cerca de um terço tinha pouco ou nenhum interesse em mudar sua maneira de se alimentar. Outro terço, que levava a sério o conselho de evitar açúcares, cereais e vegetais ricos em amido, "perdia algum peso", segundo Ludwig, "e então ganhava um pouco de volta. Seus fatores de risco tendiam a melhorar, mas claramente era uma batalha contínua". O último terço mostra "melhora contínua e realmente substancial, e neles essa melhora é realmente drástica. Quando você vê essas crianças um ano depois, elas parecem pessoas completamente diferentes".

Com as crianças, assim como com os adultos, a chave para o sucesso parece ser o grau em que são capazes de abraçar a alimentação cetogênica/LCHF, continuar confiantes na abordagem e aprender a fazer os ajustes corretos quando algo não está funcionando. Como com as terapias familiares convencionais para crianças, o sucesso é mais provável se todos na família, incluindo outros irmãos, comerem da mesma maneira, e se a casa estiver livre de tentações. A criança que é obrigada a ver um irmão comer massa para o jantar e doces de sobremesa enquanto está se abstendo tende a ver a abstinência como praticamente impossível. "Se tem Coca-Cola na geladeira", como Rob Cywes me falou, "a criança vai tomar."

Cywes se especializa em cirurgia bariátrica para adultos e adolescentes e frequentemente trabalha com crianças que pesam mais de 110 quilos. Ele acredita que, para essas crianças, a cirurgia muitas vezes é necessária para que seu peso esteja sob controle, mas que elas precisam aprender a evitar carboidratos para poderem ser magras depois disso. Quando perguntei como consegue convencer seus pacientes a se abster de carboidratos, ele respondeu com uma pergunta: "Como você come um elefante?". Como não tive resposta, ele mesmo respondeu: "Um pedaço por vez". Ele começa com o conselho de não beber calorias, e em particular bebidas açucaradas, e então passa para o que chama de "alimentos vetores": os alimentos ricos em carboidratos que usamos para transferir outros alimentos do prato à boca. Em vez de sushi com arroz, ele recomenda, coma sashimi – sem arroz. Coma hambúrgueres sem o pão. Almôndegas, mas não o espaguete. O recheio de um burrito, mas não a massa. O próximo passo é abdicar de doces e petiscos. Se consegue fazer os pacientes chegarem até aqui, ele faz disso um jogo. "Vamos ver até onde você consegue chegar na cetose", ele propõe. Quando começam a ver e a sentir a diferença, fica mais fácil.

O desafio, no fim das contas, é a sociedade em que vivemos. Uma mãe que tem uma filha com obesidade e pediu anonimato me disse que o desafio delas não é só a professora do terceiro ano que usa cookies ou doces para premiar bom desempenho, ou os sucos de caixinha e a pressão social nas festas de aniversário mensais ou quinzenais, mas o desejo completamente compreensível da filha de ser normal num mundo em que comer de tudo, particularmente doces, é a norma. "Você precisa até mesmo escolher as palavras com cuidado", ela me falou. "Se disser, 'ah, nós fazemos uma dieta com restrição de carboidratos', de repente é essa coisa proibida e horrorosa. Se disser, 'ah, estamos comendo verduras e carnes e gorduras saudáveis', então a resposta é: 'ah, isso é maravilhoso'."

Por fim, quero contar sobre uma jovem médica e sua filha, ambas as quais permanecerão anônimas. Quando perguntei a essa médica, a quem eu gostaria de dar as últimas palavras neste livro, o que mudou sua perspectiva sobre como tratar seus pacientes, ela me disse: "A resposta honesta é que minha filha tem obesidade. Venho observando seu ganho de peso ano após ano, vendo sua batalha com isso e tentando entender. Venho desenvolvendo essa empatia porque ela é minha filha. Até então, nunca tinha tido a experiência em primeira mão. Mas ver isso na minha filha e tentar entender o que estava acontecendo me fez pensar mais criticamente sobre isso". Ela me contou que sua família é magra, mas a obesidade está presente na família do marido. Juntos, eles têm um filho, que ela descreveu como um "palito", que pode comer de tudo. A filha começou a ganhar 13 quilos por ano no quarto ano do Ensino Fundamental.

"Eu não sabia o que fazer a respeito", ela me contou, "além de dizer 'não coma isso' ou 'não coma um segundo donut em uma festa da escola', porque ainda que você possa controlar o que prepara em casa, mesmo quando estão morando com você, as crianças, como todo mundo, têm 3 milhões de oportunidades fora de casa para comer porcaria, especialmente porcaria açucarada. Naquele momento, eu a levei ao médico e tive uma experiência muito ruim, porque os médicos também não sabem o que estão fazendo. É todo esse conselho de 'coma menos, faça mais atividade física'. Mas ninguém quer dizer isso demais porque também tem medo de levar essas meninas a um transtorno alimentar. É tudo muito gentil e não muito eficaz."

A restrição de carboidratos e a alimentação "saudável" ajudaram sua filha a manter o peso, mas elas ainda têm que restringir carboidratos o suficiente para ver se a alimentação cetogênica/LCHF realmente a ajudaria a perder parte da gordura em excesso. "Ela não estava disposta a fazer isso", a médica contou, e ela não a pressionaria. Enquanto isso, fez o esforço de entender a fisiologia e o metabolismo e, talvez, também por que sua filha estava ao mesmo tempo ganhando gordura e sempre com fome. Ela encontrou um médico disposto a ajudá-la com sua filha. Hoje, ela mesma mudou a maneira como lida com a diabetes tipo 2 em seus pacientes. "Grande parte do que estou fazendo hoje é ajudar as pessoas a ficarem saudáveis", ela me contou, e a alimentação cetogênica/LCHF funciona com seus pacientes.

"Ajudar as pessoas a perder peso e não sentir fome é essencial para alcançar qualquer sucesso, e uma dieta pobre em carboidratos e rica em gorduras é a única que realmente faz isso", falou. "As pessoas acham que é tão complicado, mas não é. Uma grande parte do que estou fazendo é tentar levar as pessoas a abraçarem a ideia, entenderem do que estamos falando, pararem de se culpar, pararem de passar fome, seguirem corretamente e ter a experiência do sucesso."

Agradecimentos

No fim de outubro de 2016, a jornalista Catherine Price se juntou a mim para um café da manhã na conferência da National Association of Science Writers em San Antonio, no Texas. Catherine tem diabetes tipo 1, o que lhe despertou um interesse mais do que passageiro, tanto pessoal quanto profissional, em como os macronutrientes que ela consome influenciam o açúcar no sangue e, portanto, a tarefa de controlar a diabetes. Durante nosso café da manhã, ela insistiu com educação para que eu escrevesse um livro que comunicasse as mensagens de minhas pesquisas e trabalhos anteriores, que informasse as pessoas sobre como e o que comer se estivessem entre aquelas no espectro que vai de ganhar peso com facilidade a diabéticos e hipertensos. Como invariavelmente é o caso com Catherine, seus argumentos foram persuasivos. Este livro é resultado direto daquela reunião no café da manhã. Enquanto eu escrevia e pesquisava, transformou-se em algo diferente do que havíamos imaginado no início (para melhor ou pior), mas não teria acontecido se Catherine não tivesse iniciado o processo. Sou muito grato a ela.

    Este livro também é o resultado final (até o momento) de vinte anos de pesquisa, escrita, colaboração e revolução. Como tal, toda seção de agradecimentos está fadada a ser inadequada. Os indivíduos mais importantes que contribuíram para este trabalho, sem os quais nada disso teria acontecido, são os clínicos e outros profissionais médicos que se incumbiram de tentar resolver o problema da obesidade quando as pesquisas consagradas e as autoridades haviam fracassado tão visivelmente. Esses indivíduos têm todos os atributos que desejaríamos encontrar em médicos e cientistas. São apaixonados e curiosos; têm a mente aberta, e têm a coragem de suas convicções. Não tropeçaram na verdade e então se levantaram e seguiram em frente, como Winston Churchill teria dito. Em vez disso, observaram de maneira imparcial; formularam hipóteses e as testaram o melhor que puderam. Estavam menos preocupados com a impressão que causavam em seus colegas e em seus pares do que com construir conhecimentos sólidos que pudessem ajudar seus pacientes.

Há, atualmente (segundo minhas estimativas), algumas dezenas de milhares desses médicos no mundo todo, e o número vem aumentando a cada dia. Sou grato a todos eles, mas tenho uma dívida de gratidão particular para com os primeiros, aqueles que auxiliaram minha pesquisa lá no início, quando eram apenas um punhado e quando falar com um jornalista tendia a trazer mais prejuízos do que benefícios a sua reputação. Entre eles estão Robert Atkins (com toda a controvérsia que seu nome implica), Mary Vernon, David Ludwig, Mary Dan e Michael Eades, Eric Westman, Steve Phinney e Jeff Volek, um dietista (e não um médico) com PhD.

Para este livro, mais de 140 médicos, nutricionistas, *coaches* de saúde e pais de crianças com obesidade do mundo inteiro dedicaram seu tempo a conversar comigo sobre os desafios que eles e seus pacientes ou clientes ou filhos enfrentam ao abraçar (ou não conseguir abraçar) uma alimentação cetogênica/LCHF. Eu os listo aqui em ordem alfabética de sobrenome:

> Pedro Aceves-Casillas, Riyad Alghamdi, Richard Amerling, Ahmad Ammous, Martin Andreae, Matt Armstrong, Lisa Bailey, Janethy Balakrishnan, Enrica Basilico, Susan Baumgaertel, Hannah Berry, Ken Berry, Ashvy Bhardwaj, Kathleen Blizzard, Shari Boone, Evelyne Bourdua-Roy, Sean Bourke, Coen Brink, Barbara Buttin, Patrick Carone, Charles Cavo, Aamir Cheema, Kelly Clark, Jonathan Clarke, Zsofia Clemens, Brian Connelly, Kym Connoly, Mark Cucuzzella, William Curtis, Bob Cywes, Joseph Dirr, Carrie Diulus, Susan Dopart, Georgia Ede, Barry Erdman, Vicki Espiritu, Jenny Favret, Sarah Flower, Peter Foley, Gary Foresman, Kyra Fowler, Carolynn Francavilla, Jason Fung, Jeff Gerber, Becky Gomez, Deborah Gordon, Mike

Agradecimentos

Green, James Greenfield, Paul Grewal, Glen Hagemann, Sarah Hallberg, David Harper, Jennifer Hendrix, Jim Hershey, Birgit Houston, Mark Hyman, Aglaée Jacobs, Rimas Janusonis, Peter Jensen, Bec Johnson, Marques Johnson, Lois Jovanovic, Mirian Kalamian, Katherine Kasha, Fern Katzman, Christy Kesslering, Hafsa Khan, Garry Kim, Kelsey Kozoriz, Janine Kyrillos, Ryan Lee, Dawn Lemanne, Brian Lenzkes, Kjartan Hrafn Loftsson, Andrea Lombardi, Tracey Long, David Ludwig, Unjali Malhotra, Mark McColl, Joanne McCormack, Sean Mckelvey, Nick Miller, Victor Miranda, Jasmine Moghissi, Campbell Murdoch, Daniel Murtagh, Toni Muzzonigro, Ted Naiman, Mark Nelson, Lily Nichols, Brett Nowlan, Robert Oh, Stephanie Oltmann, Sean O'Mara, Randy Pardue, Claire Parkes, Rocky Patel, Charles Pruchno, Lara Pullen, Christina Quinlan, Allen Rader, John Raiss, Sundeep Ram, Deborah Rappaport, Michelle Rappaport, Deb Ravasia, Laura Reardon, Caroline Richardson, Patrick Rohal, Jonathan Rudiger, Amy Rush, Jennifer Rustad, Brian Sabowitz, Andrew Samis, Laura Saslow, Robert Schulman, Cate Shanahan, Ferro Silvio, Michael Snyder, Eric Sodicoff, Sarah Sollars, José Carlos Souto, Alexandra Sowa, Franziska Spritzler, Monica Spurek, Jeff Stanley, Erin Sullivan, Bridget Surtees, Mihaela Telecan, Wendy Thomas, Maria Tulpan, David Unwin, Priyanka Wali, Robert Weatherax, Donna Webb, David Weed, John Wegryn, Eric Westman, Eliana Witchell, Sue Wolver, Miki Wong, Rick Zabradoski e Carin Zinn.

Sou extremamente grato aos amigos, pesquisadores e médicos que leram uma primeira versão deste manuscrito: Mike Eades, Andreas Eenfeldt, Mark Friedman, Sarah Hallberg, Bob Kaplan, David Ludwig, Naomi Norwood, Steve Phinney, Catherine Price, Laura Saslow, Carol Tavris e Sue Wolver. Todos fizeram críticas e comentários valiosos – em muitos casos, evitando que eu cometesse erros grosseiros. O manuscrito ficou muitíssimo melhor graças a suas contribuições. Quaisquer erros e falhas que tenham persistido, obviamente, são de minha exclusiva responsabilidade. Com David Ludwig e Mark Friedman, em particular, tive a sorte de poder discutir continuamente esses assuntos, o que sempre contribuiu para aumentar minha compreensão e desafiar minhas ideias preconcebidas.

Eu gostaria de agradecer a minha agente extraordinária, Kris Dahl, da ICM, que esteve comigo em todos os meus livros. Sou profundamente grato a Jon Segal, da Knopf, que conduziu os meus quatro livros sobre nutrição à publicação e me deu a confiança de que poderia dizer o que tinha de ser dito (nem mais, nem menos). Ele se tornou um bom amigo. Na Knopf, também sou grato a Erin Sellers, Victoria Pearson, Maggie Hinders, Lisa Montebello e Josefine Kals.

Três instituições tornaram este trabalho possível ao longo dos anos: a Robert Wood Johnson Foundation (por *Açúcar: culpado ou inocente*), a Laura and John Arnold Foundation (por financiar a Nutrition Science Initiative) e a CrossFit Health, em particular Greg Glassman, Jeff Cain e Karen Thompson. Sou profundamente grato às três organizações. Também devo agradecer a meus colegas, presentes e passados, na Nutrition Science Initiative, e especialmente a meus colegas do conselho diretor, Victoria Bjorklund e John Schilling, por seu apoio, assistência e amizade inabaláveis.

A minha família, Sloane, Nick e Harry, obrigado por tudo, com amor. Não é preciso dizer mais nada.

Referências bibliográficas

Alvarez, L. *Adventures of a Physicist*. Nova York: Basic Books, 1987.

American Heart Association. "American Heart Association Healthy Diet Guidelines." 6 dez. 2017. Disponível em: <https://www.cigna.com/individuals-families/health-wellness/hw/medical-topics/american-heart-association-healthy-diet-guidelines-ue4637>.

Arnett, D. K. et al. "ACC/AHA Guideline on the Primary Prevention of Cardiovascular Disease: A Report of the American College of Cardiology/American Heart Association Task Force on Clinical Practice Guidelines." *Circulation*, 17 mar. 2019: CIR0000000000000678.

Astwood, E. B. "The Heritage of Corpulence." *Endocrinology*, v. 71, p. 337-41, ago. 1962.

Athinarayanan, S. J. et al. "Long-Term Effects of a Novel Continuous Remote Care Intervention Including Nutritional Ketosis for the Management of Type 2 Diabetes: A 2-Year Non-randomized Clinical Trial." *Frontiers in Endocrinology*, 5 jun. 2019. Disponível em: <https://doi.org/10.3389/fendo.2019.00348>.

Atkins, R. *Dr. Atkins' Diet Revolution: The High Calorie Way to Stay Thin Forever*. Nova York: David McKay, 1972. [Ed. bras.: *A nova dieta revolucionária do Dr. Atkins*. Trad. Ruy Jungmann. Rio de Janeiro: Record, 2002.]

Bacon, F. *Novum Organum*, 1620. Organização e tradução de P. Urbach e J. Gibson. Reimpressão, Peru, Illinois: Carus, 1994. [Ed. bras.: *Novo Órganon*. Trad. Daniel Moreira Miranda. São Paulo: Edipro, 2014.]

Banting, W. "Letter on Corpulence, Addressed to the Public." 3. ed. Londres: Harrison, 1864.

Bao, J. et al. "Food Insulin Index: Physiologic Basis for Predicting Insulin Demand Evoked by Composite Meals." *American Journal of Clinical Nutrition*, v. 90, n. 4, p. 986-92, out. 2009.

Bauer, J. "Obesity: Its Pathogenesis, Etiology, and Treatment." *Archives of Internal Medicine*, v. 67, n. 5, p. 968-94, mai. 1941.

Becker, M. H. "The Cholesterol Saga: Whither Health Promotion?" *Annals of Internal Medicine*, v. 106, n. 4, p. 623-26, abr. 1987.

Berson, S. A.; Yalow, R. S. "Some Current Controversies in Diabetes Research." *Diabetes*, v. 14, n. 9, p. 549-72, set. 1965.

BITTMAN, M.; KATZ, D. "The Last Conversation You'll Ever Need to Have About Eating Right.", mar. 2018. Disponível em: <http://www.grubstreet.com/2018/03/ultimate-conversation-on-healthy-eating-and-nutrition.html>.

BONADONNA, R. C. et al. "Dose-dependent Effect of Insulin on Plasma Free Fatty Acid Turnover and Oxidation in Humans." *American Journal of Physiology*, v. 259, n. 5, pt. 1, p. E736–50, nov. 1990.

BORDERS, W. "New Diet Decried by Nutritionists; Dangers Are Seen in Low Carbohydrate Intake." *New York Times*, p. 1, 7 jul. 1965.

BOURDUA-ROY, E. et al. "Low-Carb, High-Fat Is What We Physicians Eat. You Should, Too." *HuffPost*, 4 out. 2017. Disponível em: <https://www.huffingtonpost.ca/evelyne-bourdua-roy/low-carb-high-fat-is-what-we-physicians-eat-you-should-too_a_23232610/>

BREHM, B. J. et al. "A Randomized Trial Comparing a Very Low Carbohydrate Diet and a Calorie-Restricted Low Fat Diet on Body Weight and Cardiovascular Risk Factors in Healthy Women." *Journal of Clinical Endocrinology and Metabolism*, v. 88, n. 4, p. 1617–23, abr. 2003.

BRILLAT-SAVARIN, J. A. *The Physiology of Taste, 1825*. Tradução de M. F. K. Fisher. San Francisco: North Point Press, 1949. [Ed. bras.: *A fisiologia do gosto*. Trad. Paulo Neves. São Paulo: Companhia das Letras, 2019.]

BRODY, J. E. "High-Fat Diet: Count Calories and Think Twice." *New York Times*, 10 set. 2002.

BROWN, J. "Is Sugar Really Bad for You?" *BBC Future*. 19 set. 2018. Disponível em: <http://www.bbc.com/future/story/20180918-is-sugar-really-bad-for-you>.

BROWNER, W. S.; WESTENHOUSE, J.; TICE, J. A. "What if Americans Ate Less Fat? A Quantitative Estimate of the Effect on Mortality." *JAMA*, v. 265, n. 24, p. 3285–91, 26 jun. 1991.

BRUCH, H. *The Importance of Overweight*. Nova York: W. W. Norton, 1957.

_____. *Eating Disorders: Obesity, Anorexia Nervosa, and the Person Within*. Nova York: Basic Books, 1973.

BURTON, R. *The Anatomy of Melancholy*, 1638. Reimpressão, Nova York: Sheldon, 1862. [Ed. bras.: *A anatomia da melancolia*. Trad. Guilherme Gontijo Flores. Curitiba: UFPR, 2011-2013. 4 volumes.]

CAHILL, G. F., Jr. et al. "Effects of Insulin on Adipose Tissue." *Annals of the New York Academy of Sciences*, v. 82, p. 4303–11, 25 set. 1959.

CALIHAN, J.; HITE, A. *Dinner Plans: Easy Vintage Meals*. Pittsburgh: Eat the Butter, 2018.

CEDERQUIST, D. C. et al. "Weight Reduction on Low-Fat and Low-Carbohydrate Diets." *Journal of the American Dietetic Association*, v. 28, n. 2, p. 113–16, fev. 1952.

CENTERS for Disease Control and Prevention (CDC). "Long-Term Trends in Diabetes.", out. 2014. Disponível em: <http://www.cdc.gov/diabetes/statistics>.

_____. "Losing Weight.", 2018. Disponível em: <https://www.cdc.gov/healthyweight/losing_weight/index.html>.

CHAN, M. "Obesity and Diabetes: The Slow-Motion Disaster." Discurso de abertura no 47º encontro da National Academy of Medicine, 2016. Disponível em: < https://www.who.int/director-general/speeches/detail/obesity-and-diabetes-the-slow-motion-disaster--keynote-address-at-the-47th-meeting-of-the-national-academy--of-medicine>.

CHRISTLIEB, A. R.; KROLWESKI, A. S.; WARRAM, J. H. "Hypertension." In KAHN, C. R.; WEIR, G. C. *Joslin's Diabetes Mellitus*. 13. ed. Media, Penn.: Lippincott Williams & Wilkins, 1994. p. 817–35.

DAVIDSON, S.; PASSMORE, R. *Human Nutrition and Dietetics*. 2. ed. Edimburgo: E. & S. Livingstone, 1963.

DIABETES Prevention Program Research Group. "Reduction in the Incidence of Type 2 Diabetes with Lifestyle Intervention or Metformin." *New England Journal of Medicine*, v. 346, n. 6, p. 393–403, 7 fev. 2002.

DIETZ, W. H. "Obesity." *Journal of the American College of Nutrition*, v. 8, supl. 1, p. 13S–21S, 2 set. 1989.

DONALDSON, B. F. *Strong Medicine*. Garden City, N.Y.: Doubleday, 1962.

DRMCDOUGALL.COM. "Success Stories: Star McDougallers in Their Own Words." Dr. McDougall's Health and Medical Center, s.d. Disponível em: <https://www.drmcdougall.com/health/education/health--science/stars/>

DUBOIS, E. F. *Basal Metabolism in Health and Disease*. 2. ed. Filadélfia: Lea & Febiger, 1936.

FEYNMAN, R. "Cargo Cult Science.", 1974. Disponível em: <http://calteches.library.caltech.edu/51/2/CargoCult.htm>.

Foster, G. D. et al. "A Randomized Trial of a Low-Carbohydrate Diet for Obesity." *New England Journal of Medicine*, v. 348, n. 21, p. 2082-90, 22 mai. 2003.

Frayn, K. N.; Evans, R. *Metabolic Regulation: A Human Perspective.* 4. ed. Oxford: Wiley-Blackwell, 2019. [Ed. port.: *Regulação metabólica: Uma perspectiva focada no organismo humano.* Porto: Universidade do Porto, 2012.]

Gardner, C. D. et al. "Effect of Low-Fat vs Low-Carbohydrate Diet on 12-Month Weight Loss in Overweight Adults and the Association with Genotype Pattern or Insulin Secretion: The DIETFITS Randomized Clinical Trial." *JAMA*, v. 319, n. 7, p. 667-79, 20 fev. 2018.

Gay, R. *Hunger: A Memoir of (My) Body.* Nova York: HarperCollins, 2017. [Ed. bras.: *Fome: Uma autobiografia do (meu) corpo.* Trad. Alice Klesck. Rio de Janeiro: Globo Livros, 2017.]

Gladwell, M. "The Pima Paradox." *New Yorker*, 2 fev. 1998.

Gordon, E. S., Goldberg, M.; Chosy, G. J. "A New Concept in the Treatment of Obesity." *JAMA*, v. 186, p. 50-60, 5 out. 1963.

Goscinny, R.; Sempé, J.-J. *Nicholas*, 1959. Tradução de A. Bell. Londres: Phaedon Press, 2005. [Ed. bras.: *O pequeno Nicolau.* Trad. Luís Lorenzo Rivera. São Paulo: Martins Fontes, 2019.]

Greene, R. "Obesity." *Lancet*, v. 262, n. 6770, p. 253, 1 ago. 1953.

Greene, R. (Org.). *The Practice of Endocrinology.* Filadélfia: J. B. Lippincott, 1951.

Greep, R. O.; Greer, M. A. *Edwin Bennett Astwood, 1909-1976: A Biographical Memoir.* Washington, D.C.: National Academy of Sciences, 1985.

Groopman, J. "Is Fat Killing You, or Is Sugar?" *New Yorker*, 27 mar. 2017.

Grover, S. A. et al. "Life Expectancy Following Dietary Modification or Smoking Cessation: Estimating the Benefits of a Prudent Lifestyle." *Archives of Internal Medicine*, v. 154, n. 15, p. 1697-704, 8 ago. 1994.

Haist, R. E.; Best, C. H. "Carbohydrate Metabolism and Insulin." In Best, C. H.; Taylor, N. M. (Orgs.) *The Physiological Basis of Medical Practice* 8. ed. Baltimore: Williams & Wilkins, 1966. p. 1329-67.

Hallberg, S. J. et al. "Effectiveness and Safety of a Novel Care Model for the Management of Type 2 Diabetes at 1 Year: An Open-Label, Non-Randomized, Controlled Study." *Diabetes Therapy*, v. 9, n. 2, p. 583-612, abr. 2018.

HANSSEN, P. "Treatment of Obesity by a Diet Relatively Poor in Carbohydrates." *Acta Medica Scandinavica*, v. 88, p. 97–106, 1936.

HECHT, Ben. *A Child of the Century*. Nova York: Simon & Schuster, 1954.

HOBBES, M. "Everything You Know About Obesity Is Wrong." *HuffPost*. 19 set. 2018. Disponível em: <https://highline.huffingtonpost.com/articles/en/everything-you-know-about-obesity-is-wrong/>.

HOLLOSZY, J. O. "Exercise-Induced Increase in Muscle Insulin Sensitivity." *Journal of Applied Physiology*, v. 99, n. 1, p. 338–43, jul. 2005.

HOOPER, L. et al. "Reduction in Saturated Fat Intake for Cardiovascular Disease." *Cochrane Database of Systematic Reviews*, n. 6, 10 jun. 2015: CD011737.

INTER-SOCIETY Commission for Heart Disease Resources. "Prevention of Cardiovascular Disease–Primary Prevention of the Atherosclerotic Diseases." *Circulation*, v. 42, n. 6, p. A55–95, dez. 1970.

JAMA. "A Critique of Low-Carbohydrate Ketogenic Weight Reduction Regimens: A Review of Dr. Atkins' Diet Revolution." *JAMA*, v. 224, n. 10, p. 1415–19, 4 jun. 1973.

JOSLIN, E. P. "Arteriosclerosis in Diabetes." *Annals of Internal Medicine*, v. 4, n. 1, p. 54–66, jul. 1930.

KAHNEMAN, D. *Thinking, Fast and Slow*. Nova York: Farrar, Straus and Giroux, 2011. [Ed. bras.: *Rápido e devagar: duas formas de pensar*. Trad. Cássio Arantes de Leite. Rio de Janeiro: Objetiva, 2018.]

KAROLINSKA Institute. "The 1977 Nobel Prize in Physiology or Medicine" (press release), 1977. Disponível em: <https://www.nobelprize.org/prizes/medicine/1977/press-release>.

KEMP, R. "Carbohydrate Addiction." *Practitioner*, v. 190, p. 358–64, mar. 1963.

_____. "Obesity as a Disease." *Practitioner*, v. 196, n. 173, p. 404–9, mar. 1966.

_____. "The Over-All Picture of Obesity." *Practitioner*, v. 209, n. 253, p. 654–60, nov. 1972.

KEYS, A. "Human Atherosclerosis and the Diet." *Circulation*, v. 5, n. 1, p. 115–18, jan. 1952.

KEYS, A. et al. *The Biology of Human Starvation*. Minneapolis: University of Minnesota Press, 1950. 2 volumes.

KINSELL, L. W. "Dietary Composition–Weight Loss: Calories Do Count." In WILSON, N. L. (Org.). *Obesity*. Filadélfia: F. A. Davis, 1969. p. 177–84.

KOLATA, G. "What We Know About Diet and Weight Loss." *New York Times*, 10 dez. 2018.

_____. "This Genetic Mutation Makes People Feel Full–All the Time." *New York Times*, 18 abr. 2019.

KOOP, C. E. "Message from the Surgeon General." In U.S. DEPARTMENT of Health and Human Services, *The Surgeon General's Report on Nutrition and Health*. Washington, D.C.: U.S. Government Printing Office, 1988.

KRASNY, M. "UCSF's Dean Ornish on How to 'Undo' Chronic Diseases.", 2019. Disponível em: <https://www.kqed.org/forum/2010101869165/ucsfs-dean-ornish-on-how-to-undo-chronic-diseases>.

KREBS, H.; SCHMID, R. *Otto Warburg: Cell Physiologist, Biochemist, and Eccentric*. Tradução de H. Krebs e A. Martin. Oxford: Clarendon Press, 1981.

LANCET. "Bantingism." *Lancet*, v. 83, n. 2123, p. 520, 7 mai. 1864a.

_____. "Bantingism." *Lancet*, v. 84, n. 2144, p. 387–88, 1 out. 1864b.

LANGER, E. "Jules Hirsch, Physician-scientist Who Reframed Obesity, Dies at 88." *Washington Post*, 2 ago. 2015.

LEE, T. "My Life After a Heart Attack at 38." *New York Times*, 19 jan. 2019.

LEITH, W. "Experiences with the Pennington Diet in the Management of Obesity." *Canadian Medical Association Journal*, v. 84, p. 1411–14, 24 jun. 1961.

LE MAGNEN, J. "Is Regulation of Body Weight Elucidated?" *Neuroscience and Biobehavioral Reviews*, v. 8, n. 4, p. 515–22, inverno 1984.

LOWN, Bernard. *The Lost Art of Healing: Practicing Compassion in Medicine*. Nova York: Ballantine Books, 1999. [Ed. bras.: *A arte perdida de curar*. Trad. Wilson Velloso. São Paulo: Petrópolis, 2008.]

MAYER, J. "Multiple Causative Factors in Obesity." In NAJJAR, V. A. (Org.). *Fat Metabolism*. Baltimore: Johns Hopkins University Press, 1954. p. 22–43.

_____. *Overweight: Causes, Cost, and Control*. Englewood Cliffs, N.J.: Prentice-Hall, 1968.

MILCH, L. J., WALKER, W. J.; WEINER, N. "Differential Effect of Dietary Fat and Weight Reduction on Serum Levels of Beta-Lipoproteins." *Circulation*, v. 15, n. 1, p. 31–34, jan. 1957.

MOSKIN, J. "Bones, Broth, Bliss." *New York Times*, 6 jan. 2015.

Moskin, J. et al. "Your Questions About Food and Climate Change, Answered." *New York Times*, 30 abr. 2019.

National Health Service. "The Eatwell Guide.", 2019. Disponível em: <https://www.nhs.uk/live-well/eat-well/the-eatwell-guide/>.

National Research Council. *Diet, Nutrition, and Cancer*. Washington, D.C.: National Academy Press, 1982.

Nature. "Challenges in Irreproducible Research." *Nature*, 18 out. 2018. Edição especial. Disponível em: <https://www.nature.com/collections/prbfkwmwvz>.

Nelson, D. L.; Cox, M. M. *Lehninger Principles of Biochemistry*. 7. ed. Nova York: W. H. Freeman, 2017.

Newburgh, L. H. "Obesity." *Archives of Internal Medicine*, v. 70, p. 1033–96, dez. 1942.

Newburgh, L. H.; Johnston, M. W. "Endogenous Obesity–A Misconception." *Annals of Internal Medicine*, v. 8, n. 3, p. 815–25, fev. 1930a.

_____. "The Nature of Obesity." *Journal of Clinical Investigation*, v. 8, n. 2, p. 197–213, fev. 1930b.

Nonas, C. A.; Dolins, K. R. "Dietary Intervention Approaches to the Treatment of Obesity." In Akabas, S. R., Lederman, S. A., Moore, B. J. (Orgs.) *Textbook of Obesity: Biological, Psychological and Cultural Influences*. Oxford: Wiley-Blackwell, 2012. p. 295–309.

Nutrition Action. "A Leading Researcher Explains the Obesity Epidemic" (editorial). *Nutrition Action*, 1 ago. 2018. Disponível em: <https://www.nutritionaction.com/daily/diet-and-weight-loss/a-leading-researcher-explains-the-obesity-epidemic/>.

Ohlson, M. A. et al. "Weight Control Through Nutritionally Adequate Diets." In Eppright, E. S.; Swanson, P.; Iverson, C. A. *Weight Control: A Collection of Papers Presented at the Weight Control Colloquium*, Ames: Iowa State College Press, 1955. p. 170–87.

Palgi, A. et al. "Multidisciplinary Treatment of Obesity with a Protein-Sparing Modified Fast: Results in 668 Outpatients." *American Journal of Public Health*, v. 75, n. 10, p. 1190–94, out. 1985.

Palmgren, B.; Sjövall, B. "Studier Rörande Fetma: IV, Forsook MedPennington-Diet." *Nordisk Medicin*, v. 28, n. iii, p. 457–58, 1957.

Passmore, R.; Swindells, Y. E. "Observations on the Respiratory Quotients and Weight Gain of Man After Eating Large Quantities of Carbohydrate." *British Journal of Nutrition*, v. 17, p. 331–39, 1963.

Pennington, A. W. "Obesity in Industry–The Problem and Its Solution." *Industrial Medicine*, p. 259-60, jun. 1949.

_____. "The Use of Fat in a Weight Reducing Diet." *Delaware State Medical Journal*, v. 23, n. 4, p. 79–86, abr. 1951a.

_____. "Caloric Requirements of the Obese." *Industrial Medicine and Surgery*, v. 20, n. 6, p. 267–71, jun. 1951b.

_____. "Obesity." *Medical Times*, v. 80, n. 7, p. 389–98, jul. 1952.

_____. "A Reorientation on Obesity." *New England Journal of Medicine*, v. 248, n. 23, p. 959–64, 4 jun. 1953.

_____. "Treatment of Obesity: Developments of the Past 150 Years." *American Journal of Digestive Diseases*, v. 21, n. 3, p. 65–69, mar. 1954.

Phinney, S.; Volek, J. "To Fast or Not to Fast: What Are the Risks of Fasting?", 5 dez. 2017. Disponível em: <https://blog.virtahealth.com/science-of-intermittent-fasting/>.

_____. "Ketones and Nutritional Ketosis: Basic Terms and Concepts.", 2018. Disponível em: <https://blog.virtahealth.com/ketone-ketosis-basics/>

Plath, S. *The Bell Jar*, 1971. Reimpressão, Nova York: Harper, 1996. [Ed. bras.: *A redoma de vidro*. Trad. Chico Mattoso. Rio de Janeiro: Biblioteca Azul, 2019.]

Pollan, M. *In Defense of Food: An Eater's Manifesto*. Nova York: Penguin Press, 2008. [Ed. bras.: *Em defesa da comida: um manifesto*. Trad. Adalgisa Campos da Silva. Rio de Janeiro: Intrínseca, 2008.]

Reader, G. et al., "Treatment of Obesity." *American Journal of Medicine*, v. 13, n. 4, p. 478–86, 1952.

Reaven, G. M. "Banting Lecture 1988: Role of Insulin Resistance in Human Disease." *Diabetes*, v. 37, n. 12, p. 1595–607, dez. 1988.

Richter, C. P. "Total Self-Regulatory Functions in Animal and Human Beings." In Blass, E. M. (Org.). *The Psychobiology of Curt Richter*, Baltimore: York Press, 1976. p. 194–226.

Rilliet, B. "Treatment of Obesity by a Low-calorie Diet: Hanssen-Boller-Pennington Diet." *Praxis*, v. 43, n. 36, p. 761–63, 9 set. 1954.

Rony, H. R. *Obesity and Leanness*. Filadélfia: Lea & Febiger, 1940.

Rose, G. "Strategy of Prevention: Lessons from Cardiovascular Disease." *British Medical Journal (Clinical Research and Education)*, v. 282, n. 6279, p. 1847–51, 6 jun. 1981.

Rynearson, Edward H. "Do Glands Affect Weight?" In Fishbein, Morris (Org.). *Your Weight and How to Control It*. ed. rev. Garden City, N.Y.: Doubleday, 1963. p. 69-77.

Sacks, F. M. et al. "Dietary Fats and Cardiovascular Disease: A Presidential Advisory from the American Heart Association." *Circulation*, v. 136, n. 3, p. e1-e23, 18 jun. 2017. CIR.0000000000000510.

Samaha, F. F. et al. "A Low-Carbohydrate as Compared with a Low-Fat Diet in Severe Obesity." *New England Journal of Medicine*, v. 348, n. 21, p. 2074-81, 22 mai. 2003.

Schwimmer, J. B. et al. "Effect of a Low Free Sugar Diet vs. Usual Diet on Nonalcoholic Fatty Liver Disease in Adolescent Boys: A Randomized Clinical Trial." *JAMA*, v. 321, n. 3, p. 258-65, 22 jan. 2019.

Shaw, G. B. *Misalliance*, 1910. Reimpressão, Project Gutenberg, 2008. Disponível em: <http://www.gutenberg.org/files/943/943-h/943-h.htm>.

Sheldon, W. H.; Stevens, S. S. *The Varieties of Temperament: A Psychology of Constitutional Differences*. Nova York: Harper & Brothers, 1942.

Sidbury, J. B., Jr.; Schwartz, R. P. "A Program for Weight Reduction in Children." In Collip, P. J. (Org.). *Childhood Obesity*, Acton, Mass.: Publishing Sciences Group, 1975. p. 65-74.

Singer, P.; Mason, J. *The Ethics of What We Eat: Why Our Food Choices Matter*. Nova York: Rodale Press, 2006.

Sondike, S. B.; Copperman, N.; Jacobson, M. S. "Effects of a Low-Carbohydrate Diet on Weight Loss and Cardiovascular Risk Factor in Overweight Adolescents." *Journal of Pediatrics*, v. 142, n. 3, p. 253-58, mar. 2003.

Steiner, M. M. "The Management of Obesity in Childhood." *Medical Clinics of North America*, v. 34, n. 1, p. 223-34, jan. 1950.

Stockard, C. R. "Hormones of the Sex Glands-What They Mean for Growth and Development." In Stieglitz, J. (Org.) *Chemistry in Medicine*, Nova York: Chemical Foundation, 1929. p. 256-71.

Taller, Herman. *Calories Don't Count*. Nova York: Simon & Schuster, 1961. [Ed. bras.: *Calorias não contam*. Rio de Janeiro: O Cruzeiro, 1962.]

Taubes, G. "What if It's All Been a Big Fat Lie?" *New York Times*, 7 jul. 2002.

_____. "Are You a Carboholic? Why Cutting Carbs Is So Tough." *New York Times*, 19 jul. 2017.

TAYLOR, W. C. et al. "Cholesterol Reduction and Life Expectancy: A Model Incorporating Multiple Risk Factors." *Annals of Internal Medicine*, v. 106, n. 4, p. 605–14, abr. 1987.

TIME. "The Fat of the Land." *Time*, v. 67, n. 3, p. 48–52, 13 jan. 1961.

TINGLEY, K. "'Food Is a Death Sentence to These Kids'", *New York Times Magazine*, 21 jan. 2015.

U.S. DEPARTMENT of Health and Human Services and U.S. Department of Agriculture. *Dietary Guidelines for Americans 2015–2020*. 8. ed, 2015. Disponível em: <http://health.gov/dietaryguidelines/2015/guidelines/>.

U.S. NATIONAL Heart, Lung, and Blood Institute. "Healthy Eating Plan.", s.d. Disponível em: <https://www.nhlbi.nih.gov/health/educational/lose_wt/eat/calories.htm>.

U.S. SENATE, Select Committee on Nutrition and Human Needs. *Dietary Goals for the United States–Supplemental Views*. Washington, D.C.: U.S. Government Printing Office, 1977.

US NEWS. "U.S. News Reveals Best Diet Rankings for 2018." *US News & World Report*, 3 jan. 2018. Disponível em: <https://www.usnews.com/info/blogs/press-room/articles/2018-01-03/us-news-reveals--best-diets-rankings-for-2018>.

VELASQUEZ-MANOFF, M. "Can We Stop Suicides?" *New York Times*, 30 nov. 2018.

VON NOORDEN, C. "Obesity." Tradução de D. Spence. In NOORDEN, Carl von; HALL, I. W. (Orgs.) *The Pathology of Metabolism*, volume 3 de *Metabolism and Practical Medicine*. Chicago: W. T. Keener & Co., 1907. p. 693–715.

WERTHEIMER, E.; SHAPIRO, R. "The Physiology of Adipose Tissue." *Physiology Reviews*, v. 28, p. 451–64., out. 1948.

WHITE, P. L. "Calories Don't Count." *JAMA*, v. 179, n. 10, p. 184, 10 mar. 1962.

WILDER, R. M. "The Treatment of Obesity." *International Clinics*, v. 4, p. 1–21, 1933.

WILSON, G. W. "Overweight and Underweight: The Psychosomatic Aspects." In FISHBEIN, Morris (Org.) *Your Weight and How to Control It*. ed. rev. Garden City, N.Y.: Doubleday, 1963. p. 113–26.

WORLD Cancer Research Fund and American Institute for Cancer Research. *Food, Nutrition and the Prevention of Cancer: A Global Pers-*

pective. Washington, D.C.: American Institute for Cancer Research, 1997.

World Health Organization. "Healthy Diet." 23 out. 2018. Disponível em: <https://www.who.int/news-room/fact-sheets/detail/healthy-diet>.

Yancy, W. S., Jr. et al. "A Low-Carbohydrate, Ketogenic Diet Versus a Low-Fat Diet to Treat Obesity and Hyperlipidemia: A Randomized, Controlled Trial." *Annals of Internal Medicine*, v. 140, n. 10, p. 769-77, 18 mai. 2004.

Yeo, G. S. H. "Genetics of Obesity: Can an Old Dog Teach Us New Tricks?" *Diabetologia*, v. 60, n. 5, p. 778–83, mai. 2017.

Young, C. M. "Dietary Treatment of Obesity." In Bray, G. (Org.). *Obesity in Perspective*. Washington, D.C.: U.S. Government Printing Office, 1976. p. 361–66.

Yudkin, J. "The Low-Carbohydrate Diet in the Treatment of Obesity." *Postgraduate Medical Journal*, v. 51, n. 5, p. 151–54, mai. 1972.

ÍNDICE REMISSIVO

A

abacate 23, 154, 171, 202-204, 210, 215-216, 218, 231, 243, 272
   óleo de 203, 218, 231
abacaxi 204
abobrinha italiana 203
   macarrão de 236
abstinência 24, 82, 87, 142, 145, 191-192, 196-199, 201, 223, 240, 244-245, 247-248, 260, 264, 271, 274
   princípio 80-20 e 242
Academia Nacional de Ciências dos Estados Unidos 31, 175, 179
ácidos graxos 96, 106, 109, 115, 125, 127
ácidos graxos essenciais 96, 109
ácidos graxos livres (AGL) 125
ácidos graxos ômega-3 153, 155
ácidos graxos ômega-6 155
ácido úrico 247, 248
aconselhamento sobre obesidade 219
açúcar 21, 85-86, 90-93, 96, 98-99, 101-106, 108-109, 117-118, 120, 130-131, 143-145, 153, 158, 165, 170, 176-177, 179-182, 186, 191-196, 198-203, 205, 214-215, 217, 221, 228, 230-231, 241, 243, 249, 250, 253-254, 259-260, 262-263, 272, 277
   alternativas ao 228, 263
açúcar no sangue 21, 85, 96, 98, 102, 104, 106, 108-109, 117-118, 120, 130, 143-144, 158, 165, 170, 179-182, 193-194, 196, 202, 205, 215, 230-231, 243, 249, 250, 259, 277
   carboidratos e 101, 144, 193, 196
   dieta cetogênica/LCHF e 165, 171, 187
   efeitos tóxicos do 102
   fígado e 120
   fome e 131
   insulina e 97, 99, 105, 109
   limite e 129
   níveis de, em jejum 104
   quantidade benigna de 104
   refeições e 101, 106
   sacarose e frutose e 194
   síndrome metabólica e 179-181
acúmulo de gordura 31, 34, 36, 61, 75-78, 80, 95, 110-111, 113-114, 125, 132, 140, 142, 271
   hormônios e 35
   insulina e 101, 107, 111, 124, 127, 132
   metabolismo energético e 110-111
adipócito 108
adoçantes artificiais 262-264
adrenalina 35, 96, 111
água 92, 118, 182, 205, 213-216, 241, 244-248, 263, 272

ÍNDICE REMISSIVO

álcool 102, 140-141, 199-200, 227, 239, 241, 255, 263-264
Alcoólatras Anônimos (AA) 223
alcoolismo 32, 38
alface 56, 203, 214
alimentação à base de vegetais 82
alimentação cetogênica/pobre em carboidratos e rica em gorduras (LCHF) 14, 16, 25, 27-28, 81, 89, 92, 113, 136-137, 146, 149, 151, 157-160, 165-172, 174, 177, 182, 184-188, 197-200, 204, 206, 208, 210-211, 214, 217, 219-221, 223-228, 233-234, 236-241, 244-249, 251, 253-259, 261-265, 267-274, 276, 278. Ver também dieta Atkins
abstinência de frutas e açúcar na 198
adjuntos à 146
adoçantes artificiais e 262
adoção de 221-223
álcool e 263-264
alimentação pobre em carboidratos e rica em gorduras (LCHP) vs. 210
alimentos a ser consumidos em moderação na 203-204
alimentos permitidos na 202-203
alimentos proibidos na 86-87, 201-202
atividade física e 254
ausência de fome na 131
caldos e 246-247
cinco elementos essenciais da 237-269
criação de um plano para 236-269
crianças 276
crianças e 270-275
dificuldades ambientais e 251-256
doenças cardíacas e 177
efeitos colaterais da 244, 252-256
efeitos colaterais da, minimizando 244-248
encontrando um médico a favor da 237-238
estilo de vida 81-82, 223-225
eventos e festas e 255
excesso de carboidratos e 258-259
excesso de gorduras e 259-261
excesso de proteínas e 261-262
experimentos de Bruch com 89-90
fracasso da 256-269
gordura e calorias e 135-136
grupos de alimentos e 256
jejum e 134, 145, 224, 265-268
LDL e 248-251
mantendo a perda de peso com 27
medicamentos receitados e 269
médicos e 14-16, 18, 20-21, 25-26, 39-40, 75, 89-92, 113, 197, 219-225, 229
nutricionistas e 113-114
objetivos e 238
opções veganas ou vegetarianas 188
Pennington e 23
plano de abstinência e 239-243
primeiros defensores da 22-25
primeiros experimentos com 149

recursos web 29
refeições nas fotos e 211-216
requisito de tempo para 239
retirada gradual de carboidratos e 240-243
sal e água e 245-248
seis lições sobre a essência da 221-235
sem calorias líquidas 240-242
sintomas da retirada de carboidratos e 244-248
suplementos e 246-247
uma refeição por dia e 242-243
variação individual e 256-259
alimentação com baixo teor de carboidratos e gorduras 150
alimentação com restrição de tempo (TRE) 145-146, 265
alimentos naturais 155
alimentos processados 57, 144, 158
compatíveis com uma dieta cetogênica 221, 236
alimentos vetores 274
Alvarez, Louis 176
Alzheimer, doença de 41
amêndoas
 farinha de 228
 leite de 241
 pasta de 231
amendoim 154
 pasta de 149
amido de milho 92, 201, 259
amidos 24, 86, 90, 127, 191, 193-194, 217, 228, 230, 236, 239, 242-244, 248-249, 253
amigos e familiares 252-255
aminoácidos 111, 207-208, 262

Anais de Medicina Interna 164
Andreae, Martin 161, 199, 239, 278
anorexia 97, 135
ANP 111
ansiedade 149, 233, 270
ansiolíticos 269
anticoncepcionais 269
antidepressivos 269
anti-histamínicos 269
apetite 12, 33, 41, 50-52, 55, 63, 71, 83, 129, 131-132, 135, 141, 220, 271
apneia do sono 226
armazenamento de gordura 38, 61-62, 78-80, 96-97, 102-103, 107-108, 114-115, 132, 137
insulina e 97, 99, 103, 107, 110, 124
Armstrong, Sarah 271-273, 278
arroz 91, 136, 155, 201, 236, 253, 267, 274
 integral 155
arte perdida de curar, A (Lown) 38
arteriosclerose 180
aspargos 203
Asprey, Dave 261
Associação Americana de Diabetes 21
Associação Americana do Coração (AHA) 12, 17, 24, 26, 150, 169, 171, 173-174, 248
Associação Médica Americana (AMA) 19, 114
Astwood, Edwin 30-39, 46, 54-55, 57, 60, 75-77, 79, 85, 95-96, 138, 179, 180
atenção plena 273

atividade física 12, 15, 16, 36, 45-46, 47, 52, 55, 71-72, 84, 99, 113, 121, 146-147, 149, 162, 166, 184, 211, 229, 232-233, 254, 264-265, 270-271, 276
Atkins, Robert 14, 17, 19, 23, 25, 27-28, 89, 114-122, 127-128, 135, 144, 149, 156-157, 169, 212, 215, 224, 233, 243, 244, 248, 278
aveia integral 273

B

bacon 23, 141, 149, 161, 164, 167, 171-172, 177, 215-216, 243
Bacon, Francis 150, 173
banana 215-216
Banting, Frederick 97
Banting, William 24, 193
barreira hematoencefálica 117
Barriga de trigo 144
batata 57, 70, 91-92, 132, 153, 201-202, 212, 214, 223, 239, 259
batata-doce 92, 153, 201, 259
Bauer, Julius 43, 75
BBC 41, 43, 48, 86
bebidas açucaradas 57, 105, 114, 136, 138, 144-145, 191, 197, 241, 263, 274
bebidas esportivas 241
Becker, Marshall 164
Bellmon, Henry 56-57
Berry, Ken 67, 224-225, 278
Berson, Solomon 94, 98-99, 102, 107, 122-123
Best, Charles 97, 309
betabloqueadores 269

Biology of Human Starvation, The (Keys) 69-70
Bistrian, Bruce 133-135
Bittman, Mark 158, 161, 184
Blackburn, George 133-135
bolos e cookies 91-92, 132, 136, 202, 204, 228, 257, 275
  com baixo teor de carboidrato 257
Bourdua-Roy, Evelyne 29, 278
Bourke, Sean 220-221, 278
Brand-Miller, Jennie 209
Brillat-Savarin, Jean Anthelme 24, 85, 116, 191-193, 196, 197
British Journal of Nutrition 40
brócolis 118, 203, 211-213, 231
Brody, Jane 136
Bruch, Hilde 38, 78-79, 88-91, 95, 107, 110, 115, 124
bulletproof coffee [café à prova de balas] 261
burritos 275
Burton, Robert 81
Buttin, Barbara 245, 278

C

caçadores-coletores 153, 157
café da manhã 104, 121, 130, 136, 149, 177, 195, 204, 209, 211, 214-216, 227, 231, 242-243, 265-266, 277
  ovos com bacon no 215, 243
  pular o 231, 265-266
cafeína 240-241, 261
caldo de ossos 246
Calihan, Jennifer 154
calorias 55
  carboidratos vs. gorduras e 118
  gorduras e 27

obesidade e 58-66
Calorias não engordam (Taller) 23, 89
calorímetro 59
câncer 21, 39, 41, 175, 177-178
carboidratos 13-14, 17-20, 22, 26, 39-40, 61, 75, 90, 92-93, 95, 99, 101-106, 109, 111-121, 123, 126-150, 155, 157-158, 164, 166-168, 171, 179, 181-183, 185-186, 189, 192-194, 196-198, 200-211, 214-217, 220, 223, 226-227, 230-231, 233, 235, 237, 239-246, 248-255, 258-263, 267-276. *Ver também* alimentação cetogênica / pobre em carboidratos e rica em gorduras
armazenamento de gordura e 40, 103, 113, 131
bebidas e 143
cetoacidose diabética e 121
cetose e 119
comer metade das calorias proveniente dos 104-107
controlando 104
dependência de 140, 227
desejos incontroláveis e 132
fome de 130, 137
fonte de energia preferida e 103
glicose e 102
incluindo novamente 127-128
infiltrando-se na dieta sem se fazer notar 259
insulina e 99, 109, 111, 132, 183
limites críticos 118-119, 127
metabolismo e 132
nozes e sementes e 203

pressão arterial e 183
qualidade dos 145
quebrando a dieta 137
respostas individuais aos 123
substituindo por gorduras 118, 207
carboidratos de absorção lenta 128, 143, 145, 197, 208
carboidratos líquidos 242, 260
carne 23, 56-57, 70, 82, 89-91, 117-118, 140, 144-145, 149-150, 154, 158, 162, 168, 171, 176-177, 187-188, 207, 209, 214, 218, 226-228, 230-231, 233-234, 246, 256, 262, 272
de animais alimentados com pasto 154, 203
carnívoros 232
caroço de algodão 154
"Carta sobre a corpulência" (Banting) 24
Cavo, Charles 219, 269, 278
cebola 203, 214
células adiposas 35-36, 58, 60-62, 67, 78-80, 96, 99, 103, 105-111, 114, 117, 119, 121, 123-126, 129, 130, 138, 142, 189, 207, 209-210, 241, 244, 247, 257, 266
cetoacidose diabética e 119
insulina e 105, 112, 123-127
cenoura 201
Centro de Controle e Prevenção de Doenças 84, 181, 271
Centro Médico da Universidade Duke 271
cereais 13, 17, 20, 22, 24, 26, 70-71, 86, 89-91, 93, 127, 133,

144-146, 149, 153-155, 158, 168, 175, 188-191, 193, 201, 204, 207-208, 214, 217, 228, 230, 232, 236, 239, 242-244, 248-249, 253, 258, 274
  ancestrais 145
  integrais 71, 133, 149, 155, 158, 168, 175
cérebro 39, 73, 103, 105, 117, 120-121, 129-131, 138, 139, 234, 240
Cérebro de Farinha 144
cerveja 59, 105, 144-145, 196-197, 235, 238, 242, 263
cetoacidose diabética 119, 121-122
cetose 116-117, 119-122, 127, 157, 209, 230-231, 243, 250, 259, 261, 275
  cetoacidose diabética vs. 119
  cetose nutricional, definida 117, 120-122, 250
cevada 201
cheeseburger 65, 213-214
China Study, The 144
chocolate 57, 200, 231, 237, 245
ciclo de Krebs 95, 106
ciclo de Randle 103
Clark, Kelly 245, 278
coco 154, 203, 221, 228, 231, 247, 261, 272
  farinha de 228
  óleo de 203, 231, 261
código da obesidade, O (Fung) 226, 267
cogumelos 203
Colaboração Cochrane 174
Colégio Americano de Cardiologia 12, 171

cólera 158
colesterol 69, 153, 161-164, 171, 177-182, 238, 248-250
  HDL ou bom 179-180, 182
  LDL ou ruim 163, 171, 177-181, 238, 248-251
comer até a saciedade 23, 71, 88, 93, 169, 206-207, 211, 271
comer em excesso (glutonia) 33, 48, 50, 59, 168
compromisso para a vida toda 222, 225
Congresso dos Estados Unidos 56
constipação 245
Cordain, Loren 167, 224
couve 177, 203, 231, 236, 272
couve-de-bruxelas 203, 231
couve-flor 176, 203, 232, 236, 272
  arroz de 231
  purê de 272
Craig, Jenny 190
creme 92, 203, 272
Cucuzzella, Mark 200, 278
Curtis, William 241-242, 278
cuscuz 155
Cywes, Robert 199, 274, 278

D

danos aos nervos 101
Davidson, sir Stanley 39
defesa da comida, Em 144, 175, 221-222
DeFronzo, Ralph 125-127
dentes e gengivas 226
Departamento de Agricultura 26, 161
dependência 253-254, 256
depressão 88, 159, 233
desejos incontroláveis 55, 125,

129, 220, 235, 254, 258, 262-263, 272
desencadeadores 20, 258
diabetes 11-12, 14-16, 18, 20-22, 26-28, 35-36, 39, 41, 43, 46-47, 57, 59, 63, 84-85, 96-99, 101, 104, 109, 113, 121, 124, 150, 165-167, 170-172, 177, 179-180, 182-183, 195, 197, 199, 200, 210, 212, 217, 219, 222, 225-227, 230, 238, 241-242, 246, 249-250, 259, 267-269, 272, 276-277
  abstinência e 197
  complicações da 101
  crianças e 271
  diagnóstico de 104
  dieta cetogênica/LCHF e 18, 21, 22, 167, 169, 211, 238, 251
  dieta e exercícios para 84
  hipertensão e 246
  jejum e 267
  LDL e 250
  resistência insulínica e 98
  terapia com insulina e 97
Diabetes.co.uk 29, 256
diabetes tipo 1 97, 230, 277
diabetes tipo 2 22, 26, 36, 97-99, 109, 150, 166, 170, 179, 180, 183, 210, 217, 238, 250, 268, 276
  revertendo 217
  síndrome metabólica e 181
  teste Virta Health e 170
diário alimentar 84
dieta 5:2 267
dieta Atkins 17, 19, 28, 115, 118, 121, 135, 149, 157, 169

limite de insulina e 127
dieta do Paleolítico, A (Cordain) 167
dieta Dukan 14
dieta mediterrânea 145, 151, 160
dieta paleolítica 25, 153, 166, 190, 221, 224
dieta piscitariana 230
dieta saudável 11, 26, 29, 42, 71, 104, 150-151, 155, 157, 161, 175, 184-185, 188, 217, 245, 247-248
dietas cetogênicas 25, 75, 81, 89, 119, 131, 135, 168, 171, 204, 209, 224, 260, 267. *Ver também* alimentação cetogênica/pobre em carboidratos e rica em gorduras (LCHF)
dietas com pouquíssimas calorias 133
dietas com restrição de calorias 19, 68, 131, 166, 184, 197, 220
dietas com restrição de gorduras 164
dietas da moda 18, 41, 43, 74, 86-87, 190, 206
dietas de fome 68, 169
dietas ricas em gorduras 141, 175, 183, 249
Dietdoctor.com 29, 256
dietistas 20, 26-28, 39, 67, 86, 92, 103, 113, 116, 119, 121, 157, 162, 219, 225, 232, 240-241, 246, 262, 272
Diet, Nutrition and Cancer 175
Dietz, William 271
Dinner Plans (Calihan e Hite) 154

distúrbios metabólicos 178, 226, 249
Ditchthecarbs.com 29
Diulus, Carrie 229-232, 255, 257, 267, 278
doces 51, 90-92, 130, 136, 194-195, 197, 199, 202, 205, 238-239, 252, 263, 274-275
doença celíaca 229
doença cerebrovascular (AVC) 41, 180
doença hepática gordurosa 167, 195, 272
doenças cardíacas 11-12, 16, 18, 20, 41, 52, 108, 112, 114, 142, 150-151, 164, 168-171, 173, 175, 177-178, 180, 184, 217, 223, 249-250
dieta cetogênica/LCHF e 168-172, 249
síndrome metabólica e 179-181
doenças crônicas 11-12, 14, 16, 20, 22, 28, 35, 41, 49, 58, 98, 114, 145, 151, 160, 219, 237
Dole, Robert 56
Donaldson, Blake 24, 239
dor de cabeça 69, 245
dores crônicas 21, 165
DuBois, Eugene 62
DuPont Corporation 23, 89

E

Eco-Atkins 25
Ede, Georgia 232-234, 247, 278
Édipo rei 177
efeitos da fase cefálica 105
Einstein, Albert 189
Emagreça sem fome (Ludwig) 166, 253

Em defesa da comida (Pollan) 144, 175, 221-222
energia 14, 21, 31, 35-36, 38, 43, 48, 50, 53, 56, 58, 65, 68, 76-80, 93, 95-96, 99, 101-109, 111, 117-122, 125-127, 129-131, 136, 138, 140-141, 146, 153, 155, 165, 171, 189, 195, 198-199, 207, 217, 233, 237, 241, 243, 245, 261-262, 264-266, 270, 273
ensaios clínicos 17-18, 25-26, 47, 93, 119, 150-151, 153, 159, 162, 168-170, 173-176, 181-185, 188, 210, 218, 239, 246, 258, 264, 266
envelhecimento 43, 159
enxaquecas 233
enzimas 35, 38, 76-77, 79, 95
equilíbrio energético 54, 57, 62, 72, 113, 134
eritritol 228
ervilha 158, 202, 231
espinafre 203
esquizofrenia 97
estatina 250
estrogênio 51, 257
Evans, Rhys 110
exames de sangue preliminares 238

F

Facebook 14, 222, 256
Faculdade de Medicina da Universidade da Virgínia Ocidental 200
fadiga 88, 93, 233, 240, 245
fast-food 138, 176, 214-215

Favret, Jenny 271-273, 278
feriados 228
Ferriss, Tim 128, 143
Feynman, Richard 112
fibras 105, 128, 143, 194, 197, 202, 205, 208, 260
fígado 60, 77, 99, 104, 117, 119-121, 127, 182, 194-196, 199, 207, 217, 261, 264
  cetonas e 117, 120-121
  frutose e 194-195
Filipinas 267
fisiologia do gosto, A (Brillat-Savarin) 24, 85, 191
Fixx, Jim 159, 162
Flatt, Jean-Pierre 19
fome 23, 33, 35-36, 40, 43, 49, 55, 62-63, 65, 67-68, 70-72, 74-76, 80, 84, 87-88, 90, 93-94, 103, 113, 121-122, 125, 129-143, 145, 159, 166, 169, 196-197, 200-201, 204, 206-208, 215, 220, 223, 231, 233, 235, 243, 251, 253, 262, 264, 266-267, 271, 273, 276
  jejum modificado e 133
  limite de insulina e 127, 139, 140, 146, 208, 263, 265-266
Fome (Gay) 48, 100, 139
Food, Nutrition and the Prevention of Cancer 175
força de vontade 12, 36, 49-51, 72, 128, 139, 229, 254
frango e aves 142, 203, 207-208, 211-212, 218, 246, 262, 272
Frayn, Keith 110-111
fruta-dos-monges 228, 262
frutas 23, 26, 57, 89, 92, 136, 138, 158, 168, 175, 186, 194, 198, 202-205, 242, 258, 272-273
  aceitáveis 23
  açúcar e frutose nas 194
  inaceitáveis 202, 204
  permitidas 198
  suco 202, 241, 272
frutas vermelhas 23, 198, 202, 204-205, 258
frutos do mar 203
frutose 153, 194-196, 205, 260, 264
Fundo Mundial para Pesquisa em Câncer 175
Fung, Jason 226-227, 267-268, 278

G

Gay, Roxane 48, 100, 139
genética 34, 41, 49, 191, 229
Gladwell, Malcolm 13, 43, 73, 88, 93, 117, 185
glicalina 35, 103, 111, 210
glicogênio 102-103, 105, 109, 118, 120, 131-132, 146, 244, 265
glicose 99, 102, 104-106, 109, 111, 115, 117, 120-121, 130, 143, 155, 180, 194, 196, 207, 244
glúten 155
Good Calories, Bad Calories (Taubes) 19, 41, 309-310
Gordon, Deborah 15, 278
gorduras alimentares 217
  antigas 154, 168
  câncer e 175
  cetonas 120
  doenças cardíacas e 113, 171, 173-174

insulina e 112
substituindo carboidratos por 118, 121
gordura saturada 12, 23, 52, 113, 116-117, 135, 150, 154, 163-165, 168-169, 171-174, 177, 181, 189, 249-250
LDL e 250
síndrome metabólica e 181
gorduras de origem animal 218
Gordura sem medo (Teicholz) 226
gorduras insaturadas 153, 162-163, 250
Goscinny, René 75
gota 167, 180, 226, 247-248
granola 84, 177
grão-de-bico 202
gravidez 230
Greene, Raymond 63, 91
Grewal, Paul 27, 279
Groopman, Jerome 58
Grundy, Scott 164
guia completo de corrida, O (Fixx) 159

H

Hallberg, Sarah 170-171, 210-211, 250, 279
hambúrgueres 138, 214, 274
Hecht, Ben 157
hemoglobina 21, 242
Hendrix, Jennifer 222, 279
hiper-responsivos 249-250
hiperuricemia 248
hipotensão postural 247
Hirsch, Jules 73
histerectomia 51
Hite, Adele 154
Hobbes, Michael 83

Holloszy, John 146
hormônio do crescimento 103, 111, 210
Hospital Infantil Ann & Robert H. Lurie (Chicago) 92
Hospital Infantil de Boston 28, 273
HuffPost 21, 25, 83, 165
Human Nutrition and Dietetics 39

I

importância do excesso de peso, A (Bruch) 78, 88
Impossible Burger 214
índice glicêmico 143, 155
indigestão 167, 259
injeções de insulina 269
Instituto Americano de Pesquisa sobre Câncer 175
Instituto Nacional do Câncer dos Estados Unidos 175
Instituto Nacional do Coração, Pulmão e Sangue dos Estados Unidos 67
Institutos Nacionais de Saúde (NIH) dos Estados Unidos 92, 133, 179
insulina 18, 21, 35, 39, 85, 94, 96-115, 117-118, 120-132, 134-147, 170, 179-183, 188-189, 193-194, 196-197, 201-202, 204-205, 207-210, 215, 224-225, 230-231, 239, 241, 243-244, 246, 248, 253, 257, 260, 262-269
abaixo do limite 130
acumulação de gordura e 35, 38, 96-99, 103, 111-114

carboidratos e 189, 193, 196
carboidratos ricos em fibras e 128
cetose e 119, 121
comilanças e 253
deficiência de, e perda de peso 100, 103, 106, 112, 122, 196
dieta Atkins e 118
dietas com baixíssimo teor de gordura e 143-144
excessiva, na corrente sanguínea 98
fome e 215
gordura alimentar e 111, 207-210
metabolismo energético e 108-110, 112
minimizando 97-101, 103, 112, 170, 196, 207-210
outros hormônios vs. 257
pressão arterial e 182-183
proteínas e 207, 261
queda, após as refeições 107
respostas variadas à 123
sinalização desordenada 180
síndrome metabólica e 181
iogurte 84, 202, 228, 243
irritabilidade 88

J

jejum 103-104, 145, 266-269
  intermitente 145-146, 224, 265-268
  riscos do 268
jejum modificado para poupar proteínas 133
Johnston, Margaret Woodwell 50
Joslin, Elliott 180, 183

Joslin's Diabetes Mellitus 183
Journal of Obesity 220
Journal of the American Medical Association (JAMA) 23, 99
JumpstartMD clinics 220

K

Kahn, Roger 23
Kahneman, Daniel 44
Kaplan, Bob 186, 279
Kasha, Katherine 227-228, 230, 279
Katz, David 158, 161, 184
kefir 241
Kemp, Robert 257
ketchup 213-214
Keys, Ancel 52, 58, 63, 69-71, 77, 134, 143, 173, 178-179
Khan, Hafsa 83-84, 279
Kim, Garry 220, 252
Kipchoge, Eliud 130
Krebs, Hans 42, 95, 106

L

lactose 196, 215
Lancet, The 193
lanchinhos 71, 75, 105, 144, 195, 197, 204, 215, 222, 231, 243, 265
laranja 204
  suco de 84, 130, 216
laticínios 203
Lee, Trymaine 179, 279
leguminosas 22, 92, 133, 145, 149, 158, 168, 175, 188, 202-203, 273
leite 91, 144, 196, 202, 215-216, 241, 243, 272
  desnatado 91, 215-216, 243

Le Magnen, Jacques 142
lentilha 158, 202
libido 70
Lies My Doctor Told Me (Berry) 67, 224
limite de insulina 127, 139-140, 146, 208, 263, 265-266
Lindgren, Cecelia 49
linguiça 149-150, 215-216
linhaça 153
lipídios 182
lipídios no sangue 158, 179-180, 182, 250, 273
lipólise 126
lipomas 76
longevidade 163, 250
Lopez, Kathleen 223
Lown, Bernard 37, 38
Ludwig, David 28, 166, 253, 273-274, 278-280

M

maçã 139, 140, 204-205, 259
macadâmia 231
macronutrientes 95, 101-102, 105, 215, 277
maltose 196, 263
manteiga 23, 65, 91-92, 117, 141, 149-150, 164, 177, 192, 199, 210-213, 215-216, 249-250, 257, 261-262, 272
marcadores inflamatórios 21, 165
Mason, Jim 74
massais 157
massas 201
Mayer, Jean 19, 32, 54-55, 80, 113
Mayo Clinic 33, 63, 75, 90
McDonald's 65, 214
McDougall, John 142-143

medicamentos 18, 22, 85, 104, 135, 158, 165, 167, 170-171, 183, 238, 248, 269
 para baixar o colesterol 69, 248, 250
 para controlar a glicemia 170, 237
 para pressão arterial 18, 183, 269
Medicina interna de Harrison 52
meio ambiente 177, 188, 221
melão 204
Melchionna, Robert 91
menopausa 51-52, 76
Merton, Robert 42
milheto 201
milho 81-82, 86-87, 92, 154, 162, 194-195, 201, 203, 259-260
 alergia a 81
 óleo de 154
Miller, Nick 225-227
mirtilo 56
moléculas receptoras 77
molhos 118, 201, 259
Mosly, Michael 267
movimento zero carboidratos 247
Murtagh, Daniel 166-167, 249, 279
músculos 96, 146, 264, 268
 câimbras 246

N

Naiman, Ted 261, 265, 279
Nash, John 97
náusea 69, 245
Newburgh, Louis 50-52, 59, 63, 68-69, 76
New England Journal of Medicine 24

New Yorker, The 13, 43, 58, 73, 88
New York Times Magazine, The 29, 149, 156, 163, 168, 271, 309
New York Times, The 19, 29, 49, 113, 136, 149, 156, 158, 163, 168, 186-187, 246, 271, 309
Noorden, Carl von 59-60, 62, 67, 73
noradrenalina 111
nozes e sementes 204, 231, 259, 272
   farinhas de 203
   pastas de 203-204, 231, 259
nutricionistas 32, 37, 39-40, 53-54, 59, 70, 78, 103, 113, 116, 118, 121, 157, 176, 185, 278
Nutrition Action 49, 51
Nutrition Science Initiative 196, 280, 309

O

obesidade infantil 38, 78, 79, 133, 271
obesidade, pós-fome 11-20, 24, 27-39, 41, 43-44, 46-50, 52-60, 62-66, 71-80, 83, 87-90, 92-95, 98-100, 104, 107-109, 111-115, 124-125, 132-133, 150, 166, 168-169, 177, 179-180, 189-192, 195, 199-200, 210, 217, 219-220, 222, 225-226, 229, 232, 237, 241, 246, 249, 260-261, 267-268, 270-271, 275, 277, 278

Obesity Society 17, 73
Ohlson, Margaret 88
Oh, Robert 25, 279
óleo 25-26, 91-92, 144, 153-154, 162-163, 171, 174, 203, 218, 231, 261, 272
   tipos específicos poli-insaturados 26
oliva 60, 64-65, 154, 203, 210-211, 213, 218, 231, 250, 262, 272
azeite de 60, 64-65, 203, 210-211, 213, 218, 231, 250, 262, 272
Optimal Weight for Life 273
Organização Mundial da Saúde 26, 47
Ornish, Dean 23, 142, 144
Overweight (Mayer) 113
ovos 90-91, 149-150, 162, 177, 192, 215-216, 226-227, 231, 243, 247

P

pães e bolos 91-92, 191-192, 201-202, 204, 228, 238-239, 257
pâncreas 35, 98, 105-106, 109, 137, 243
paradoxo dos vegetais, O 144
Passmore, Reginald 39-40
pastinaca 201
Pauli, Wolfgang 54
Pavlov, Ivan 105
pegada de carbono 187
peixe 25, 91, 153, 207, 227, 230-231, 262, 272
   óleo de 153
Pennington, Alfred 23-24, 89-90, 140

pepino 203
pera 204
perda de cabelo 70, 238
perda de peso
   abstinência vs. eliminação de carboidratos para 196
   cetonas e 116-128
   como num passe de mágica 88, 93
   depressão 88
   dieta cetogênica/LCHF e 165, 171, 186
   dietas de fome e 68-72
   estagnada 262-263
   homens vs. mulheres e 257
   mantendo a 220
   meio quilo por semana 136
   peso estável vs. 261
   pessoas mais jovens vs. mais velhas e 257
   quebrando a dieta e 140
perimenopausa 232, 234
Phinney, Steve 119-120, 170, 209, 244, 246, 268, 278-279
pimentão 203
pizza 272
Plath, Sylvia 97
Ploetz, Rachelle 148, 172
Pollan, Michael 45, 57, 144, 175-176, 202, 221-223
Practice of Endocrinology, The (Greene) 91
pré-diabetes 200
pressão arterial 18, 21, 153, 165, 167, 171, 179-180, 182, 183, 186, 237, 246-247, 249, 250, 269
   alta (hipertensão) 11, 16, 43, 165, 167, 179-183, 222, 225-226, 246
   baixa 246
   insulina e 182-183
   sal e 246
Primal Blueprint, The (Sisson) 224
princípio 80-20 242
Princípios de bioquímica de Lehninger 109
Pritikin, Nathan 142, 144, 229
Programa de Prevenção de Diabetes (DPP) 84, 166
Programa Estilos de Vida Saudáveis (HeLP) 271
projeto felicidade, O 200
proteína 102
   cetonas e 121
   em excesso 261
   hormônios e 103
   insulina e 111, 208
Protein Power 14

Q

Queens Elizabeth College 179
queijo 56, 91, 213-216, 227, 272
queima de gordura 117
   cetonas e 117, 119
   sensibilidade à insulina e 127, 129, 137, 144-147, 265
quinoa 155, 201

R

Rader, Allen 104, 279
Randle, Sir Philip 103
Reardon, Laura 243, 279
Reaven, Gerald 19, 179
refluxo gástrico 224-225, 242, 259
Regulação metabólica: Uma perspectiva focada no organismo

humano (Frayn e Evans) 110-111
repolho 70, 203
resistência insulínica 98-99, 107, 123, 138, 177-178, 181-182, 195-196, 217, 238, 241, 246, 249, 264
Richardson, Caroline 165, 279
rins 101, 182, 244
ritmo cardíaco anormal 247
Robert Wood Johnson Foundation 280, 309
Rohal, Patrick 248, 279
Rose, Geoffrey 152, 186, 188, 218
Rubin, Gretchen 200
Run for Your Life (Cucuzzella) 200

S

Sabowitz, Brian 260, 279
sacarina 91, 262
sacarose 153, 194, 205
salada de atum 260
saladas 231
salmão 214, 243
sal (sódio) 144, 182-183, 231, 244-248, 263
Samis, Andrew 228, 279
sashimi 274
Schatzkin, Arthur 175
Schmidt, Laura 254
sensibilidade à insulina 127, 129, 137, 144-147, 265
Serviço Nacional de Saúde do Reino Unido 26, 179
Shakespeare, William 74
Shaw, George Bernard 55-56
Sheldon, William 68
Sidbury, James, Jr. 132-134, 271

síndrome de Prader Willi 271
síndrome do intestino irritável 21, 165, 233
síndrome metabólica 178-181, 183, 185, 217, 238, 246, 249
Singer, Peter 74
sintomas similares aos da gripe 245
Sisson, Mark 224
sistema endócrino 35, 95
Snyder, Michael 87, 279
sobremesas cetogênicas 257
Sociedade de Endocrinologia 31, 96
Sófocles 177
soja 154, 162, 202, 231, 241
  leite de 241
  óleo de 154
sono 21, 43, 165, 192, 226
South Beach Diet, The 224
Stanley, Jeff 39, 251, 279
Starch Solution, The 144
Strong Medicine (Donaldson) 239
suco de picles 247
Sugar Busters 14
suplementos de eletrólitos na dieta cetogênica 247
suplementos de magnésio 248
sushi 274
Swiss Re 268

T

tabagismo 252
Taller, Herman 23, 89
tecido adiposo 33, 38, 59-61, 64, 65, 77, 80, 97, 103, 108-111, 115, 120, 124, 126-127, 131-132, 136, 261

Teicholz, Nina 226
tempeh 231
tentação 223, 253
testosterona 257
Textbook of Obesity 100
Time 188
tofu 228, 231, 272
Tolkien, J. R. R. 162
tomate 202, 203, 214
tontura (sensação de desmaio iminente) 245
tontura (vertigem) 69, 247
toranja 204
torrada 199, 215-216, 243
Tortorich, Vinnie 226
Tratado de Endocrinologia de Williams 61
triglicérides 109, 179-182, 231
trigo-sarraceno 201
tubérculos 91, 153, 155, 201
TUMS (antiácido) 259
Twitter 256

U

Universidade Columbia 78
Universidade Cornell 91, 93
Universidade da Califórnia em Berkeley 254
Universidade da Califórnia em San Francisco 163
Universidade de Cambridge 41, 43, 48
Universidade de Indiana 170, 210, 250
Universidade de Michigan 50, 164-165
Universidade de Minnesota 52, 70
Universidade de Sydney 209
Universidade de Viena 43, 75
Universidade de Wisconsin 99
Universidade do Texas 164
Universidade do Texas em San Antonio 124
Universidade Estadual do Colorado 167
Universidade Harvard 28
Universidade McGill 163
Universidade Queen's, Belfast 179
Universidade Queen's, Ontário 228
Universidade Rockefeller 73
Universidade Stanford 19
Universidade Yale 158
Unwin, David 211, 279
urina 104, 119, 182, 244, 248
U.S. News & World Report 25, 158, 161, 184

V

veganos 15, 165, 184, 188, 256
vegetais 11, 13, 15, 17, 20, 23, 25-26, 71, 82, 89-90, 118, 136, 144, 149, 154, 158, 162, 168, 171, 174-177, 184-185, 187-190, 201, 207-208, 211, 221, 229-230, 232, 234, 247, 258, 272-274
  cinco por cento 118
  pobres em carboidratos 203
  raízes 201
  ricos em amido 201
verduras 14, 23, 91, 118, 140, 149-150, 175, 177, 203,

207-210, 226, 228, 247, 262, 272, 275
vegetarianos 15, 165, 184, 232
    lacto- 227
viagem de avião 255, 266
Vigilantes do Peso 190
vinho 63, 263
Virta Health 170-171, 181, 210, 238, 244, 246, 250-251, 268
vitaminas e sais minerais 217, 247
Volek, Jeff 119-120, 170, 209, 244, 246, 268, 278

W

Warburg, Otto 42
Washington Post, The 73
Weed, David 254-256, 279
Westman, Eric 17-19, 28, 121, 197, 204, 234, 272, 278, 279
What the Health (filme) 184
Whole30 14

Wilder, Russell 63, 75, 90
Winfrey, Oprah 190
Wolver, Susan 16-22, 28, 234, 259, 262, 279
Women Physicians Weigh In 222
Women's Health Initiative 174

X

xaropes com alto teor de frutose 153, 194

Y

Yalow, Rosalyn 94, 98-99, 102, 107, 122-123
Young, Charlotte 93
Yudkin, John 217

Z

Zone, the 190

Sobre o autor

Gary Taubes é cofundador da organização sem fins lucrativos Nutrition Science Initiative (NuSI). É jornalista investigativo na área de ciência e saúde, autor de *Açúcar: culpado ou inocente?*, *Por que engordamos* e *Good Calories, Bad Calories*. É ex-redator da *Discover* e correspondente da revista *Science*. Seus textos também apareceram na *New York Times Magazine*, na *Atlantic* e na *Esquire* e foram incluídos em várias antologias, entre as quais *A Literary Companion to Science* (1989) e *The Best of the Best American Science Writing* (2010). Recebeu três prêmios de jornalismo científico Science in Society Jornalism Awards da National Association of Science Writers (NASW) e é ganhador do Robert Wood Johnson Foundation Investigator Award in Health Policy Research. Mora em Oakland, na Califórnia, com a esposa, a autora Sloane Tanen, e seus dois filhos.

Notas

As notas a seguir incluem apenas as fontes mais relevantes de cada capítulo. Para os que desejam se aprofundar no contexto e na ciência do assunto e, talvez, desconstruir ou desafiar os argumentos apresentados neste livro, por favor, consultem meus livros anteriores – especificamente, *Good Calories, Bad Calories* e *Açúcar: culpado ou inocente?* – para relatos (relativamente) completos da história e evidências e anotações mais detalhadas.

1. Arnett et al. 2019.
2. CDC 2014.
3. Gladwell 1998.
4. Jean Mayer citado em Borders 1965, p. 1.
5. *JAMA* 1973.
6. Bourdua-Roy et al. 2017.
7. Taller 1961.
8. White 1962, p. 184.
9. Pennington 1954; Pennington 1953; Pennington 1951b; Pennington 1951a; Pennington 1949.
10. Donaldson 1962.
11. Banting 1864.
12. Brillat-Savarin 1825.
13. *U.S. News* atualiza sua classificação de dietas on-line todos os anos, o que torna difícil ler as versões de anos anteriores on-line. Esta referência leva ao press release de 2018, que leva à última disponível. *U.S. News* 2018.
14. World Health Organization 2018.
15. U.S. Department of Health and Human Services e U.S. Department of Agriculture 2015.
16. National Health Service 2019.
17. American Heart Association 2017.
18. Astwood 1962.
19. Greep e Greer 1985.
20. Mayer 1954.

21. Rynearson 1963.
22. Wilson 1963.
23. Lown 1999.
24. Bruch 1973.
25. Davidson e Passmore 1963.
26. Passmore e Swindells 1963.
27. Gladwell 1998.
28. Bauer 1941.
29. Kahneman 2011.
30. Pollan 2008.
31. Chan 2016.
32. Gay 2017.
33. Yeo 2017.
34. *Nutrition Action* 2018.
35. Kolata 2019.
36. Newburgh e Johnston 1930b.
37. Newburgh e Johnston 1930a.
38. Stockard 1929.
39. Newburgh 1942.
40. *Time* 1961.
41. Mayer 1968.
42. Shaw 1910.
43. Senado dos Estados Unidos 1977.
44. Pollan 2008.
45. Groopman 2017.
46. Von Noorden 1907.
47. DuBois 1936.
48. Citado em Rony 1940.
49. Greene 1953.
50. U.S. National Heart, Lung, and Blood Institute n.d.
51. Sheldon e Stevens 1942.
52. Keys et al. 1950.
53. Goscinny e Sempé 1959.
54. Bruch 1957.
55. Wertheimer e Shapiro 1948.
56. Burton 1638.
57. Nonas e Dolins 2012.

58. Hobbes 2018.
59. CDC 2018.
60. Diabetes Prevention Program Research Group 2002.
61. Brown 2018.
62. Ohlson citado em Cederquist et al. 1952.
63. Bruch 1957.
64. Pennington 1954; Pennington 1953; Pennington 1951b; Pennington 1951a; Pennington 1949.
65. Hanssen 1936; Leith 1961; Milch, Walker e Weiner 1957; Ohlson et al. 1955; Palmgren e Sjövall, 1957; Rilliet 1954.
66. Wilder 1933.
67. Greene 1951.
68. Reader et al. 1952.
69. Steiner 1950.
70. Young 1976.
71. Karolinska Institute 1977.
72. Haist e Best 1966.
73. Plath 1971.
74. Berson e Yalow 1965.
75. Gordon, Goldberg e Chosy 1963.
76. Gay 2017.
77. Nelson e Cox 2017, p. 939.
78. Frayne e Evans 2019.
79. Feynman 1974.
80. Borders 1965.
81. Mayer 1968.
82. Atkins 1972.
83. *JAMA* 1973.
84. Atkins 1972.
85. Phinney e Volek 2018.
86. *JAMA* 1973.
87. Berson e Yalow 1965.
88. Berson e Yalow 1965.
89. Ver, por exemplo, Cahill et al. 1959.
90. Bonadonna et al. 1990.
91. Kinsell 1969, p. 177–184.
92. Sidbury e Schwartz 1975.

93. Palgi et al. 1985.
94. *JAMA* 1973.
95. Brody 2002.
96. Gay 2017.
97. Pennington 1952.
98. Richter 1976.
99. Le Magnen 1984.
100. DrMcDougall.com s.d.
101. Krasny 2019.
102. Holloszy 2005.
103. Taubes 2002.
104. Rose 1981.
105. Calihan e Hite 2018.
106. Ver, por exemplo, a série de artigos publicados em *Nature* 2018.
107. Hecht 1954.
108. Bittman e Katz 2018.
109. Velasquez-Manoff 2018.
110. Em Harvard, Taylor et al. 1987. Na UCSF, Browner, Westenhouse, e Tice 1991. E na McGill, Grover et al. 1994.
111. Becker 1987.
112. Bourdua-Roy et al. 2017.
113. Brehm et al. 2003; Foster at al. 2003; Samaha et al. 2003; Sondike, Copperman, e Jacobson 2003; e Yancy et al. 2004.
114. Hallberg et al. 2018.
115. Athinarayanan et al. 2019.
116. Bacon 1620.
117. Keys 1952.
118. Inter-Society Commission for Heart Disease Resources 1970, pp. A55–95.
119. Koop 1988.
120. Hooper et al. 2015.
121. Hooper et al. 2015.
122. Sacks et al. 2017.
123. National Research Council 1982.
124. World Cancer Research Fund e American Institute for Cancer Research 1997.
125. Pollan 2008.

126. Alvarez 1987.
127. Reaven 1988.
128. Lee 2019.
129. Joslin 1930.
130. Christlieb, Krolweski, e Warram 1994.
131. Kolata 2018.
132. Moskin et al. 2019.
133. Brillat-Savarin 1825.
134. Banting 1864.
135. Lancet 1864a.
136. Lancet 1864b.
137. Schwimmer et al. 2019.
138. Gardner et al. 2018.
139. J. Bao et al. 2009.
140. Yudkin 1972.
141. Pollan 2008.
142. Donaldson 1962.
143. Moskin 2015.
144. *JAMA* 1973.
145. Taubes 2017.
146. Kemp 1972; Kemp 1966; Kemp 1963.
147. Phinney e Volek 2017.
148. Sidbury e Schwartz 1975.
149. Tingley 2015.
150. Dietz 1989.

lepmeditores
www.lpm.com.br
o site que conta tudo

Impresso na Eskenazi Indústria Gráfica, SP, Brasil